TRAITÉ ÉLÉMENTAIRE

DE L'ART

DES

ACCOUCHEMENS.

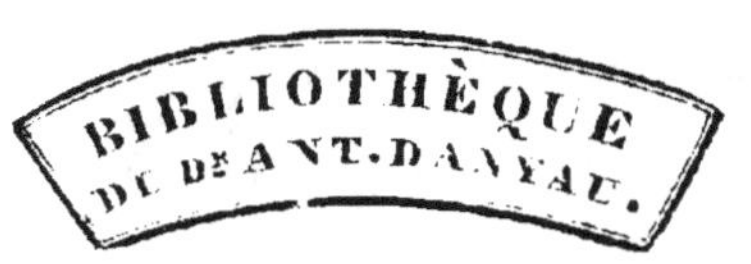

TRAITÉ ÉLÉMENTAIRE

DE L'ART

DES

ACCOUCHEMENS,

OU

PRINCIPES

DE TOKOLOGIE ET D'EMBRYOLOGIE;

Par Alf. A. L. M. VELPEAU,

D. M. P., Agrégé à la Faculté de Médecine, Professeur d'Accouchemens, d'Anatomie, de Pathologie chirurgicale et de Médecine opératoire, Chirurgien du Bureau central des Hôpitaux et des Dispensaires de la Société Philanthropique, Membre de la Société médicale d'Émulation de Paris, Correspondant de la Société médicale de Tours, etc., etc.

TOME PREMIER.

A PARIS,

CHEZ J.-B. BAILLIÈRE,

LIBRAIRE DE L'ACADÉMIE ROYALE DE MÉDECINE ET DU COLLÉGE ROYAL
DES CHIRURGIENS DE LONDRES,
RUE DE L'ÉCOLE DE MÉDECINE, N°. 13 bis ;

A Londres, même Maison, 3 Bedford street, Bedford square :

A Bruxelles, au Dépôt de Librairie Médicale française.

1829.

PREFACE.

Confondu avec les autres branches de la
médecine, exercé presqu'uniquement par
des médicastres pendant une longue suite de
siècles, l'art des accouchemens ne s'est per-
fectionné qu'avec une extrême lenteur. Chez
les Égyptiens, les Hébreux, les Grecs et les
Romains il se réduisait, en quelque sorte, à
ce qui concerne la section du cordon ombilical; et, même actuellement, dans les
pays incomplètement civilisés, ceux qui le
professent inspirent si peu de confiance,

qu'assez souvent le mari s'en tient en
la conduite forcée du premier homme, c'e à
à-dire qu'il se fait lui-même l'accoucheur
sa femme. Il y a long-temps, sans doute,
qu'on n'en est plus parmi nous à ces premières notions; de nos jours surtout on le
voit de toutes parts prendre un essor rapide, et marcher d'un pas égal avec les
autres parties de l'art de guérir; cependant on aurait tort d'en conclure que tout
est fait et qu'il n'est plus susceptible d'aucune amélioration : la science des accouchemens doit suivre le mouvement du siècle, avancer si elle ne veut rétrograder. Il
me semble qu'on peut la définir *l'ensemble
des connaissances relatives à la reproduction
de l'espèce humaine.* C'est en l'envisageant
ous ce point de vue large et philosophique
'on finira par l'asseoir sur une base
e de l'objet qu'elle embrasse, et par
re cet absurde **préjugé** du vulgaire,
veut pas qu'on puisse être à-la-
oucheur habile et médecin ins-

ivre, je me suis efforcé de n'être
s personne; j'ai parlé de tout

sans haine et sans prévention, mais aussi sans enthousiasme et avec une entière indépendance. Les sciences forment une république où chacun doit être libre de chercher, d'examiner, d'avoir ses opinions et de dire ce qu'il pense. La vérité est le but avoué de tous ceux qui les cultivent : on peut y arriver par cent chemins divers, et je n'ai jamais compris qu'un homme raisonnable pût s'offenser de ce que ses idées ne font pas loi pour les autres.

En adoptant une marche un peu différente de celle qu'ont suivie les classiques modernes, je ne me suis point abusé sur sa valeur. Personne, moins que moi, n'attache d'importance aux classifications, n'est plus convaincu que tout le monde a le droit de s'en faire une à sa manière. Celle que j'ai choisie m'a paru plus naturelle qu'aucune autre; il m'en fallait une, je l'ai préférée; je ne chercherai donc point à la justifier autrement; c'est au public à décider si elle est bonne ou mauvaise.

J'ai proposé de donner un nom à la science de l'accoucheur; d'abord parce que ce nom remplace une périphrase; ensuite parce qu'il est assez extraordinaire qu'en France elle soit

restée jusqu'à présent sans qualification spéciale. Dès les premières années de mon enseignement, j'employai le terme *obstétricie*,
tiré du latin *obstetrix*, sage-femme. Je le trou-
vais plus régulier que le mot *obstétrique*, usité
en Allemagne et que M. Dugès a voulu natu-
raliser parmi nous. Mais le mot *tokologie*,
dérivé de τοκος, enfantement, et de λογος,
étude, dont on peut faire *tokologique*, *to-
kologiste*, *tokologue*, *tokographe*, etc., et qui
n'a rien de trop dur ni de difficile dans la
prononciation, m'a semblé plus conforme
aux habitudes de notre langue et aux règles
de la grammaire.

Il est de la nature d'une préface de faire
connaître les motifs de l'auteur d'un livre
dogmatique et les avantages qu'il croit avoir
sur ses devanciers. On me dispensera, je
l'espère, de cette formule obligée. Depuis
Baudelocque on a fait de bons traités d'accouchemens ; je suis le premier à le proclamer,
et n'ai nullement l'intention de contester les
droits qu'ont acquis leurs auteurs à l'estime
publique. Mais aujourd'hui tout marche avec
tant de rapidité, que chaque moment est,
pour ainsi dire, marqué par des besoins nou-

veaux. D'ailleurs, parlant le dernier, j'ai pu espérer de faire un travail, sinon meilleur, du moins également utile ; reste à savoir si j'ai réussi.

En le composant, j'ai tâché de mettre à profit non seulement les ouvrages de mes compatriotes, soit anciens, soit contemporains, mais encore tous ceux de l'étranger que j'ai pu me procurer. De nombreux matériaux m'ont en outre été fournis par mille à douze cents accouchemens, examinés avec soin, soit à la Maternité de Tours et à l'hôpital Saint-Louis pendant que j'y étais élève, soit à l'hôpital de Perfectionnement pendant que j'en ai fait le service en qualité de chef de clinique, soit à mon amphithéâtre et dans ma pratique particulière depuis que je professe la tokologie ; enfin j'ai pensé devoir y faire entrer un extrait détaillé du Traité que je prépare depuis long-temps sur l'embryologie.

A ce sujet, qu'il me soit permis de faire un appel à mes confrères. Si, dans l'espace de six années, j'ai pu disséquer près de cent quarante produits de conception, âgés de moins de trois mois, c'est à la complaisance d'une infinité de médecins

et de sages-femmes que j'en suis redevable.
Je leur en témoignerai ma reconnaissance
dans un autre ouvrage; mais, en attendant,
je ne puis dire à quel point ils me feront plaisir en m'en adressant de nouveaux.

TRAITÉ ÉLÉMENTAIRE

DE L'ART

DES

ACCOUCHEMENS.

CHAPITRE PREMIER.

Des Parties qui servent à la génération, à la grossesse et à l'accouchement.

ARTICLE PREMIER.

DU BASSIN (*Pelvis*).

1. Espèce de ceinture ou de cavité osseuse qui termine le tronc inférieurement, le bassin se trouve placé, dans l'espèce humaine, entre le rachis, qu'il supporte en arrière, et les os des cuisses, sur lesquels il repose en avant. Sa forme, bien que très-irrégulière et difficile à déterminer, se rapproche cependant assez de celle d'un cône dont le sommet et la base seraient fortement inclinés l'un vers l'autre sur leur partie antérieure. Le considérant comme une dépendance de la colonne vertébrale et des membres, les anciens anatomistes ne daignèrent point, avant Vésale, en faire

une description particulière. Diemerbroeck, Dionis, St.-Hilaire, Mauriceau, De Lamotte, s'y arrêtent à peine dans leurs ouvrages; et, de nos jours, les savans qui cherchent à mettre en honneur l'anatomie philosophique, sont en grande partie revenus, sous ce rapport, à l'opinion des premiers naturalistes. Mais si, dans un système général de zoologie, l'évolution du squelette permet d'adopter une pareille manière de voir, il n'en est pas de même en tokologie. L'accoucheur a besoin d'étudier le bassin comme une pièce séparée, et, en ce qui concerne son art, comme indépendante du reste du corps : aussi, depuis Levret et Smellie, tous les auteurs ont-ils suivi cette marche, que j'adopterai moi-même.

SECTION PREMIÈRE.

Des Os qui entrent dans la composition du Bassin.

2. Les os du bassin chez l'adulte sont au nombre de quatre : le sacrum et le coccyx, en arrière et sur la ligne médiane ; les os coxaux, en avant et sur les côtés. Comme c'est le bassin dans son ensemble, que la personne qui se destine à la pratique des accouchemens doit particulièrement connaître, je ne pense pas devoir m'arrêter longuement aux détails graphiques qu'on trouve dans la plupart des ouvrages classiques sur chacune de ses pièces constituantes en particulier. A ce sujet, il existe même dans nos traités les plus modernes une méthode d'exposition assez vicieuse et qu'il convient de réformer : à l'instar de Baudelocque, on décrit minutieusement le pubis, l'ischion et l'ilium, comme autant d'os sépa-

rés, tandis qu'on oublie presque totalement l'os coxal en général; cependant ce dernier seul est de quelque intérêt en accouchement, puisque les trois pièces qui le composent se soudent avant que la femme soit apte à devenir enceinte.

§. I. Du Sacrum (*Os sacrum-S.-clunium*).

3. Le sacrum, os impair, situé entre la dernière vertèbre lombaire et le coccyx, est comme encadré entre les deux os des îles.

4. De forme triangulaire ou pyramidale, recourbé sur sa face antérieure, il présente à examiner successivement une région interne ou pelvienne, une région externe ou postérieure, deux bords, une base et un sommet.

5. Sa *face antérieure*, plus ou moins concave, offre 1°. au milieu, quatre ou cinq facettes quadrangulaires et autant de lignes transversales; 2°. en dehors, les cinq trous sacrés antérieurs qui se terminent par autant de gouttières convergentes, et qui donnent passage aux branches antérieures des nerfs sacrés; 3°. plus en dehors encore, et entre ces ouvertures, des surfaces rugueuses et bosselées, pour l'attache des muscles pyramidaux.

6. Sa *face postérieure*, convexe et fort inégale, présente, sur la ligne médiane, une série d'éminences qui, par leur réunion, forment la crête sacrée; au-dessus de cette crête, l'ouverture sacrée ; au-dessous, les deux branches qui résultent de sa bifurcation, l'espace triangulaire qui termine le canal rachidien, et les tubercules, ou pointes, appelés cornes du sacrum. En dehors des fausses épines vertébrales, on

voit les gouttières sacrées, les trous sacrés postérieurs, et, plus près des bords, des inégalités pour l'insertion des ligamens sacro-iliaques postérieurs.

7. Ses *bords* peuvent être divisés en deux portions : l'une, supérieure, très-épaisse, offre, dans sa moitié antérieure, une facette articulaire en demi-lune, qui l'unit avec le coxal ; dans sa moitié postérieure, une excavation et des saillies rugueuses pour l'attache des ligamens sacro-iliaques ; l'autre, inférieure, mince, presque tranchante, sert à l'insertion des ligamens sacro-sciatiques.

8. Sa *base*, très-large, regarde naturellement en haut. On y remarque, au milieu, une surface plane, elliptique, placée transversalement, plus ou moins inclinée en arrière, et qui s'articule avec la dernière vertèbre ; en dehors, et un peu en avant, une surface triangulaire, l'*aileron* du sacrum, légèrement abaissée vers la face antérieure, et qui concourt à former la fosse iliaque interne ; enfin en arrière, l'entrée du canal sacré, et les deux apophyses articulaires de la première pièce du sacrum.

9. Son *sommet*, mince, elliptique, un peu convexe, est reçu dans la base du coccyx.

10. Le sacrum, simple prolongement du rachis, est formé par la réunion de cinq vertèbres. On y distingue près de quarante points d'ossification ; à la naisance il est encore formé de quinze pièces, trois pour chaque vertèbre ; mais bientôt il n'en présente plus que cinq, qui se soudent constamment, à leur tour, avant l'âge de la puberté.

§. II. Du Coccyx (*Ossa coccygis*).

11. Le coccyx est une espèce de sacrum rudimentaire, dont la face antérieure, presque plane, supporte la fin du rectum, et dont la face postérieure, légèrement convexe, n'est séparée de la peau que par le ligament sacro-coccygien postérieur. Ses bords servent de point d'attache au petit ligament sciatique et au muscle ischio-coccygien ; sa base, un peu concave, surmontée latéralement de deux prolongemens en forme de cornes, s'articule avec le sommet et les cornes du sacrum. Son sommet, tuberculeux et arrondi, donne insertion au sphincter externe de l'anus.

12. Les trois ou quatre pièces qui le composent, simples vestiges d'autant de corps vertébraux, restent assez long-temps mobiles les unes sur les autres ; elles finissent par se souder, cependant ; mais l'os, en totalité, ne perd que dans un âge très-avancé, chez la plupart des femmes, la faculté de se mouvoir sur le sacrum.

§. III. Du Coxal (*Os coxalium*).

13. L'*os des îles*, l'*os de la hanche*, l'*os innominé*, ou mieux, comme Celse l'avait déjà indiqué, l'*os coxal*, situé entre le fémur et le sacrum, forme à lui seul les deux tiers antérieurs et latéraux du bassin.

14. Irrégulièrement quadrangulaire, comme étranglé dans sa partie moyenne, et tordu sur lui-même en deux sens opposés, l'os coxal présente deux faces et quatre bords.

15. A sa *face interne* ou pelvienne, divisée en deux portions presque égales, on distingue, en haut, une

large excavation appelée *fosse iliaque interne,* et que remplit le muscle du même nom ; en arrière, une surface articulaire, en demi-lune, appelée *facette auriculaire ;* plus en arrière encore, des rugosités semblables à celles qu'on observe sur les bords du sacrum, avec lequel elles s'unissent.

Dans sa moitié inférieure, on voit, en arrière, une surface plane, presque triangulaire, qui correspond à la cavité cotyloïde et au corps de l'ischion ; au milieu, le trou sous-pubien ; en avant, la face interne du pubis et de la branche ischio-pubienne.

16. Un bord en demi-cercle, épais, mousse et arrondi en arrière, mince et de plus en plus tranchant en devant, où il se termine par la crète pubienne, bord qui forme la plus grande partie du détroit supérieur, réunit ces deux moitiés de la face pelvienne de l'os coxal.

17. Sa *face externe* ou fémorale offre, dans sa moitié supérieure, la fosse iliaque externe, remplie par les trois muscles fessiers ; en bas, le trou sous-pubien, la face externe de l'ischion, du pubis et de la branche ischio-pubienne ; au milieu, la cavité cotyloïde.

18. Son *bord supérieur,* ou la crète iliaque, plus épais en arrière et en avant qu'au milieu, contourné en *S* italique, divisé, par les anatomistes, en lèvre externe, lèvre interne et interstice, pour mieux faire comprendre l'attache des muscles, se termine, en avant, par l'épine iliaque antéro-supérieure, et, en arrière, par l'épine iliaque postéro-supérieure.

19. Son *bord inférieur* présente trois parties : supérieurement, une surface ovalaire pour l'articulation des pubis ; inférieurement, la tubérosité de l'ischion ;

et, au milieu, le bord de la branche ischio-pubienne,
plus ou moins déjeté en dehors.

20. On distingue à son *bord antérieur*, en allant
de haut en bas et de l'ilium vers le pubis, l'épine iliaque supérieure ; une petite échancrure semi- lunaire ;
l'épine iliaque inférieure ; la gouttière des muscles
psoas et iliaque ; l'éminence iléo-pectinée pour l'insertion du petit psoas ; une surface triangulaire, lisse,
inclinée en avant et cachée par le muscle pectiné ;
la crète, puis l'épine pubiennes ; enfin, l'angle du
pubis.

21. A son *bord postérieur*, on voit, en allant de haut
en bas, l'épine iliaque supérieure et postérieure ; une
petite échancrure inégale ; l'épine iliaque postéro-in-
férieure qui s'articule avec le sacrum ; la grande échancrure sciatique ; l'épine sciatique ; la petite échancrure
sciatique ; la partie la plus reculée de la tubérosité de
l'ischion.

22. A la naissance, l'os coxal est formé de trois
pièces distinctes : une supérieure, l'*ilium*, qui constitue la hanche et les deux fosses iliaques ; une inférieure, l'*ischion*, qui supporte le poids du corps
quand on est assis ; la troisième, antérieure, le *pubis*,
auquel sont comme appendus les organes génitaux.
C'est dans la cavité cotyloïde, à l'éminence iléo-
pectinée, et au milieu de la branche ischio-pubienne, que ces trois os finissent par se confondre
vers l'époque de la puberté ; mais il s'y ajoute ordinairement, dans le jeune âge, une plaque pour la
crète iliaque, une pour la tubérosité ischiatique,
un autre point d'ossification pour l'épine antéro-inférieure, et un quatrième pour l'épine des pubis, qui

ne se soudent parfois que très-tard avec les pièces principales.

SECTION II.

Des Articulations ou Symphyses du Bassin.

23. Les articulations principales du bassin sont au nombre de trois : une pour les deux pubis en avant, et deux pour les os des îles et le sacrum en arrière.

24. Dans la *symphyse antérieure* ou médiane, les os sont maintenus en contact par une substance fibro-cartilagineuse, qu'on appelle ligament inter-pubien, et dont l'épaisseur est loin d'être la même dans tous les points de l'espèce d'anneau ou de cercle ovalaire qu'il représente ; très-grande tout-à-fait en haut, un peu moindre en avant, bien moindre encore en arrière, cette épaisseur devient tout-à-coup très-considérable en bas, où le corps fibreux prend le nom de ligament triangulaire ou sous-pubien. Au centre, les surfaces articulaires ne sont séparées que par une plaque mince de cartilage, qui, dans le jeune âge et même chez un bon nombre de femmes adultes, est humectée d'une petite quantité de fluide synovial.

Une portion du périoste tapisse la face postérieure, une lame fibreuse de même nature se remarque en avant, et c'est à ces deux couches qu'on a donné les noms de ligament antérieur et de ligament postérieur de la symphyse pubienne.

25. Les *symphyses sacro-iliaques*, ou postérieures, sont beaucoup plus compliquées que la précédente. Là, le sacrum est enclavé, comme un double coin, entre les os coxaux, de sorte qu'il peut offrir une ré-

sistance très-efficace au poids du corps, qui le presse de haut en bas, et à l'effort des viscères pelviens qui tendent à le chasser en arrière ; ses faces articulaires, quoiqu'inégales, sont cependant recouvertes d'un cartilage diarthrodial fort épais, tandis que celles des os iliaques n'en présentent pas du tout.

26. On appelle ligament sacro-iliaque postérieur, un amas de trousseaux fibreux, jaunes, élastiques, mêlés de pelotons graisseux, qui remplissent l'excavation inegale et rugueuse qu'on voit en arrière des surfaces cartilagineuses. Ces trousseaux fibreux, de même nature que les ligamens jaunes des vertèbres, sont formés de fibres entrecroisées dans toutes les directions, et s'unissent d'une manière presqu'intime avec le sacrum et les os coxaux. D'une force considérable, ils donnent une solidité extraordinaire à l'articulation, qu'ils concourent à former. Il n'y a point, à proprement parler, de ligament sacro-iliaque antérieur : une simple lamelle du périoste pelvien le remplace.

27. D'autres bandelettes fibreuses servent encore, quoique moins immédiatement, à maintenir en rapport les os du bassin en arrière. Ce sont les ligamens sacro-sciatique et sacro-épineux, qui, en se portant des épines postérieures de l'ilium et de la moitié inférieure du bord du sacrum à l'épine ischiatique, et à la tubérosité de l'ischion, convertissent en trous les deux échancrures ischiatiques.

28. Les connexions du bassin avec la colonne vertébrale et le coccyx sont constituées par deux amphiarthroses.

29. L'une, *l'articulation sacro-coccygienne*, est composée : 1°. d'une lame fibro-cartilagineuse, ellip-

tique, qui unit la pointe du sacrum à la base du coccyx ;
2°. du ligament sacro-coccygien postérieur, sorte de
prolongement ou d'épanouissement du ligament sus-
épineux des vertèbres, qui ferme l'extrémité inférieure du canal sacré ; et 3°. du ligament sacro-coccygien antérieur, formé de deux rubans latéraux réunis
par leur pointe, sur le devant de la deuxième ou troisième pièce du coccyx. Naturellement très-mobile
chez les femmes, cette articulation permet au coccyx
de se renverser en arrière de six lignes à un pouce,
au moment où l'enfant traverse le détroit inférieur.

3o. L'autre, *l'articulation sacro-vertébrale*, ne diffère des amphiarthroses rachidiennes proprement
dites que par l'épaisseur de son fibro-cartilage, l'obliquité des faces articulaires de la dernière vertèbre lombaire et du sacrum, obliquité qui produit l'angle sacro-
vertébral *ou le promontoire*, et par la présence du ligament ilio-lombaire, qui s'étend de la dernière apophyse transverse vertébrale à l'extrémité postérieure
du tiers moyen, et non pas à l'épine postérieure de la
crête iliaque, comme le disent à tort plusieurs auteurs
modernes.

31. La *membrane obturatrice* et le *ligament de Fallope*, qui s'étend de l'épine iliaque antérieure et supérieure à l'épine du pubis, en produisant l'arcade
crurale, et qui, avant de se terminer, se divise en
deux bandelettes pour former l'anneau inguinal, complètent l'appareil ligamenteux du bassin.

SECTION III.

Du Bassin en général.

§. I. Surface externe.

32. Très-irrégulière, la surface externe du bassin a pour usage principal de donner attache aux muscles qui entourent l'articulation coxo-fémorale, et peut être divisée en quatre régions.

33. La première, *antérieure*, bornée sur les côtés par les cavités cotyloïdes, offre, au milieu, le devant de la symphyse des pubis ; et, latéralement, la fosse obturatrice externe, remplie par le muscle correspondant.

34. La seconde, *postérieure*, limitée par la saillie des os coxaux, est formée presque en entier par la face postérieure du sacrum et du coccyx. On y remarque par conséquent : la crète sacrée, et l'orifice inférieur du canal rachidien ; la portion sacrée des gouttières vertébrales, remplie par la pointe du muscle sacro-spinal, et dans le fond desquelles on voit les dix trous sacrés postérieurs, par où s'échappent les nerfs du même nom.

35. Les deux dernières, *latérales*, comprises entre les précédentes, présentent en haut, la fosse iliaque externe ; en bas et en arrière, la face postérieure des ligamens sacro-sciatiques et le plan des échancrures ou trous du même nom ; en bas et en avant, la cavité cotyloïde, qui reçoit la tête du fémur.

§. II. Surface interne.

36. Les anciens auteurs ont comparé le bassin au plat des barbiers. Quoique triviale, cette comparaison en donne cependant une idée assez exacte. On peut diviser, avec les modernes, sa face interne en deux parties: l'une, supérieure, qui porte le nom de *grand bass n*, de *bassin supérieur*, ou de *bassin abdominal*, à cause de ses dimensions, de sa position ou des parties qu'il renferme; l'autre, *inférieure*, et qui est encore connue sous les noms de bassin proprement dit, de *petit bassin*, d'*excavation pelvienne*.

37. Le bassin *abdominal* fait partie du ventre. De forme elliptique, largement échancrée en avant, où elle correspond à l'hypogastre, également échancrée en arrière pour recevoir l'extrémité inférieure du rachis, cette cavité est constituée par les deux fosses iliaques-internes, qui appartiennent à l'os coxal ainsi qu'à l'aileron de la base du sacrum, et que remplissent l'S iliaque de l'intestin colon, à gauche, le cœcum, à droite, et quelques anses de l'intestin grêle, des deux côtés.

38. Le *petit bassin* peut être considéré comme une portion de canal, plus large au milieu qu'à ses deux extrémités, recourbé en avant, et destiné à contenir les organes génito-urinaires internes, le rectum, les vaisseaux et les nerfs hypogastriques et sacrés. Pour s'en faire une idée nette, il est bien de suivre le conseil de M. Chaussier, c'est-à-dire d'enlever le grand bassin par un trait de scie horizontal. On peut le diviser comme la surface externe, en

quatre régions, circonscrites de la même manière, à l'exception toutefois des régions latérales, qui laissent au-dessus d'elles la face interne de l'ilium.

39. La région *antérieure* du petit bassin, fortement échancrée inférieurement par l'arcade pubienne, légèrement convexe de haut en bas et concave transversalement, comprend la face postérieure du corps des pubis, de la branche ischio-pubienne et de la membrane obturatrice. On y remarque, 1°. sur la ligne médiane, une crête perpendiculaire, plus ou moins saillante, formée par la partie postérieure de la symphyse du pubis; 2°. en dehors, les fosses obturatrices internes, que surmonte un canal (et non pas un simple trou) oblique de derrière en devant et de dehors en dedans; c'est par ce canal appelé *sous-pubien* ou *obturateur*, que les vaisseaux et nerfs obturateurs se portent de l'excavation à la partie interne de la cuisse.

40. La région *postérieure*, fortement excavée, est représentée par la face antérieure du sacrum, du coccyx et de la racine des ligamens sacro-sciatiques.

41. Les régions *latérales* formées, en avant, par la face interne de la cavité cotyloïde et du reste de l'ischion, en arrière par la face interne des ligamens sacro-sciatiques, sont largement ouvertes par les deux trous sciatiques; de ces deux ouvertures, l'une, supérieure et la plus grande, est ovalaire et laisse sortir du bassin, 1°. le muscle pyramidal qui va se fixer au grand trochanter; 2°. le nerf grand sciatique qui va se distribuer aux parties postérieures de la cuisse, externes et postérieures de la jambe, et à la totalité du pied; 3°. l'artère fessière et les vaisseaux et nerf

honteux internes ; l'autre, inférieure, beaucoup plus petite, de forme triangulaire, est remplie par le muscle obturateur interne, qui va joindre le tendon du pyramidal dans la cavité digitale du grand trochanter, et par les vaisseaux et nerfs honteux, qui rentrent dans le bassin pour aller se distribuer au périnée.

42. En imaginant une coupe verticale, qui diviserait le petit bassin en quatre parties égales, il en résulte quatre plans inclinés l'un vers l'autre par leur pointe. Les deux plans inclinés antérieurs comprennent une partie des régions latérales et toute la région antérieure de l'excavation ; les deux postérieurs sont formés par la face antérieure du sacrum et du coccyx, des ligamens et des échancrures sciatiques, et de l'articulation sacro-iliaque. C'est toujours sur deux de ces quatre surfaces que roulent les extrémités des diamètres de la tête du fœtus pendant la parturition.

§. III. Détroits du Bassin.

43. A. *Détroit supérieur.* L'espèce de cercle horizontal qui sépare la surface interne du bassin en deux parties porte le nom de détroit *supérieur*, *abdominal*, de *grand* détroit ou *marge* du bassin ; formé, en arrière, par l'angle sacro-vertébral et le bord antérieur des ailerons du sacrum, en dehors par le bourrelet qui termine inférieurement la fosse iliaque, en avant par le bord supérieur et postérieur du corps du pubis, il est épais ou arrondi dans le premier sens, tandis qu'il s'amincit, au contraire, et se transforme, pour ainsi dire, en crète, dans le second.

44. Sa *forme* se rapproche plus ou moins de celle d'un ovale, d'un cœur de carte à jouer, ou d'une ellipse sur un bassin sec; mais, avec les parties molles, il représente un triangle dont la base serait tournée en devant.

45. Son *inclinaison* en bas et sur sa partie antérieure, quand la femme est debout, varie entre trente-cinq et cinquante degrés. Cette inclinaison diminue dans la station assise et quand la personne se couche ou se courbe en avant; elle augmente chez les femmes enceintes, chez celles qui se servent de leur ventre pour porter des fardeaux, comme le font, à Paris, les marchandes de fruits, de légumes, de poissons, etc., pendant qu'on se tient à genoux, et toutes les fois que, pour maintenir l'équilibre, on cherche à rejeter l'extrémité supérieure de la ligne centrale du corps en arrière.

46. Son *axe* est une ligne fictive qu'on abaisse, par la pensée, de la région ombilicale sur le tiers inférieur de la face antérieure du sacrum. Tous les degrés d'inclinaison dont le plan du détroit est susceptible sont également applicables à son axe, puisque celui-ci doit traverser perpendiculairement le centre de celui-là. L'extrémité supérieure de cet axe peut s'élever ou s'abaisser, selon que l'inférieure s'éloigne ou se rapproche de la pointe du coccyx. Sous ce rapport, il est des nuances infinies qu'il ne faut jamais oublier dans la pratique, soit que l'accouchement se termine spontanément, soit qu'il faille retourner l'enfant, aller le chercher avec la main, ou l'extraire avec les instrumens.

47. Ses *diamètres* principaux sont au nombre de

quatre : le *sacro-pubien* ou *antéro-postérieur*, qui va de la partie la plus saillante de l'angle sacro-vertébral à la face postérieure de la symphyse des pubis ; le ***transversal*** ou *bis-iliaque*, qui se porte du bord inférieur d'une fosse iliaque au point diamétralement opposé ; les deux *obliques* ou *moyens*, qui partent d'une symphyse sacro-iliaque, et vont se terminer derrière l'éminence ilio-pectinée de l'autre côté.

48. L'étendue du premier ou petit diamètre est, d'après madame Boivin et la plupart des auteurs français, de quatre pouces, et de quatre pouces quatre lignes, selon M. Meckel ; celle du second est de cinq pouces, celle du troisième de quatre pouces quatre lignes à quatre pouces et demi ; de façon que leur réunion donne une circonférence d'environ treize pouces et demi. Mais de pareilles dimensions sont sujettes à de nombreuses variétés, et ne doivent être entendues ici que d'une manière très-générale.

49. B. *Détroit inférieur.* Le détroit *inférieur*, petit détroit, détroit *périnéal* ou sommet du bassin, est formé par la pointe et les bords du coccyx, le bord des ligamens sciatiques, de la tubérosité de l'ischion et de la branche ischio-pubienne ; il présente, par conséquent, trois saillies triangulaires, le coccyx en arrière et les deux ischions sur les côtés ; ainsi que trois échancrures, une antérieure, très-profonde, connue sous le nom d'arcade des pubis ; les deux autres, postérieures, plus profondes encore et très-irrégulières quand les ligamens sciatiques n'existent pas, mais assez superficielles, au contraire, lorsque ces rubans fibreux sont en place. Sa forme est exactement semblable à celle d'un cœur de carte à jouer ;

seulement elle peut devenir ovalaire par le renversement ou l'ablation du triangle coccygien ; bien entendu que la partie la plus évasée de ces figures est
toujours tournée en arrière.

50. Comme le détroit abdominal, le détroit inférieur a quatre diamètres : l'un, le *coccy-pubien* ou
antéro-postérieur, se prend de la pointe du coccyx
au sommet de l'arcade des pubis ; un autre, le transversal ou *bis-ischiatique*, de la partie postérieure et
interne d'une tubérosité de l'ischion à celle du côté
opposé ; les deux derniers, ou *diamètres obliques*,
se portent du point de réunion des branches ischiatique et pubienne au milieu du bord des ligamens
sacro-ischiatiques.

51. On trouve généralement quatre pouces à
chacun de ces diamètres ; cependant M. Meckel
donne au premier quatre pouces quatre lignes, et
quatre pouces six lignes au second. C'est à tort,
assurément, que M. Delpech accorde, terme moyen,
quatre pouces et demi à l'un et cinq pouces à l'autre.
La mobilité du coccyx et la souplesse des ligamens
ischiatiques font que le diamètre antéro-postérieur
est susceptible d'une ampliation de quatre, six, huit
ou même douze lignes, et que les diamètres obliques
peuvent évidemment s'allonger aussi ; le transversal,
au contraire, m'a le plus souvent présenté quelques
lignes de moins de quatre pouces. Ainsi la circonférence du détroit périnéal doit être d'environ douze
pouces.

52. En général, le plan du détroit inférieur est
légèrement incliné en haut, de manière que la ligne
qui le représente se croiserait avec celle du détroit

supérieur, au-devant de la symphyse des os pubis ; cependant on le trouve quelquefois tout-à-fait horizontal, et même au-dessous du niveau du coccyx.

53. L'axe du détroit périnéal est figuré par une ligne droite tirée de l'intérieur du bassin, et qui coupe à angle droit le milieu du diamètre coccy-pubien ; l'extrémité supérieure de cette ligne s'élève le plus souvent jusqu'à l'angle sacro-vertébral, se trouve même quelquefois en rapport avec l'axe du rachis, et peut se rapprocher beaucoup plus encore de l'axe du détroit supérieur, dans une foule de cas, ainsi qu'il résulte des recherches récentes du professeur Naegèle, et que j'ai pu m'en assurer moi-même.

54. Si l'on veut avoir des notions exactes sur ce point, il faut supposer le coccyx abaissé, comme il l'est, par la tête du fœtus, au moment de l'accouchement ; alors l'extrémité postérieure du diamètre cocci-pubien se trouve plus bas que son extrémité antérieure, et l'axe du détroit descend obliquement, de derrière en devant, sous un angle de quinze à vingt degrés, en se portant de la face antérieure de la première ou de la deuxième pièce du sacrum, à travers le milieu de l'espace qui sépare la partie antérieure des tubérosités de l'ischion ; il importe, en outre, de ne pas oublier que dans l'état frais, et surtout lors du passage de l'enfant, l'obliquité de cette ligne est tellement augmentée, qu'elle devient presque parallèle au plan du détroit supérieur.

§. IV. Dimensions de l'excavation.

55. La paroi antérieure de la cavité pelvienne n'a que dix-huit lignes de hauteur vis-à-vis de la sym-

physe des pubis ; mais, plus en dehors, elle présente près de trois pouces. Ses régions latérales ont trois pouces et demi dans leur partie moyenne ; sa paroi postérieure en a cinq au moins sur la ligne médiane, en suivant la courbure du sacrum, et quatre seulement, si on tire une ligne droite du promontoire à la pointe du coccyx. Il est clair, d'après ces différences, que l'inclinaison des deux détroits sera toujours d'environ deux pouces et demi, et constamment en rapport inverse dans l'un et dans l'autre ; car le pubis ne peut pas s'abaisser vers l'horizon, sans que le coccyx ne se relève ou ne semble se relever d'autant. Le diamètre sacro-pubien gagne six à dix lignes en descendant au milieu de l'excavation, à cause de la concavité du sacrum ; le transversal, au contraire, diminue graduellement, en se portant vers le diamètre ischiatique, puisqu'alors il n'a plus que quatre pouces. Les diamètres obliques changent fort peu, et je ne sais sur quelle observation M. Meckel se fonde pour leur donner cinq pouces quatre lignes.

56. Comme la face antérieure du sacrum présente une concavité régulière et plus ou moins profonde, il est facile de comprendre qu'une série de lignes droites qui tomberaient perpendiculairement sur elle, entre l'angle sacro-vertébral et le sommet du coccyx, ne seraient pas parallèles ; qu'elles convergeraient toutes les unes vers les autres, et de manière à se croiser sous des angles plus ou moins aigus au-devant de l'articulation des os pubis, à l'exception d'une seule qui resterait horizontale. On conçoit, par la même raison, que le plan représenté par chacune de ces lignes doit avoir un axe, aussi bien que ceux

des détroits, et que, par conséquent, on ne peut se refuser à admettre un axe de l'excavation. La réunion de tous ces axes donnerait une courbe, dont la concavité regarderait en avant et dont la ligne centrale des détroits supérieur et inférieur représenterait les deux extrémités. En considérant ainsi les axes du bassin, l'accoucheur aura toujours sous les yeux la direction du plan de la face antérieure du sacrum, du coccyx et même du périnée ; et comme c'est ce plan qui dirige la tête du fœtus, une pareille manière d'envisager les choses me semble plus simple et beaucoup plus avantageuse pour la pratique que la méthode chargée de formules géométriques, indiquée par certains auteurs (1).

§. V. Base du Bassin.

57. La grande circonférence ou la base du bassin regarde en haut et en avant. Son plan est parallèle à celui du détroit abdominal. Elle est formée en arrière par une échancrure, au fond de laquelle on voit la base du sacrum, et qui est naturellement remplie par les dernières vertèbres, les ligamens ilio-lombaires et les muscles carrés des lombes ; en dehors, par le

(1) *Voyez* Deventer (*Observ. sur le Manuel des Accouch.*, 1734), qui paraît avoir fait remarquer le premier que la cavité du bassin n'est pas parallèle à l'axe du corps ; Muller (collect. de Haller) ; Rœderer (*De Axis pelvis*, etc., Gott. 1751) ; Smellie (*Traité de la théorie*, etc. 1771) ; Levret (*l'Art des Accouchemens*, 1766) ; Camper (*traduction de Mauriceau*, 1759) ; Stein (*Art d'accoucher*, 1804) ; Lobstein (*Bulletin de la Faculté de Médecine de Paris*, 1815) ; Flamant (*thèse de M. Guillemot*, Paris, 1824, n°. 164), le dessin de Baker, et surtout le savant mémoire de M. Nægèle (*Das Weibliche Becken*, etc., Carlsruhe, 1825, et *Archives de Médecine*. juin 1827.)

bord supérieur de l'os coxal, qui donne attache aux trois muscles larges de l'abdomen; c'est-à-dire, au grand oblique par sa lèvre externe, au transverse par sa lèvre interne, et au petit oblique par son interstice; en avant, par la grande échancrure hypogastrique, qui présente de haut en bas et de dehors en dedans: l'épine iliaque antéro-supérieure où se fixent le ligament de Poupart, le muscle couturier, et en partie les muscles iliaque et du fascia-lata; une petite dépression semi-lunaire pour le passage de quelques filets nerveux qui vont au membre abdominal; l'épine iliaque antéro-inférieure, qui donne insertion à l'une des racines du muscle droit de la cuisse; une seconde dépression pour le passage des muscles iliaque et psoas réunis; la ligne ilio-pectinée, tantôt à peine distincte, tantôt très-saillante, et qui reçoit l'attache du petit psoas; une troisième dépression ou échancrure triangulaire, inclinée en avant, remplie par l'origine du muscle pectiné, correspondant aux vaisseaux et nerfs cruraux; la crête pectinée ou bord postéro-supérieur du pubis, oblique de dehors en dedans, faisant partie du détroit supérieur, et qui se termine par l'épine pubienne, où s'attachent le pilier externe de l'anneau inguinal et le muscle droit abdominal; enfin, le bord supérieur de la symphyse médiane.

§. VI. **Dimensions du Bassin, étrangères aux axes et aux détroits.**

58. L'espace compris entre les deux épines iliaques antéro-inférieures est de huit à neuf pouces, de neuf à dix entre les antéro-supérieures, et de dix à onze entre les parties moyennes des crêtes iliaques.

L'étendue de la crète iliaque, en suivant sa courbure depuis l'épine postéro-supérieure jusqu'à la tubérosité antéro-supérieure, est de huit pouces, et de six pouces seulement quand on néglige sa courbure. La base du sacrum a quatre pouces transversalement et deux pouces et demi d'avant en arrière. Du milieu de la crète iliaque à la tubérosité de l'ischion, il y a sept pouces, et la marge de l'excavation coupe ce diamètre en deux parties à-peu-près égales; la symphyse des pubis, haute de dix-huit lignes, n'a qu'un demi-pouce d'épaisseur. L'arcade du même nom est large de trois pouces et demi à quatre pouces à sa base, où elle se confond avec la ligne bis-ischiatique, et de douze à quinze lignes seulement à son sommet; sa hauteur est de deux pouces et demi, et le demi-cercle osseux qui la constitue est déjeté en avant et en dehors, comme si elle avait été renversée dans ce sens par le passage d'un corps résistant et arrondi, pendant qu'elle était encore molle et flexible.

§. VII. **Différences du Bassin** relatives aux âges, aux sexes et aux espèces.

59. A la naissance, le bassin est extrêmement étroit et très-allongé; la courbure des crètes iliaques est à peine ébauchée, et l'ilium est dans une direction presque verticale; la cavité pelvienne est conoïde et non excavée, le sacrum tellement élevé, qu'une ligne horizontale passe sous la pointe du coccyx en même temps qu'elle appuie sur le bord supérieur des pubis; ses diamètres transverses sont beaucoup plus courts que ses diamètres antéro-postérieurs. Les os sont encore bordés de couches épaisses de cartilages tempo-

raires, et le tout est assez compressible pour que les dimensions de l'extrémité pelvienne du fœtus puissent s'accommoder aisément à celles du bassin de la mère, lors de l'accouchement. Au bout de deux ou trois ans il se manifeste quelques nouveaux points osseux, qui ne sont pas toujours complètement soudés avec le reste du coxal à l'âge de quinze ou vingt ans. On a même vu celui de l'épine pubienne acquérir une longueur de six à huit lignes, et conserver de la mobilité, comme une pièce indépendante ; ce qui l'a fait comparer à l'os marsupial des animaux didelphes.

60. Ce n'est donc guère qu'à quinze ou dix-huit ans que l'évolution et la réunion des différens points osseux du bassin sont entièrement effectuées, en sorte qu'avant cet âge il n'est pas d'une extrême prudence d'exposer la femme à devenir enceinte.

61. Chez l'homme, le bassin conserve toujours les caractères qu'il avait dans l'enfance, sous le rapport de la forme. Toutes ses parties sont moins larges et présentent plus de hauteur que chez la femme ; le diamètre cocci-pubien n'a que trois pouces et un quart, le bis-ischiatique trois pouces, et le bis-iliaque quatre pouces et demi. Il n'y a que sept à huit pouces entre les épines iliaques antéro-supérieures et huit à neuf entre le milieu des deux crêtes de l'os coxal. L'arcade des pubis est droite, non évasée en avant et presque triangulaire ; la symphyse de ces os est longue de deux pouces au moins, et le trou sous-pubien se rapproche aussi de la forme d'un triangle ; le sacrum est beaucoup moins courbe, l'excavation moins profonde, le détroit supérieur plus incliné, plus arrondi, plus rapproché de la forme d'un ovale ou d'un

cercle ; les fosses iliaques sont plus excavées, les grands trochanters plus rapprochés, les os plus épais en gé-néral , et surtout plus raboteux à l'extérieur; tout dans le bassin de l'homme annonce la force , la so-lidité , et se trouve disposé de manière à rendre la progression facile.

62. Chez la femme, au contraire, les articulations sont moins serrées, plus minces, les crêtes iliaques très-évasées et plus déjetées en dehors que la base du thorax , ce qui donne une grande largeur aux han-ches. Les trochanters , très-écartés , en augmentant l'étendue transversale de la base de sustentation du corps, rendent aussi la course plus difficile et donnent au sexe une allure toute particulière; en un mot, la nature paraît avoir sacrifié ici les facilités du mouve-ment et la force aux avantages de la grossesse et de la parturition.

63. Dans le bassin de l'homme, le coccyx se soude de bonne heure avec la pointe du sacrum , et les trois symphyses s'ankilosent assez souvent dans la vieil-lesse ; chez la femme, l'articulation sacro-coccygienne reste mobile jusqu'à la décrépitude, les articulations sacro-iliaque et pubienne ne se soudent que très-rarement, même dans l'âge le plus avancé.

64. Chez les femmes sveltes *ou dont la taille est élan-cée*, le bassin est moins large, et plus rapproché de celui de l'homme que chez les personnes de courte stature bien proportionnées ; ce qui fait que, parmi le vulgaire, les premières passent pour accoucher moins facilement que les secondes.

65. *Le bassin des animaux* diffère notablement de celui de l'espèce humaine ; si Roussel et quelques

autres philosophes avaient fait attention à cette différence de conformation, ils n'auraient pas soutenu sans
doute que l'accouchement n'exige aucun secours,
par cela seulement que les brutes mettent bas leurs
petits sans avoir besoin d'aide et presque sans douleurs. En effet, dans la plupart des quadrupèdes,
le bassin, à peine courbé, ne présente, à proprc-
ment parler, qu'un seul axe; le sacrum est presque
parallèle au rachis; les détroits ne sont que très-légèrement inclinés, et les parois du canal pelvien ont
toutes à peu près la même longueur; les os coxaux
sont tellement rétrécis, droits et allongés, qu'il n'existe
pour ainsi dire pas de fosse iliaque; de façon que le
part, dans ces espèces, n'est point exposé aux mêmes
difficultés que dans l'homme.

66. Il ne faut pas croire cependant que la nature change
ainsi brusquement et sans intermédiaire la forme des
organes dans la série des êtres; déjà le bassin des singes,
en s'éloignant de celui des animaux inférieurs, se rapproche un peu du bassin de l'espèce humaine; c'est
en remontant par degrés l'échelle zoologique qu'on le
voit se perfectionner insensiblement; on peut en
suivre les nuances dans l'orang-outang, les peuples
Boschismans qui semblent, d'après leur organisation,
former le passage entre les singes et l'homme, dans
les races éthiopienne ou nègre, malaise et japonaise,
avant d'arriver à la race caucasique, où il est le plus
éloigné possible de la forme qu'on remarque dans
les autres mammifères (1); d'où il est permis de pré-

(1) On peut consulter à ce sujet un travail intéressant du docteur Wrolick, qui a eu l'occasion d'examiner comparativement, en
Hollande, le bassin de quelques sujets nègres, Javanais, Boschis-

sumer que la parturition, en général, est d'autant plus pénible que l'espèce est plus parfaite, *et vice versâ.* Compensation admirable autant que singulière, qui fait que les dangers se multiplient et s'accumulent, en quelque sorte, autour de l'animal à mesure que son intelligence se perfectionne !

67. Dans le Kanguroo et les autres Marsupiaux, le bassin se prolonge en avant au moyen des épines du pubis, qui forment deux os séparés et supportent la bourse où s'opère la seconde gestation de ces animaux ; son étroitesse, dans le cabiai et la taupe, ne permettrait pas aux petits de sortir ; mais, pendant la gestation, ses pièces se disjoignent et s'écartent considérablement. Dans les cétacées, il n'y en a que quelques vestiges ; et dans les oiseaux, les reptiles et les poissons, où il ne sert qu'à la ponte, on le voit progressivement se décomposer et disparaître.

§. VIII. Du Bassin dans l'état frais.

68. Les parties molles qui revêtent naturellement le bassin à l'intérieur apportent dans sa forme et ses dimensions des changemens dont la connaissance est indispensable à l'accoucheur.

69. Le détroit inférieur, par exemple, est fermé par une sorte de cloison qu'on appelle le plancher du bassin ; cloison qui diminue la hauteur de l'excavation et qui semble être l'antagoniste du diaphragme, ou, plutôt, des muscles abdominaux, pendant les

mans, Meslitche et celui de la Vénus hottentote, que beaucoup de personnes ont pu voir à Paris, et qui était une véritable *Houzouanasse.* Le *Bulletin des Sciences médicales*, février 1827, contient un extrait de ce mémoire, qu'on trouve, au reste, à Paris chez les libraires.

efforts de l'inspiration, de la défécation, de l'émission des urines et de la parturition.

70. Ce plancher est composé de deux plans charnus : l'un, supérieur, concave en haut, est formé par les muscles releveurs de l'anus et ischio-coccygiens ; l'autre, inférieur, concave en bas, est constitué par les muscles sphincter de l'anus, transverse du périnée, ischio-caverneux et constricteur de l'orifice vulvaire du vagin. On y trouve aussi les vaisseaux et nerfs hémorrhoïdaux inférieurs et honteux internes, de la graisse et du tissu cellulaire plus ou moins abondant.

71. Enfin, il est comme percé sur la ligne médiane par l'urèthre, le vagin et la fin du rectum. Une aponévrose, qui semble naître du grand ligament sciatique et de la lèvre interne de l'arcade pubienne, aponévrose dont la force, quoique très-variable, est d'autant plus considérable, cependant, qu'on l'examine plus près de ses points d'origine, en tapisse la face inférieure. Un feuillet de l'aponévrose pelvienne en recouvre la région supérieure, et je pense, avec Camper et M. Desormeaux, que la disposition de ces lames fibreuses peut influer sur la promptitude ou la lenteur de l'accouchement, chez la femme primipare en particulier.

72. Le détroit supérieur est plus élevé, que sur le squelette, de toute l'épaisseur des muscles psoas, qui forment, avec les vaisseaux iliaques, une sorte de colonne étendue des côtés de l'angle sacro-vertébral à la ligne ilio-pubienne, et de manière à rétrécir considérablement le diamètre bis-iliaque, à augmenter beaucoup aussi l'inclinaison du détroit. Au lieu d'être

elliptique ou de représenter un ovale dont la grosse extrémité serait tournée en arrière, ce détroit est alors presque circulaire, ou en forme de triangle à base antérieure ; les échancrures sacro-iliaques existent à peine et l'angle sacro-vertébral est beaucoup moins prononcé qu'on ne se l'imagine généralement, d'après l'idée qu'on a pu s'en former sur le bassin sec.

73. D'après les recherches auxquelles je me suis livré et dont j'ai consigné ailleurs les résultats, c'est entre les éminences ilio-pectinées que l'entrée du bassin est le plus large : dans cet endroit, son diamètre transversal est de quatre pouces et quelques lignes, tandis que le bis-iliaque proprement dit n'offre plus que trois pouces et demi à quatre pouces. Au-dessous du promontoire et des muscles psoas le diamètre transversal a véritablement cinq pouces, mais la concavité du sacrum en donne autant au diamètre antéro-postérieur.

74. Le fond de l'excavation a la figure d'un losange dont les angles correspondent, d'une part, aux épines ischiatiques, et, de l'autre, à la ligne médiane du sacrum et derrière la symphyse des pubis. Ces quatre angles indiquent la réunion des quatre plans inclinés, qui représentent alors quatre triangles tendant à se rapprocher en outre par leur pointe.

75. Le plexus et les vaisseaux sacrés, ainsi que le muscle pyramidal, se trouvent dans les triangles postérieurs ; les plans antérieurs renferment les muscles obturateurs internes et partie du releveur de l'anus ; le *fascia* pelvien est exactement appliqué sur tous ces objets ; une couche abondante de tissu cellulaire lâche, dans laquelle rampent les vaisseaux iliaques

internes, le plexus et les artères hypogastriques, couche que l'accumulation de la graisse rend quelquefois assez épaisse pour rétrécir l'excavation et rendre l'accouchement plus difficile, tapisse le tout et se trouve séparée elle-même des viscères par le péritoine.

§. IX. Usages du Bassin.

76. Les différentes pièces osseuses qui composent le bassin ne sont que très-peu susceptibles de se mouvoir les unes sur les autres; quoi qu'on en ait dit, l'espèce de glissement qui a lieu entre le sacrum et les os coxaux ainsi qu'entre les pubis, lors d'une chute sur les pieds, par exemple, ne peut, sous aucun rapport, être comparé aux mouvemens articulaires, de quelque espèce qu'ils soient.

77. Le bassin est la base du tronc; il forme un anneau complet dont la moitié postérieure reçoit tout le poids du corps, dit M. Desormeaux, tandis que l'antérieure lui sert d'arc-boutant; en sorte que le poids du tronc et des membres thoraciques, transmis par la colonne vertébrale au sacrum, se répartit d'abord sur les os des îles, et ensuite sur les pubis, qui pressent l'un sur l'autre avec plus ou moins de force.

78. Sur les parties latérales de ce cercle viennent s'attacher les membres pelviens, qui, dans certaines postures, supportent à leur tour tout ce faix, soit ensemble, soit séparément. Cet usage du bassin, intéressant pour le physiologiste, l'est encore davantage pour l'accoucheur, parce qu'il donne la raison des formes vicieuses et bizarres que prend quelquefois la cavité pelvienne, lorsque l'ossification se fait avec

trop de lenteur ou qu'elle rétrograde. Le bassin a encore pour usage de renfermer et protéger la vessie, le rectum, l'utérus, les trompes et les ovaires. Pendant la grossesse il soutient la matrice et la maintient dans une direction convenable. Lors de l'accouchement il livre passage à l'enfant en lui imprimant la direction la plus favorable, et donnant un point d'appui aux parties molles de la génération.

SECTION IV.

Du Bassin vicié.

79. Il serait peut-être plus rationnel de ne parler des vices du bassin qu'à l'occasion de l'accouchement difficile ; mais l'usage de les examiner immédiatement après l'état de bonne conformation ayant prévalu depuis long-temps, je n'ai pas cru devoir m'en écarter.

80. Le bassin est vicié toutes les fois qu'il s'éloigne assez de ses dimensions ou de sa forme naturelles pour rendre la parturition dangereuse, difficile ou impossible. Dans ce sens, un bassin peut être vicié quoique régulièrement conformé, et mal conformé sans être vicié. Néanmoins, ces deux états étant presque toujours réunis, il en est résulté que, dans les livres, on les a généralement confondus l'un avec l'autre. Sacombe voulait, il est vrai, qu'on établît une différence entre la mauvaise configuration et la mauvaise conformation ; mais cette distinction, purement grammaticale, n'a point été adoptée et ne mérite guère d'être combattue.

81. La direction des axes et des plans du bassin, les dimensions de ses diamètres, et sa forme elle-

même, sont loin sans doute d'être, sur tous les bassins, exactement semblables à celles que j'ai mentionnées plus haut ; mais quelques lignes de plus ou
de moins, une inclinaison un peu plus ou un peu
moins prononcée , une déformation légère, n'em-
pêchant pas l'accouchement de s'effectuer sans danger, on conçoit que ces vices proprement dits doivent être assez rares.

Tous les vices du bassin peuvent être rapportés à
son excès d'amplitude, à son étroitesse , et à la mauvaise direction de ses axes.

§. I. Vices par excès d'amplitude.

82. Au premier coup-d'œil il semblerait qu'un
bassin très-grand doit être plutôt avantageux que nuisible à la grossesse et à l'enfantement ; mais l'observation et le raisonnement prouvent qu'il n'en est pas
toujours ainsi.

Pendant la gestation, l'utérus, moins exactement
soutenu , peut plus facilement se renverser, soit en
arrière , soit en avant, tant que ses dimensions ne
dépassent pas celles du détroit abdominal, et s'incliner dans tous les sens après le quatrième mois.

Un grand bassin favorise la descente utérine, la
prompte terminaison du travail, et , par conséquent ,
expose à tous les accidens qui suivent quelquefois les
accouchemens précipités ; c'est-à-dire à l'inertie, au
renversement de l'organe gestateur et à l'hémorrhagie.

Je conviendrai cependant, avec Mme. Lachapelle,
que ces inconvéniens ont été exagérés, qu'il est généralement facile de les prévenir, et que la chute de
l'enfant, le décollement prématuré du placenta, la

rupture du cordon, n'ont peut-être jamais été produits par cette cause plutôt que par une autre.

§. II. Vices par défaut d'amplitude.

83. On a soutenu à tort que la cavité pelvienne ne pouvait pas se rétrécir dans un sens, à moins de s'élargir d'autant dans un autre, et que, par conséquent, la circonférence de ses détroits ne variait jamais. L'observation a surabondamment démontré que chez un assez grand nombre de femmes le bassin conserve, après la puberté, la plupart des caractères qu'il avait dans l'enfance, qu'il se rapproche plus ou moins de celui de l'homme ; partant, que sa capacité absolue reste au-dessous de ce qu'elle doit être dans l'état normal. D'ailleurs, puisqu'on admet bien un excès d'amplitude, je ne vois pas pourquoi on répugnerait à dire qu'il peut être trop petit dans toutes ses directions simultanément ; toutefois, ce rétrécissement général et régulier est assez rare, et je n'ai point appris qu'il ait jamais été porté au point de nécessiter une opération grave.

84. L'étroitesse relative ou partielle est donc, pour ainsi dire, la seule qui entraîne de véritables dangers ; on l'observe le plus fréquemment au détroit supérieur ; moins commune au détroit périnéal, se montrant encore moins souvent dans l'excavation, elle peut porter sur les diamètres antéro-postérieur, transverse ou obliques, pris un à un ou plusieurs ensemble.

85. Au détroit supérieur, elle affecte, d'après mes recherches, bien plus souvent les diamètres obliques que tous les autres, et plus souvent l'un des deux que

tous les deux à-la-fois ; le resserrement du diamètre transversal est le plus rare de tous, et n'a peut-être jamais été rencontré seul.

86. Ces différens vices donnent à l'entrée du bassin des formes aussi variées que faciles à concevoir. Le rétrécissement du diamètre antéro-postérieur peut dépendre d'une saillie trop grande de l'angle sacro-vertébral, et alors le détroit est cordiforme ; si, en même temps, la symphyse des pubis est rejetée en arrière, le bassin présente l'aspect d'un huit de chiffre couché en travers. Quand ce sont les deux diamètres obliques, les corps des pubis, par leur rapprochement du promontoire, peuvent, s'il n'y a pas dérangement de la symphyse, lui donner la forme d'un triangle, d'un trapèze ou d'une feuille de trèfle, selon que les extrémités du diamètre bis-iliaque formeront des angles plus ou moins aigus ou arrondis. Ces bassins, qu'on nomme trilobés ou trifoliés, offrent encore cette particularité, que tantôt les trois segmens sont égaux, tandis que d'autres fois la portion antérieure, droite ou gauche, est beaucoup plus petite que les deux autres. Il peut arriver aussi que les deux cavités cotyloïdes tendent à se porter l'une vers l'autre, à mesure qu'elles se rapprochent du sacrum ; les pubis, dans ce cas, coudés à angle droit au niveau des éminences ilio-pectinées, font une saillie d'un pouce et demi à deux pouces en avant, se trouvent placés parallèlement au diamètre antéro-postérieur, et ne laissent entr'eux qu'un espace de quelques lignes. On voit la figure de deux bassins de cette espèce dans une Dissertation de Weideman. Madame Boivin en a fait dessiner un, qui appartient à la même catégorie ;

mais le plus extraordinaire est celui que possède M. Jeuffrion, et dont le moule en plâtre a été déposé dans le Muséum de l'École de Médecine par M. Maygrier. Dans ce bassin, les deux pubis marchent directement en arrière jusqu'à leur union avec l'ilium, c'est-à-dire, dans l'étendue d'un grand pouce et demi ; près de la cavité cotyloïde, de même qu'immédiatement en arrière de la symphyse, il n'existe entr'eux qu'un intervalle de trois lignes ; toute cette partie est donc complètement étrangère au cercle du détroit, et le diamètre antéro-postérieur n'a réellement que deux pouces et demi, au lieu de cinq qu'on lui aurait trouvés en le mesurant à l'extérieur pendant la vie.

87. Lorsqu'il n'y a qu'un des diamètres obliques de vicié, il en résulte ordinairement une disposition fort importante à noter. Si c'est à droite, par exemple, qu'existe le resserrement, le côté gauche pourra présenter un excès d'amplitude. Dans ce cas, il est clair que si la tête vient, l'occiput tourné à droite, l'accouchement pourra ne pas se terminer sans secours, tandis que s'il s'était présenté à gauche, la nature aurait pu se suffire à elle-même. Cette remarque indique assez que pour procurer un accouchement facile à une femme ainsi conformée, il suffit d'opérer la version et d'amener le fœtus en première ou seconde position des pieds ; de telle sorte que l'occiput puisse correspondre au côté le plus large du détroit. Elle explique aussi comment la même femme, étant accouchée spontanément une première fois, ne pourra peut-être le faire sans la symphysiotomie ou la section césarienne à la seconde, *et vice versâ.*

88. En 1825, je fus prié de donner des soins à une femme qui était en travail depuis deux jours ; la tête ne s'engageait point, j'allai chercher les pieds, et je terminai l'accouchement. En 1826, la même personne fut amenée à l'hôpital de la Faculté, étant en travail depuis quatre jours. Les eaux étaient écoulées et la tête fortement engagée ; la matrice, très-exactement appliquée sur le fœtus, ne permit pas d'opérer la version ; l'application du forceps fut tentée par MM. Desormeaux, Deneux et moi ; mais rien ne put faire descendre la tête. Cette femme, enceinte de nouveau en 1827, m'a fait prévenir de bonne heure lors du travail ; je suis allé chercher les pieds, et tout s'est promptement et heureusement terminé. L'issue différente de ces trois accouchemens tient à ce que, dans un cas, le gros de la tête se présentant à droite où le bassin était fortement rétréci, ne pouvait franchir le détroit, tandis que dans l'autre, par la version de l'occiput à gauche, où les dimensions naturelles étaient conservées, le passage de la tête n'était plus impossible.

89. A moins que le sacrum lui-même ne soit rétréci, il est rare que le resserrement transversal du détroit abdominal puisse gêner la sortie de l'enfant. Presque toujours il reste plus de quatre pouces entre les fosses iliaques, et ce genre de vice entraîne seulement un agrandissement du diamètre sacro-pubien, en donnant au détroit la forme d'un ovale ou d'un cœur très-allongé.

90. Quelquefois le rétrécissement ne porte que sur une des moitiés du bassin, ainsi qu'on en voit un exemple dans les cabinets de la Faculté ; dans ce

cas la difformité comprend en même temps le grand et le petit bassin.

91. Tous ces vices peuvent se combiner de diverses manières, ou se présenter isolément et à des degrés fort différens. Ch. Bell dit que sur le bassin d'une femme affectée depuis long-temps d'ostéo-malaxie, il n'existait qu'un espace d'environ trois lignes au diamètre antéro-postérieur et qu'il n'y avait pas plus d'un demi-pouce entre les fosses iliaques (1). Baudelocque cite un cas dans lequel il n'y avait que neuf lignes entre le sacrum et le pubis. Un resserrement presqu'aussi prononcé se remarque sur une pièce que j'ai vue dans le Muséum de l'École de Médecine ; chacun comprend , au reste, combien il peut y avoir de nuances intermédiaires entre ces rétrécissemens extrêmes et les dimensions normales.

92. Le détroit inférieur est peut-être plus souvent agrandi que rétréci ; lorsque la base du sacrum s'abaisse vers les pubis ou que le bord supérieur de la symphyse se porte vers le sacrum, c'est presque toujours en raison d'un mouvement de bascule , qui éloigne plus ou moins l'un de l'autre le coccyx et le sommet de l'arcade pubienne. Quoiqu'on puisse établir en thèse générale que le détroit inférieur s'agrandit quand le supérieur se resserre, il est cependant possible qu'ils soient rétrécis tous les deux ensemble et selon leurs diamètres correspondans.

______

(1) M. Nægèle a vu , chez une femme qui était déjà accouchée six fois, l'ostéo-malaxie produire une telle difformité dans le bassin , qu'il ne restait plus que deux lignes à gauche et six lignes à droite, entre la quatrième vertèbre lombaire et le bord supérieur de la symphyse des pubis.

93. Le rapprochement des tubérosités ischiati-ques, le trop de rectitude, la forme triangulaire de l'arcade du pubis, coïncidant presque toujours avec l'allongement de la symphyse, donnent naissance à ce qu'on appelle la *barrure*, vice le plus commun et le plus dangereux de tous ceux du détroit périnéal ; comme c'est à travers l'arcade pubienne, bien plus qu'en arrière des ischions, où les parties molles l'arrêtent, que doit passer la tête, la barrure rend l'accouchement extrêmement difficile ; la rétroversion du coccyx s'opère en pure perte, et si l'enfant parvient enfin à sortir, ce n'est pas au moins sans déchirer largement le périné.

94. Très-souvent aussi le coccyx devient presque horizontal, et peut, en se relevant, raccourcir plus ou moins le diamètre coccy-pubien, surtout quand la base du sacrum est rejetée en arrière. Assez fréquemment un des ischions seul, avec sa branche, s'incline vers le centre du détroit, tandis que l'ischion opposé et le coccyx ne changent pas de position. En somme, les différences de formes sont ici moins nombreuses qu'au détroit supérieur ; mais les degrés de resserrement doivent être entendus de la même manière.

95. Les vices de l'excavation coïncident à-peu-près constamment avec le resserrement de l'un ou de l'autre des deux détroits, et quelquefois de tous les deux simultanément. Ils dépendent ou de ce que le sacrum est trop courbé, ou de ce qu'il ne l'est pas assez.

96. Dans le premier cas, l'os est comme plié sur sa face antérieure, et les diamètres sacro-pubien et

coccy-pubien sont plus ou moins rétrécis, pendant que le diamètre antéro-postérieur de l'excavation se trouve plus grand que de coutume; d'autres fois, quoique fortement courbé, il n'en est pas moins très-écarté des pubis, soit par sa base, soit par sa pointe.

Dans le second cas, la face antérieure du sacrum étant tout-à-fait plane ou même un peu convexe, ainsi qu'on en voit un exemple dans les collections de l'École, la cavité pelvienne, au lieu de se dilater entre ses détroits, se rétrécit, ou s'élargit, au contraire, régulièrement, depuis le promontoire jusqu'à la pointe du coccyx, selon que la base de l'os semble avoir basculé en avant ou en arrière.

97. Lorsque le sacrum est trop concave, et que les deux détroits sont rétrécis, si la tête parvient, à force d'efforts, dans l'excavation, elle y reste, s'enclave, ne peut ni descendre ni être repoussée, et rend l'accouchement tellement dangereux, que l'opération césarienne elle-même peut être insuffisante pour le terminer. S'il est trop droit, et que le détroit inférieur soit trop resserré, la tête descendra d'abord avec promptitude; mais, parcourant un canal conique, elle s'arrêtera bientôt, et n'en traversera que difficilement la pointe.

98. Toutes les fois que l'étroitesse de l'un des détroits coïncide avec l'excès d'amplitude de l'autre, le travail est nécessairement troublé dans sa marche. Est-ce le détroit abdominal qui est vicié par défaut d'amplitude? la tête y restera long-temps arrêtée; toutefois elle finira par le franchir; puis, rencontrant à peine quelque résistance, elle traversera le sommet du bassin avec une extrême rapidité au moment,

peut-être, où l'accoucheur, jugeant de la durée du travail par le temps qui s'est déjà écoulé, prononce que plusieurs heures sont encore nécessaires. Est-ce le détroit inférieur, au contraire, qui a perdu de ses dimensions? le fœtus s'engage d'abord avec une très-grande vitesse, l'homme de l'art, qui ne soupçonne pas cet état, annonce que la femme sera promptement débarrassée, lorsqu'il est possible que les secours les mieux combinés deviennent indispensables.

99. Si la symphyse des pubis forme en arrière une crête saillante de quelques lignes, comme je l'ai vu deux fois, elle n'empêche pas l'accouchement de se faire; mais lors du passage de la tête, elle peut contondre la vessie et l'utérus, et favoriser la déchirure de ces organes. D'autres fois, c'est une des cavités cotyloïdes qui fait saillie dans l'excavation, ou bien ce sont les épines sciatiques, fortement déjetées en dedans, qui la déforment, ainsi que l'ont vu Levret et Mme Lachapelle; des exostoses de toutes espèces et de toutes formes y ont été rencontrées; des squirrhes, des tumeurs fibreuses, etc., peuvent encore s'y développer et nuire à la parturition; mais, il faut en convenir, c'est le trop ou le trop peu de rectitude du sacrum qui cause la majorité des vices de l'excavation.

§. III. Vices dans la direction des axes.

100. Presque tous ces vices de conformation altèrent plus ou moins la direction des plans et des axes du bassin. Quand l'angle sacro-vertébral se déjette vers le pubis, l'*ensellure* de la région lombaire

augmentant nécessairement de profondeur, l'angle que forme le sacrum avec le rachis, au lieu de 135 degrés, peut n'en plus offrir que 130 et même 120 ; alors l'axe du détroit supérieur s'incline en avant et se rapproche de la ligne horizontale ; si le coccyx et la pointe du sacrum, retenus par les ligamens sacrosciatiques, ne sont point entraînés par ce mouvement de bascule, le plan du détroit inférieur s'abaisse au niveau ou au-dessous de la ligne horizontale, et peut même devenir parallèle au plan du détroit supérieur ; ce qui justifie en partie l'opinion de MM. Sœmmering, Carus, Nægèle, etc., qui prétendent que, même dans l'état naturel, c'est en bas et non pas en haut que s'incline le détroit périnéal. Mais cette disposition, loin de rapprocher de la perpendiculaire l'axe du sommet pelvien, ou de l'incliner en arrière, comme on pourrait le croire au premier coup-d'œil, le reporte au contraire considérablement en avant, puisque la face antérieure du coccyx doit en déterminer la direction. Quand les pubis se relèvent et que le promontoire s'émousse, l'axe du détroit supérieur se rapproche de la ligne verticale, et se met quelquefois en rapport avec l'axe du tronc ; si, dans ce cas, la paroi postérieure de l'excavation manque de courbure, les deux axes pelviens pourront devenir parallèles, quoique le plan du détroit inférieur soit fortement incliné en devant. Cette conformation qui favorise surtout la déchirure du périnée fait naître, pendant le travail, des difficultés dont on n'a pas assez parlé dans les livres classiques, et sur lesquelles M. Lobstein a essayé d'appeler l'attention en 1817.

§. IV. Causes des vices du Bassin.

101. Pour bien apprécier les causes des vices de conformation du bassin, il convient de les étudier dans l'enfance et lors de la puberté, ou dans l'âge adulte. Jusqu'à six ou sept ans, le rachitis, presque le seul état qui les produise, en donne très-bien l'explication. Les os sur lesquels portent principalement la maladie, se trouvant continuellement pressés entre deux efforts, doivent céder dans le sens où s'exerce la plus forte pression, ou bien vers le point qui offre le moins de consistance.

102. Ainsi, en admettant que le ramollissement soit égal partout, que l'enfant soit debout et qu'il s'appuie avec la même force sur les deux jambes, il est évident que la base du sacrum s'abaissera vers les pubis, et que les cavités cotyloïdes seront repoussées vers le promontoire. De là le resserrement des diamètres sacro-pubien et oblique : que l'enfant se tienne debout, mais en appuyant plus sur l'un des membres que sur l'autre, le diamètre oblique d'un seul côté se raccourcira ; qu'il reste assis, la concavité du sacrum deviendra plus profonde, en même temps que les diamètres antéro-postérieurs des deux détroits se resserreront ; s'il est habituellement couché sur le dos, au lieu d'augmenter, la courbure du sacrum disparaîtra, ainsi que l'angle pelvi-vertébral, et le diamètre coccy-pubien perdra le plus ordinairement de ses dimensions ; la position latérale influera sur les diamètres transverses, etc.

103. Bien qu'alors le poids du corps suffise pour rendre compte de la plupart des formes vicieuses du

bassin, on ne peut disconvenir cependant que leur production ne soit singulièrement favorisée, dans certains cas, par la puissance active des muscles qui entourent l'articulation coxo-fémorale; d'autant mieux que, le plus souvent, les os, ramollis dans quelques points seulement, offrent, partout ailleurs, toute la solidité désirable.

104. Après la première enfance, les difformités pelviennes sont presque toujours le résultat d'une maladie, de ce *mala-costeon*, partiel ou général, si fréquent en Angleterre, de l'ostéomalaxie, de l'action irrégulière des muscles ou d'une mauvaise habitude dans la station. C'est ainsi que les jeunes personnes qui, dans le but d'augmenter la proéminence de leurs hanches et la profondeur du sinus lombaire (vulgairement chute des reins), se tiennent le bassin et la tête fortement rejetés en arrière, tandis qu'elles portent autant que possible l'abdomen et la poitrine en avant, ne songent pas que pour obtenir quelque agrément dans la tournure, elles courent le risque de ne pouvoir jamais devenir mères sans s'exposer aux plus grands dangers.

105. On a vu, dans une maladie de l'articulation coxo-fémorale, la tête du fémur faire proéminer le fond de la cavité cotyloïde dans le bassin, et même le percer. Mme. Lachapelle cite une femme qui fut affectée d'une luxation spontanée de l'os de la cuisse, et chez laquelle la fausse cavité articulaire était assez saillante dans l'excavation pour nuire à l'accouchement ; l'amputation de la cuisse, mais non celle de la jambe, chez une femme adulte, à plus forte raison chez une jeune fille, est aussi capable de vicier le bassin, et

voici de quelle manière. Le membre artificiel ne pouvant prendre son point d'appui que sur l'ischion, la cavité cotyloïde, du côté sain, continue seule d'être comprimée par le poids du corps. Or, les lois de la mécanique nous apprennent que, dans cet état, le diamètre oblique correspondant au membre naturel peut se rétrécir, au point de rendre l'accouchement dangereux, ainsi que le démontrent les observations d'Herbiniaux et de Mme La Chapelle.

106. Des fractures et des luxations inégalement consolidées, la carie, la syphilis, etc., ont aussi fait naître quelquefois des obtacles à la parturition. En résumé, on peut dire que le rachitis déforme presque toujours le bassin chez les jeunes enfans, parce qu'alors les membres, dont les os coxaux font partie, participent généralement à cette lésion ; tandis que plus tard, aux approches de la puberté, par exemple, l'ostéomalaxie affectant presque uniquement la colonne vertébrale, les courbures de l'épine peuvent être portées au plus haut degré, sans que le bassin en souffre véritablement. Pour plus de détails à ce sujet, le lecteur consultera avec fruit les ouvrages de M. Portal, de Choulant, de Shaw, de Bamfield, de MM. Lachaise, Pravaz, etc., sur les difformités de la taille et les maladies de la colonne vertébrale et du bassin.

§. V. De la Mensuration du Bassin.

107. Lorsqu'on est appelé près d'une femme pour reconnaître l'état de son bassin, on doit commencer par interroger les parens ou les personnes qui l'entourent, sur la manière dont s'est passée son enfance ;

si ses premiers pas ont été difficiles et tardifs ; si elle est restée long-temps faible ; lorsqu'on apprend que ses articulations ont été grosses et comme boursouf-flées ; qu'elle a été *nouée* ; qu'elle a eu la *châtre* ou la *chartre*, on en conclut que le rachitisme a existé chez elle, et que probablement son bassin est vicié. Ensuite on examine attentivement les autres parties de son corps, et, s'il reste au rachis quelque trace de courbure contre nature, si les genoux sont volumi-neux et déjetés en dedans, si la mâchoire inférieure proémine trop en avant, si ses dents sont bleuâtres et présentent des stries transversales, on tirera la même conséquence; tandis qu'il sera permis de croire le contraire, si rien de tout cela n'existe.

108 La théorie des homologues, théorie qui veut, comme on sait, que dans les animaux non-seule-ment le côté droit soit la répétition exacte du côté gauche, mais encore que la moitié inférieure du tronc en représente la moitié supérieure, que la moitié antérieure renferme les mêmes élémens que la moitié postérieure, etc. , a tout naturellement fait naître l'idée que le bassin ne devait être qu'une répétition de la tête. Aussi, en Allemagne, où cette doctrine compte de nombreux partisans, a-t-on vu paraître, il y a quelques années déjà, un travail dans lequel le docteur Weber cherche à démontrer que la tête et le bassin sont soumis aux mêmes lois d'évolution, que la bonne ou mauvaise conformation de l'une de ces parties coïncide toujours avec un état pareil de l'autre ; que l'étroitesse et la longueur du bassin de l'homme, par exemple, se trouvent parfaitement en rapport avec la forme de sa tête, dont les diamètres

vertical et antéro-postérieur ont généralement plus d'étendue que le transversal, tandis que c'est tout l'opposé chez la femme, etc.

109. En conséquence, M. Weber veut que l'inspection de la tête puisse faire connaître exactement l'état du bassin. Sa méthode est fort simple : les diamètres occipito-frontal, bi-pariétal et fronto-mastoïdien, représentent les diamètres sacro - pubien, bis-iliaque et obliques. Le détroit supérieur est en rapport avec le crâne, et la face avec le détroit inférieur. Quoique M. Weber cite des observations à l'appui de son système, je n'en suis pas moins forcé de dire que j'ai vu les bassins les mieux conformés coïncider avec les crânes les plus difformes, et réciproquement ; seulement il m'a semblé, comme à Mme Lachapelle, que plus le haut de la face est saillant, plus le bassin est large.

110. Ces recherches préliminaires terminées, on passe à l'examen du bassin lui-même, avec toute la décence et la circonspection possibles. Si l'allure de la personne est aisée, libre et bien dégagée ; si les hanches sont de niveau, plus larges que la base du thorax et bien arrondies, les grands trochanters convenablement écartés ; s'il n'y a point d'*ensellure ;* si le sacrum n'est ni trop ni trop peu convexe, la symphyse des pubis ni enfoncée, ni trop saillante, ni trop longue, on aura quelques droits d'annoncer une bonne conformation ; en plaçant les doigts entre les grandes lèvres et la racine des cuisses, on verra si l'arcade pubienne n'est pas rétrécie, si elle forme un arc de cercle suffisamment large, et si les ischions ne sont pas trop rapprochés.

111. Pour apprécier toutes ces circonstances, il

est inutile de découvrir la femme et de la faire coucher; si l'on craint d'alarmer sa pudeur, une pareille exploration doit être faite à travers la chemise. Quand tous les caractères d'une bonne conformation se rencontrent, on se dispense ordinairement d'aller plus loin; mais s'il en manque quelques-uns, on tâche de déterminer le genre de difformité qui existe : l'*ensellure* avec une saillie très-prononcée des pubis indique une inclinaison outrée et une figure triangulaire ou trilobée du détroit supérieur. Si la symphyse est en même temps déprimée, on peut affirmer que le diamètre sacro-pubien est trop court, et que le détroit est bilobé ou en ∞ de chiffre. Les hanches inégales, trop relevées, les fosses iliaques externes déprimées, décèlent un vice du diamètre bis-iliaque. Le rapprochement des ischions, la convexité du sacrum et l'inclinaison du coccyx en avant, n'ont besoin que d'être indiqués pour qu'il soit facile, même aux moins habiles, de les reconnaître à l'instant.

112. Comme il est essentiel au bonheur des familles d'arriver à des résultats mathématiques, et comme l'emploi de la main n'en donne que de vagues et de fort approximatifs, les accoucheurs ont imaginé une infinité d'instrumens, à l'effet de mesurer plus exactement le bassin, soit à l'extérieur, soit à l'intérieur; instrumens que l'on connaît sous le nom de *pelvimètres* ou de *mécomètres*.

113. Il n'en est que deux qui puissent être appliqués à l'extérieur; l'un, le *compas d'épaisseur* de Baudelocque, qu'on emploie presque exclusivement, à cause de sa simplicité; l'autre, le *mécomètre* de Chaussier, qui n'est guère en usage qu'à la Maternité de Paris. Le compas d'épaisseur sert à mesurer 1°. le

diamètre sacro-pubien , en portant une de ses olives au-devant de la symphyse des pubis , et l'autre sur le premier tubercule épineux du sacrum ; 2°. les diamètres obliques en appuyant les extrémités du compas sur la face externe du grand trochanter et la partie saillante de l'articulation sacro-iliaque du côté opposé. Dans le premier cas , il faut que le *curseur* marque sept pouces, afin qu'en en défalquant deux pouces et demi pour le sacrum et six lignes pour les pubis, il reste encore quatre pouces. Pour les diamètres obliques, il doit marquer neuf pouces ; car on est obligé d'en déduire trois pouces moins un quart pour le trochanter, le col du fémur et la cavité cotyloïde, et un pouce trois quarts pour la symphyse postérieure.

114. Baudelocque a soutenu que l'épaisseur des os varie rarement de plus d'une ou deux lignes dans le sens antéro-postérieur, et que l'on peut compter sur les données fournies par le pelvimètre externe. Madame Lachapelle prétend, au contraire, que cette manière de procéder est très-fautive, et que l'épaisseur du sacrum seul peut varier de quatre à cinq lignes. Madame Boivin va plus loin encore, puisqu'elle affirme que l'épaisseur indiquée par Baudelocque varie de quatre à douze lignes. Ce qu'il y a de sûr, c'est que la maigreur et l'embonpoint ne diminuent sensiblement ni n'augmentent pas l'épaisseur des parties molles sur les points que doit toucher l'instrument, et que les différences d'épaisseur du sacrum et des pubis, mentionnées par mesdames Lachapelle et Boivin, sont au moins fort rares.

115. Quant à la mesure des diamètres obliques, la longueur du col fémoral a paru présenter des di-

mensions trop variables pour que les praticiens aient osé lui accorder une grande confiance; mais je crois qu'à cet égard on s'est généralement abusé ; car sur un assez grand nombre de bassins bien conformés, je n'ai jamais trouvé dans ce sens plus de quatre lignes de différence en plus ou en moins. Comme les crêtes iliaques peuvent être fortement relevées ou considérablement abaissées , sans que les détroits aient subi de changement, on s'exposerait à de trop fréquentes et de trop graves méprises en prenant la moitié de leur écartement pour mesure du diamètre bisiliaque. Ce dernier est environné de trop de muscles, et trop peu important, d'ailleurs, pour qu'on essaie d'en apprécier les dimensions autrement qu'avec la main.

116. Pour le détroit inférieur les doigts suffisent. Selon les auteurs, la femme doit être assise sur le bord d'un siége, mais on peut aussi l'examiner debout. On place la pulpe de l'indicateur sur la pointe du coccyx et le sommet du pouce sur le bord du ligament sous-pubien, après quoi les **deux** doigts, maintenus dans une position fixe , sont portés sur une règle graduée pour en déterminer l'écartement. On peut encore, pendant que l'extrémité de l'indicateur touche la pointe du coccyx, en relever le bord radial contre le sommet de l'arcade pubienne, à la place du pouce; mais on s'expose davantage alors à presser douloureusement les organes sexuels externes, si leur sensibilité est exaltée. Pour mesurer le diamètre ischiatique, il faut porter l'extrémité de deux doigts sur les lèvres de l'ischion, à l'endroit où le grand ligament sacro-sciatique vient s'y insérer, en ayant soin d'en écarter la graisse par de légères pressions.

117. Bien que cette exploration externe ne mette que rarement à même de prononcer avec assurance sur la nature et le degré des vices du bassin, elle est cependant la seule à laquelle on puisse avoir recours chez les femmes vierges ; chez les autres, il est permis de tenter la mensuration interne, qu'on a proposé de pratiquer d'une foule de manières différentes.

118. Coutouly, le premier, voulut mesurer l'intérieur du bassin à l'aide d'un pelvimètre qui porte son nom. On ne peut donner une idée plus nette d'un pareil instrument, plusieurs fois modifié par son inventeur, qu'en le comparant au compas des cordonniers. On l'introduit fermé dans le vagin ; on l'ouvre alors, et l'une de ses branches vient arc-bouter contre la symphyse du pubis, tandis que l'autre reste appliquée sur la partie la plus saillante de l'angle sacro-vertébral. Ensuite, la branche mobile étant graduée à l'extérieur, il est facile d'apprécier l'écartement des plaques verticales qui les terminent toutes les deux. Sur le bassin sec, on mesure avec la dernière exactitude, de cette manière, le diamètre sacro-pubien ; mais, sur la femme vivante, l'instrument de Coutouly est rarement applicable, hors l'état de grossesse ; il ne l'est pas même, au moment de l'accouchement, pour peu que le sommet de la tête soit engagé dans le détroit ; en outre, quand on peut s'en servir, son introduction ne laisse pas que d'être parfois fort douloureuse, et, le plus souvent, il expose à des erreurs grossières. Ce pelvimètre mérite donc l'oubli dans lequel il est tombé. Beaucoup d'accoucheurs ont essayé de le remplacer ; mais ceux qu'ils ont proposés ne rem-

plissant pas mieux le but qu'il importe d'atteindre,
sont également inusités. Le doigtier avec lequel Asdrubali veut qu'on arme l'indicateur pour lui donner
plus de longueur, l'espèce de pied de roi, l'instrument en forme de compas ou de pinces à branches inégales, qu'on peut écarter dans l'intérieur du
bassin, les tiges droites, creuses ou pleines et gra-
duées de Stein, de Creve et d'Aitken, ne fournissent
pas des résultats plus précis.

119. C'est au moyen des doigts ou de la main que la
mensuration interne peut être avantageusement pratiquée. Hors le temps du travail, ou lorsque la tête
n'est pas encore engagée, on porte sans peine le sommet de l'indicateur sur le promontoire ; on en relève
la racine contre l'arcade du pubis, puis on marque
ce point avec l'ongle d'un doigt de l'autre main. Rien
n'est plus facile ensuite que de voir la mesure du
diamètre sacro-pubien. A la différence des autres pelvimètres, le doigt est un instrument *sentant* qui
n'abandonne point la partie la plus saillante du sacrum, sans que l'accoucheur s'en aperçoive : l'une
des causes d'erreur les plus fréquentes se trouve ainsi
détruite. Il est vrai que la ligne représentée par le
doigt, tombant au-dessous et non pas à la partie supérieure de la symphyse pubienne, comme il le faudrait, on rencontre ordinairement plus de longueur
qu'il n'y en a réellement ; mais en défalquant quatre
à cinq lignes pour cette obliquité, on aura assez
exactement la mesure de l'espace qui sépare l'angle
sacro-vertébral du haut de la symphyse. Deux circonstances, cependant, peuvent très-aisément in-
duire en erreur. La première, quand le bord supé-

rieur du pubis semble avoir basculé en arrière; la seconde, dans le cas contraire. Alors, en effet, le diamètre antéro-postérieur du détroit supérieur pourra paraître très-grand, quoique dans le fait il soit très-petit, et réciproquement; mais l'application du compas de proportion à l'extérieur corrigera facilement les méprises qu'entraînerait une pareille disposition.

120. Pendant le travail, on peut, à la rigueur, porter la main entière dans le vagin; on écarte ensuite le pouce et l'indicateur, de manière à les fixer, l'un sur l'angle sacro-vertébral, l'autre derrière les pubis; on retire la main ainsi disposée, et à l'aide d'un pied de roi on détermine, à une ligne ou deux près, les dimensions du diamètre sacro-pubien, sans être obligé d'avoir recours à l'anse de fil de Storck, à la main armée de Koep, ni à aucune des mille inventions proposées à ce sujet. Au lieu du pouce et de l'indicateur, je me suis quelquefois servi avec avantage de l'indicateur et du médius, portés dans le haut du vagin; après les avoir écartés autant que possible, et placés aux deux extrémités du diamètre qu'on veut mesurer, on applique deux doigts de l'autre main entre leurs racines, pour les empêcher de changer de rapport, pendant qu'on les retire des parties de la femme.

121. Avec le doigt on a l'avantage d'apprécier toutes les espèces de vices du bassin, quels que soient leur siége, leur nature et leur degré, la rectitude du sacrum, comme son excès de courbure, ainsi que les exostoses et les tumeurs quelles qu'elles soient, aux diamètres transverses comme aux diamètres antéro-postérieurs. En pressant avec une certaine force la

pointe du coccyx, il est même possible de savoir ce que pourra gagner le diamètre coccy-pubien par le renversement de cet os. Ceux qui ont objecté que le doigt n'était pas toujours assez long pour atteindre l'angle du sacrum n'ont pas fait attention qu'un bassin, dont l'indicateur ne peut pas toucher le promontoire, est, par cela seul, assez spacieux pour que l'accoucheur n'ait pas besoin d'en chercher davantage. On ne peut disconvenir, au surplus, que s'il n'est jamais bien difficile de distinguer un bassin difforme de celui qui ne l'est pas, il n'en est pas moins à-peu-près impossible, dans certains cas, de déterminer au juste la nature et le degré de chaque vice en particulier ; il est donc juste d'accorder des éloges aux efforts que vient de faire Mme Boivin pour arriver à des résultats plus précis : l'instrument qu'elle a imaginé, et qu'elle nomme *intro-pelvimètre,* bien que fondé sur les mêmes principes que celui de Coutouly, en diffère néanmoins considérablement. Comme ses branches s'introduisent séparément, l'une dans le rectum, l'autre dans le vagin, et que la courbure de la branche rectale est très-profonde, on peut en faire usage chez la jeune vierge aussi bien que chez la femme enceinte, et à toutes les périodes de l'accouchement ; il peut même servir pour les diamètres obliques et transverses, et, en changeant sa branche vaginale, on en ferait aisément un compas d'épaisseur. Cependant je doute qu'à l'aide de ce moyen on obtienne des mesures aussi exactes que son inventeur semble l'espérer.

122. Quelque multipliées que soient les méthodes de mensuration pelvienne, on a dû voir, par ce qui

précède, que l'accoucheur, même le plus habile, ne parviendra pas toujours à la précision mathématique qu'on pourrait désirer; mais est-ce une raison pour les rejeter en masse, et pour soutenir avec Puzos que l'opération elle-même est inutile? En disant qu'il suffit qu'une jeune personne ait été nouée ou rachitique, qu'elle ait une déviation de la colonne vertébrale, pour lui défendre le mariage, cet auteur, d'ailleurs si sage, est assurément allé trop loin, et l'humanité, d'accord avec la justice, devaient appeler de son jugement. Combien de femmes contrefaites mettent au monde, avec la plus grande facilité, des enfans volumineux et robustes! Un autre inconvénient grave serait attaché à cette proscription générale : beaucoup de femmes ne tiendraient pas compte de la défense qui leur serait faite, et ne tarderaient pas à se convaincre qu'on les avait épouvantées par des dangers chimériques. De là, ce qui arrive presque constamment quand l'effet ne suit pas la menace; celles qui courent des risques en se mariant, comme celles qui n'en courent pas, finiraient par ne plus écouter les conseils de personne. D'un autre côté, il serait absurde de nier l'importance de la pelvimétrie, au moment de l'accouchement, lorsqu'il faut choisir entre le morcellement du fœtus et les opérations dangereuses qu'on peut pratiquer sur la mère. Enfin, en invoquant, pour prouver que la mensuration pelvienne est inutile, l'observation de femmes qui n'ont pas craint de redevenir enceintes après avoir subi l'opération césarienne, Puzos me semble avoir mal compris leur position ; est-ce donc toujours l'attrait du plaisir qui les porte à céder au mari brutal que la loi leur a donné? est-il juste de comparer une femme qui craint par-dessus tout de perdre l'affection d'un homme auquel elle s'est liée pour la vie, à cette jeune fille qui, libre de toute chaîne, doit songer avant tout à sa propre conservation?

ARTICLE II.

DES ORGANES SEXUELS.

123. Chez la femme, comme chez l'homme, les organes de la reproduction sont en partie renfermés dans le bassin, et se voient en partie à l'extérieur de cette cavité.

SECTION PREMIÈRE.

Des Parties externes de la génération.

124. On comprend généralement sous le titre d'organes génitaux externes, le mont de Vénus, la vulve et le périnée.

Simples annexes des organes internes, ces parties ne jouent qu'un rôle secondaire dans la grande fonction génératrice; mais lors de l'expulsion de l'œuf elles éprouvent des changemens et sont exposées à des dangers qui en rendent la connaissance exacte fort utile au médecin-accoucheur.

§. 1ᵉʳ. Du Mont de Vénus.

125. *Le mont de Vénus (éminence sus-pubienne, pénil)* est une sorte de relief formé par les parties molles qui recouvrent le devant des pubis; de la graisse, des filamens fibreux et du tissu cellulaire

le constituent principalement. Chez les femmes grasses, il est quelquefois séparé du ventre par une rainure transversale assez profonde ; la saillie qu'il forme varie aussi par la même raison, mais bien plus encore parce que les os qui le supportent proéminent eux-mêmes à différens degrés chez les divers sujets.

126. La peau qui le recouvre, très-épaisse, élastique, et peu extensible, est ombragée de poils chez la femme adulte; elle renferme un grand nombre de follicules sébacés, et le tout représente une espèce de coussinet dont les usages, selon plusieurs auteurs, se rattachent à la copulation. La composition du mont de Vénus explique très-bien les douleurs violentes qui accompagnent ses inflammations phlegmoneuses, et fait aussi comprendre combien il importe d'ouvrir promptement les abcès dont il devient le siége.

§. II. Des Grandes Lèvres (*Labia pudendi externa*).

127. Espèces de replis cutanés qui semblent résulter de la bifurcation inférieure du mont de Vénus, les grandes lèvres sont au nombre de deux, s'écartent de plus en plus l'une de l'autre jusqu'au milieu de leur longueur, se rapprochent ensuite pour se réunir à un pouce au devant de l'anus, et offrent deux commissures, l'une supérieure ou pubienne, l'autre inférieure ou périnéale. Leur face externe, formée par la peau des cuisses, se couvre de poils comme le pénil à la puberté. Leur face interne est lisse, glâbre et de couleur rosée ; on y remarque des follicules sébacés ou muqueux en assez grand nombre ; l'accou-

cheur doit savoir même que la matière fournie par ces follicules peut devenir âcre et irritante, au point de faire naître un écoulement qu'on a plus d'une fois pris pour une blennorrhagie, surtout chez les femmes malpropres.

Chez les jeunes filles, l'épaisseur des grandes lèvres est plus grande en haut qu'en bas. Chez les femmes qui ont eu des enfans, c'est ordinairement le contraire. Avant la puberté, encore, elles sont très-rapprochées l'une de l'autre, et offrent une densité assez prononcée. Après le mariage, elles s'écartent, deviennent flasques, bleuâtres, et perdent de leur régularité.

Composées, comme le mont de Vénus, de tissu cellulaire filamenteux et de graisse, elles sont, comme lui, sujettes à des inflammations phlegmoneuses accompagnées de douleurs violentes, et qu'il convient d'ouvrir de bonne heure, en ayant soin de porter l'instrument à une très-grande profondeur, si l'on veut éviter la récidive et des trajets fistuleux.

128. Comme leur tissu est beaucoup plus mou que celui du pénil, et qu'elles sont exposées à de plus nombreux frottemens, il s'y forme non seulement des collections purulentes, mais encore des épanchemens sanguins, séreux, etc., qui peuvent acquérir un volume considérable.

129. Les grandes lèvres peuvent aussi devenir le siége de hernies et autres tumeurs qu'il importe de ne pas confondre avec les précédentes. La fente qu'elles circonscrivent, et qui est placée selon le diamètre coccy-pubien, porte le nom de *vulve*, tandis que l'ensemble des parties génitales externes est plus

spécialement désigné par le nom de *pudendum*. Cette fente renferme plusieurs objets qui sont de haut en bas : les petites lèvres et le clitoris, le vestibule, le méat urinaire, l'ouverture vulvaire du vagin, l'hymen, la fosse naviculaire et la fourchette.

§. III. Des Petites Lèvres (*Labia pudendi interna*).

130. Ainsi nommées parce qu'elles sont en effet beaucoup moins grandes que les précédentes, connues aussi sous le nom de *nymphes*, les petites lèvres ont été comparées à la crète d'un jeune coq. Elles naissent supérieurement par deux branches, qui se continuent avec le prépuce du clitoris; puis elles descendent, en divergeant, sur la face interne des grandes lèvres, et se terminent insensiblement vers le milieu de la longueur de ces dernières, vis-à-vis de l'ouverture du vagin. Leur consistance est ferme et leur couleur rougeâtre; elles sont formées par un repli tégumentaire de nature muqueuse, très-fin et très-sensible, et, de plus, par un tissu érectile ou spongieux assez exactement semblable à celui du corps caverneux de l'homme.

131. A la naissance, les nymphes dépassent, en général, le niveau des grandes lèvres; chez les jeunes vierges, au contraire, les grandes lèvres cachent presqu'en totalité les nymphes; et chez les femmes adultes qui ont eu des enfans, les petites lèvres deviennent de nouveau très-saillantes, mais en même temps elles perdent de leur densité et de leur teinte rosée.

132. Sous ce rapport, il existe des variétés nombreuses : tantôt, en effet, elles ne changent pas d'aspect; d'autres fois, elles acquièrent une longueur

considérable, soit dans toute leur étendue, soit près de leur extrémité postérieure seulement. Cette hypertrophie, naturelle dans quelques cas, accidentelle le plus souvent, est quelquefois portée assez loin pour gêner le coït; en sorte qu'autrefois on faisait assez souvent la résection des nymphes. Dans certaines contrées, elles sont naturellement beaucoup plus longues que dans nos régions européennes. En Perse et en Turquie, par exemple, au dire des voyageurs, on est fréquemment obligé de les exciser.

133. Depuis Kolbe, tous les naturalistes ont parlé d'un repli particulier, connu sous le nom de *tablier des Hottentotes*, et sur lequel Tackard, Sparman, Banks, Peron, Le Vaillant, Lesueur, et plusieurs autres ont donné des notions différentes. Évidemment dû au prolongement des petites lèvres, ainsi que l'avait déjà vu Ten-Rhyne, ce n'est point chez les Hottentots civilisés qu'on le rencontre, mais bien sur des hordes sauvages des environs du Cap, découvertes par les Hollandais, qui les ont appelées *Bogismans* ou *Bochismans*, c'est-à-dire *habitant les buissons*. A cet égard, il n'est plus permis de conserver de doute depuis qu'un individu de cette espèce est venu se montrer à Paris sous le nom de *Vénus hottentote*. Effectivement, le dessin qu'en a donné M. Flourens, et les descriptions qu'en ont publiées MM. Cuvier et Virey, font voir qu'au lieu de trois à quatre lignes, les nymphes de cette femme avaient plusieurs pouces de longueur. Il est vrai qu'il y a loin de ces dimensions à celles que certains voyageurs attribuent au tablier des Hottentotes; mais on conçoit très-bien une étendue de six à huit pouces dans un organe qui en a présenté

trois, si, par des moyens usités dans le pays, on le soumet à des tractions continuelles et de plus en plus fortes, depuis l'enfance jusqu'à l'âge adulte.

134. Les usages des nymphes sont peu connus; les anciens ont cru qu'elles servent à diriger le cours des urines, et de-là leur nom de *nymphes*. Smelie, et tous les auteurs qui l'ont suivi, ont prétendu qu'elles se déplissent ou disparaissent pendant l'accouchement, de manière à favoriser l'ampliation de la vulve; mais cette assertion est tout-à-fait fausse; on dit enfin que, douées d'une sensibilité exquise, elles ont pour objet d'augmenter les jouissances vénériennes.

§. IV. Du Clitoris (*Coles feminarum*).

135. Le *clitoris* est un tubercule que quelques auteurs ont comparé à la luette, et qui représente en petit le pénis de l'homme. On y distingue une extrémité libre, arrondie en forme de gland, et un corps qui s'attache par deux racines aux branches ischio-pubiennes; mais il n'est point creusé d'un canal comme la verge de l'homme. Un repli de la peau l'enveloppe, lui sert de prépuce, et va se perdre dans les petites lèvres, auxquelles il semble servir de racine.

136. Pendant les premiers mois de la vie intra-utérine le clitoris est aussi long et aussi volumineux que le pénis; à la naissance, il offre encore des dimensions considérables. Mais dès-lors il cesse de croître, si même il ne diminue pas; en sorte qu'en général, à la puberté, il n'offre pas plus de quatre ou cinq lignes. Toutefois, il est des femmes chez lesquelles il

acquiert un bien plus grand développement. On l'a vu quelquefois parvenir jusqu'à la longueur d'un, deux, trois, et même de cinq pouces; alors il diffère à peine de son analogue dans l'autre sexe.

137. Une pareille disposition est remarquable en outre, en ce qu'elle coïncide avec certains caractères qui ont pu porter à penser que les êtres ainsi conformés n'appartiennent pas plus à un sexe qu'à l'autre; c'est-à-dire que ces femmes ont en général peu de gorge, les traits durs, de la barbe, un caractère qui les porte à préférer les travaux et les occupations étrangères à leur sexe. Elles sont grandes, et aiment à se procurer des jouissances illicites avec leurs semblables. En un mot, ce sont ces individus qui ont le plus souvent donné naissance aux questions relatives à l'hermaphrodisme.

138. La structure intime du clitoris est telle que, pendant le coït, le sang s'y accumule, le gonfle et en détermine l'érection; la membrane fine qui le recouvre étant de la même nature que celle des petites lèvres, et très-sensible, par conséquent, on en a conclu qu'avec ces dernières il est le principal siége de la volupté. Le clitoris présente rarement des affections morbides; mais comme son excessif développement peut gêner la copulation, et comme ses usages sont peu essentiels, on en a plusieurs fois opéré la résection.

§. V. Du Vestibule.

139. Circonscrit par le clitoris, la face interne des nymphes, et le méat urinaire, le *vestibule* est un petit espace triangulaire, déprimé, correspondant à la

partie la plus élevée de l'arcade des pubis , par lequel Celse et M. Lisfranc ont conseillé de pénétrer dans la vessie, pour l'extraction de la pierre chez les femmes, et qui ne remplit aucune fonction spéciale relative à la génération.

§. VI. De l'Urèthre.

140. **Au-dessous du vestibule on aperçoit l'orifice de l'*urèthre*;** cette ouverture n'est d'ailleurs séparée du vagin que par une sorte de tubercule plus ou moins saillant, qui en termine la *colonne* médiane antérieure. Ce tubercule fait que rien n'est aussi facile que de sonder une femme sans la découvrir, puisqu'avec un peu d'habitude le doigt suffit pour le distinguer et diriger la sonde. L'urèthre , chez les femmes, est large, conique, long de douze à quinze lignes, à peine courbé ; il ne présente ni prostate, ni bulbe ; sa paroi inférieure est, pour ainsi dire , confondue avec la paroi vaginale antérieure, et serait froissée , contuse , déchirée, plus souvent qu'on ne l'observe lors de l'accouchement, s'il ne restait habituellement , dans le sommet de l'arcade pubienne , un espace libre , trop étroit pour que l'occiput ou le front du fœtus puisse s'y loger. Sa direction , son peu de longueur , son extensibilité et sa largeur naturelles rendent aisément compte de la facilité du cathétérisme , de la rareté des calculs chez la femme , et de la fécondation même dans quelques cas où la matrice ne s'ouvrait que dans la vessie.

141. ***L'ouverture du vagin*,** irrégulière et plus ou moins grande chez les femmes qui ont eu des enfans, plus arrondie, mais de dimensions également variables

chez les femmes mariées qui n'ont point encore été mères, est rétrécie chez les vierges par l'*hymen*.

§. VII. De l'Hymen (Valvula vaginis).

142. Admis par les uns, rejeté par les autres, pendant les dix-septième et dix-huitième siècles, l'hymen, et non pas la *membrane de l'hymen*, comme on le trouve écrit dans plusieurs ouvrages français, est un repli qui existe constamment, s'il n'a été détruit chez les jeunes filles. Semblable à une demi-lune, dont le bord concave et tranchant serait tourné en avant, ses extrémités se prolongent quelquefois jusqu'au point de se réunir sous l'urèthre, pour former une valvule circulaire, dont la largeur néanmoins diminue à mesure qu'elle se rapproche du méat urinaire : se continuant, par son bord convexe, avec la membrane muqueuse du vagin et de la vulve, l'hymen peut rétrécir l'entrée du canal vulvo-utérin à des degrés extrêmement variés, et le fermer même en totalité ; c'est toujours de derrière en devant que son cercle se resserre : j'y ai rencontré des fibres musculaires entre-croisées, comme dans la matrice ; alors il était épais, résistant, élastique, très-développé ; d'autres fois, je l'ai vu mince, transparent comme un pellicule, et très-fragile ; en général, il est plus épais à la naissance qu'à toute autre époque de la vie. Chez les enfans nouveau-nés il offre souvent la forme, la teinte rosée et la mollesse des petites lèvres.

143. Regardé comme le sceau de la virginité par le vulgaire, long-temps considéré comme tel par les médecins légistes et par les magistrats, l'hymen

a plus d'une fois été cause de jugemens iniques rendus par les tribunaux, soit en faisant condamner une femme innocente, soit, au contraire, en faisant absoudre celle qui n'était que trop scandaleusement coupable. Mais maintenant tout le monde est d'accord que mille causes étrangères au coït peuvent le détruire, et que la copulation n'en détermine pas toujours la rupture. Si cette membrane est mince, fine et large, quelques mouvemens brusques ou étendus des membres, quelques excoriations, l'apparition des règles, etc., peuvent la faire disparaître. Si elle est épaisse, musculeuse, élastique, mais étroite, l'union sexuelle ne sera point empêchée, et l'hymen pourra persister jusqu'à l'accouchement, ainsi que Paré, M. Nægèle et d'autres en ont cité des exemples; seulement, je ne crois pas que dans aucun cas elle puisse apporter un obstacle réel à la sortie de l'enfant. Si l'hymen est large et résistant, en même temps qu'il ferme, en partie ou complètement, le vagin, il pourra former une barrière insurmontable à l'écoulement des menstrues, et faire naître, en retenant le sang, à l'intérieur du vagin et de la matrice, des accidens plus ou moins graves. Smellie, Denman, etc., citent des femmes chez lesquelles cette disposition produisit tous les symptômes généraux de la grossesse, et qui recouvrèrent leur état de santé habituelle dès que l'incision de l'hymen eut permis aux parties de chasser au-dehors le sang qui les remplissait. J'ai été consulté pour une jeune dame de vingt-deux ans, dont l'hymen n'avait pas permis l'accomplissement du mariage. Je l'ai rencontré une autre fois sur le cadavre d'une femme d'environ quarante ans, qui avait cohabité long-temps avec son mari, mais sans avoir d'enfans. Règle générale, cependant, l'hymen se rompt à la première approche sexuelle, qui est accompagnée, par suite de cette déchirure, d'une douleur plus ou moins vive, et quelquefois d'un léger écoulement sanguin. Une fois brisé, ses lambeaux se rétractent, et donnent naissance à deux ou plusieurs tubercules, connus sous le nom de caroncules myrtiformes.

§. VIII. Des Caroncules myrtiformes ou vaginales.

144. Il est encore un grand nombre de physiologistes qui pensent que les caroncules myrtiformes constituent des organes spéciaux et indépendans de l'hymen; ils se fondent sur ce qu'elles existent parfois, bien que la valvule vaginale soit intacte, et sur ce que leur nombre et leur situation ne paraissent pas pouvoir être expliqués d'une autre manière. L'opinion opposée tend, il est vrai, à prédominer; mais comme ceux qui la soutiennent n'ont pas réfuté leurs antagonistes d'une manière assez convaincante pour dissiper tous les doutes, j'ai cherché la cause d'une pareille dissidence, et je pense l'avoir trouvée. Des quatre caroncules qu'on remarque communément à l'entrée du canal vulvo-utérin et qui correspondent aux quatre extrémités des diamètres vertical et transverse de cette ouverture, deux, celle qui avoisine le méat urinaire, et celle qui est au-devant de la fourchette, appartiennent aux colonnes médianes du vagin, tandis que les deux autres seules sont des débris de l'hymen. Les premières existent donc, même chez les vierges, tandis que les secondes ne doivent se rencontrer qu'a-

près le coït. Il est clair, d'ailleurs, que ces dernières, ou les caroncules latérales, doivent varier pour le nombre, le volume et la situation, selon que l'hymen s'est rompu en deux, trois ou quatre lambeaux, d'une manière égale ou irrégulière, dans tel ou tel sens, et selon qu'il était lui-même plus ou moins épais et large ; ce sont elles que l'accouchement déforme et fait quelquefois disparaître, au lieu que les caroncules médianes grossissent plutôt qu'elles ne s'affaissent avec les progrès de l'âge.

§. X. Périnée, fosse naviculaire, fourchette, frein, commissure.

145. Entre la commissure périnéale de la vulve ou des grandes lèvres et le bord convexe de l'hymen, ou la demi-circonférence postérieure de l'orifice externe du vagin, se voit la *fosse naviculaire ;* la *fourchette* ou le *frein* en forme le bord antérieur, et ne doit pas être confondue avec son bord postérieur, qui est la même chose que la commissure. Le plus souvent la fourchette est déchirée lors du premier accouchement par le passage du fœtus, et la fosse naviculaire se trouve ainsi détruite pour jamais.

146. Séparant la vulve de l'anus, le périnée n'a guères qu'un pouce ou un pouce et demi de longueur ; la peau en constitue le plan inférieur ; assez rarement, chez la femme, elle se couvre de poils qui, si on les coupe, produisent en repoussant l'effet d'une brosse, et occasionent quelquefois des douleurs insupportables, dont il importe de connaître la cause. Au-dessus, c'est-à-dire entre la peau et le point où le rectum et le vagin se mettent en con-

5

tact immédiat, il existe un espace triangulaire rempli par des fibres charnues, du tissu cellulaire, de la graisse, des nerfs et des vaisseaux, et qui, faisant partie du périnée, lui permet de s'allonger considérablement pendant le travail; à tel point, comme on le verra plus tard, que, d'un pouce qu'il présente dans l'état naturel, cet espace peut aller jusqu'à quatre ou cinq pouces au moment où la tête le presse le plus fortement.

147. Sans répéter ici ce que j'ai dit ailleurs (1) de la disposition des parties qui composent le périnée de la femme, je crois utile pourtant de rappeler en deux mots les dimensions moyennes qu'un grand nombre d'observations m'a permis d'établir, relativement aux divers objets que je viens d'examiner.

On trouve:

1°. De la partie supérieure du pubis au clitoris, deux pouces et demi.

2°. De la commissure antérieure de la vulve à l'anus, trois pouces et demi.

3°. Du clitoris à la commissure postérieure de l'ouverture vulvaire du vagin, un pouce et demi.

4°. De la commissure postérieure de la vulve à la pointe du coccyx, trois pouces.

5°. Du coccyx à l'anus environ dix-huit lignes.

6°. De l'anus à la vulve, quinze lignes, et quelques lignes seulement pour l'ouverture du rectum.

Il est encore utile de savoir que le muscle constricteur du vagin, l'analogue du bulbo-caverneux de

______

(1) *Anatomie chirurgicale*, tom. II, pag. 351.

l'homme, est renfermé dans l'épaisseur des grandes lèvres, et que, chez quelques sujets, il est assez fort pour se contracter avec énergie pendant le coït et resserrer notablement l'entrée du vagin; que la seule artère un peu volumineuse qui se trouve dans les environs, l'artère honteuse, est comme reléguée tout contre la circonférence du détroit inférieur, et que, par conséquent, ce n'est pas à cause de l'hémorrhagie que les déchirures de cette région peuvent être dangereuses.

§. XI. Différences des Organes génitaux externes de la femme d'avec ceux des brutes.

148. En passant en revue les principales classes zoologiques on ne tarde pas à reconnaître que les parties sexuelles externes, simples organes d'accouplement, comme dans l'espèce humaine, sont loin de se rencontrer partout avec les mêmes caractères et d'une manière aussi complète. Dans les poissons, les reptiles et les oiseaux, le cloaque en tient lieu, excepté chez quelques espèces qui ont un clitoris; dans les mammifères la position horizontale rend le mont de Vénus inutile, aussi n'en trouve-t-on pas vestige. Au dire de M. Cuvier, les nymphes n'existent non plus dans aucune famille; toutefois j'ai cru en remarquer sur la girafe qui est actuellement au jardin du Roi.

149. La vulve et les grandes lèvres se rencontrent chez tous, mais avec des formes très-diverses. L'intérieur en est presque toujours ridé, comme dans la vache, le tigre, etc. Placée en long chez le plus grand nombre, elle est quelquefois transversale, comme dans la hyène, ou circulaire, comme dans le lapin et

les rongeurs en général ; peu profonde, comme chez la femme , dans le cochon d'Inde , elle forme un canal aussi long ou même plus long que le vagin , dans l'ours et plusieurs singes ; tous ont un clitoris, très-petit chez les uns , très-grand chez les autres , le singe , par exemple, où il se trouve en rapport avec un naturel excessivement lascif. L'hymen , que la plupart des auteurs accordent à la femme seule , se retrouve certainement dans une foule d'animaux. Le repli ou le cercle qui sépare le vagin de la vulve de la chèvre , de la brebis, de la chienne , sont-ils autre chose? M. Cuvier l'a observé chez la hyène, le daman. Il est impossible de le méconnaître dans la membrane semi-lunaire qui rétrécit le vagin de la jument , de l'ânesse, qui n'ont point été couvertes, et celle qu'a notée Steller dans le lamantin du nord : je crois que la giraffe le possède aussi. Les grandes lèvres , le clitoris et l'hymen sont donc les plus constans des organes génitaux externes, et, dans toutes les espèces, ces parties de l'accouplement sont donc plutôt destinées à augmenter les jouissances, qu'à jouer un rôle fondamental dans le grand acte de la reproduction.

§. XII. Anomalie des organes génitaux externes.

150. J'ai déjà parlé du développement anormal du clitoris et des nymphes, ainsi que de la longueur extraordinaire de ces parties chez certains peuples ; maintenant je dois faire remarquer qu'on a vu les grandes lèvres manquer tout-à-fait, par un vice de conformation ; que d'autres fois elles adhèrent l'une à l'autre, soit dans un point, soit dans toute leur étendue, ainsi

que Mme Boivin en cite trois exemples, que Cassan et
M. Willaume l'ont observé, chacun une fois, et
que cela se voit fréquemment en Perse, en Égypte,
en Turquie et dans presque toute l'Afrique, où la
coutume barbare de *l'infibulation* est encore usitée.
Borelli dit avoir vu, à l'hôpital de Castro, une petite
fille qui avait deux vulves l'une au-dessus de l'autre.
On pourrait dire aussi, quand le vagin est complètement double, qu'il y a deux vulves latérales. Les
mêmes anomalies se retrouvent dans les petites lèvres,
que Neubauer a vues triples, et dépendent aussi
plus souvent d'une maladie acquise que d'un vice
primitif de conformation.

Section II.

Organes génitaux internes.

Les parties internes de la génération de la femme
se composent de la matrice, du vagin, des trompes,
des ovaires, et d'annexes ligamenteux.

§. I. De l'Utérus (*Matrix*).

151. L'*utérus*, ou la matrice, est un muscle creux,
destiné à loger et nourrir l'œuf pendant la grossesse,
et à l'expulser lors de l'accouchement. C'est donc l'organe essentiel de la gestation, et non pas de la génération, comme l'ont répété à tort plusieurs auteurs.

152. *Situation.* Situé dans l'excavation pelvienne,
derrière la vessie, au-devant du rectum, au-dessous
des intestins grêles, et se continuant en bas avec le
vagin, l'utérus, dans l'état de vacuité, est générale-

ment placé dans la direction de l'axe du détroit supérieur.

153. *Configuration.* Sa forme est celle d'une poire ou d'une petite calebasse aplatie, ou bien encore d'un cône tronqué, resserré d'avant en arrière ; sa base est tournée en haut et sa pointe en bas.

154. *Division.* Pour l'intelligence des phénomènes de la grossesse, on le divise arbitrairement en fond, corps et col. Le *fond* comprend ce qui se trouve au dessus d'une ligne horizontale qui passerait d'une trompe à l'autre. Le *corps* s'étend de cette même ligne jusqu'au resserrement qui marque l'origine du *col;* et ce dernier, plus ou moins renflé, forme la partie inférieure de l'organe.

A. *Surface externe.*

155. On distingue à la surface externe de la matrice, 1°. une *région antérieure*, légèrement convexe, couverte dans sa moitié supérieure par le péritoine, en contact dans le reste de son étendue avec le bas-fond de la vessie ; 2°. une *région postérieure*, beaucoup plus convexe que la précédente, recouverte par le péritoine dans toute son étendue, et séparée du rectum par un espace ou fossette dans laquelle les intestins peuvent s'étrangler ; 3°. trois *bords*, dont l'un, *supérieur*, convexe et lisse, correspond au fond, et les deux autres, *latéraux*, convexes dans leur moitié supérieure, concaves en bas, sont comme perdus dans les ligamens larges ; 4°. trois *angles*, deux *supérieurs* et latéraux, qui réunissent les trois bords et semblent donner naissance aux trompes, aux ligamens de l'ovaire et aux cordons sus-pubiens ; le

troisième, *inférieur*, beaucoup plus important que les autres, se voit dans le haut du vagin et mérite une attention toute particulière.

Il présente un orifice en forme de fente transversale, qui le divise en deux *lèvres* et lui a fait donner le nom de *museau de tanche*. De ces deux lèvres, l'*antérieure*, plus épaisse et un peu plus large que la *postérieure*, est aussi, dans le fait, un peu plus longue. Cependant, comme le vagin remonte plus loin en arrière qu'en avant, il semblerait, lorsqu'on touche une femme avec quelque soin, que la lèvre postérieure est plus longue que l'antérieure. C'est à cette particularité, sans doute, qu'il faut attribuer l'erreur où sont tombés, à ce sujet, plusieurs accoucheurs, qui, non contens de dire que la lèvre antérieure était la plus courte, l'ont encore représentée plus mince dans des dessins d'ailleurs très-soignés. Pour se convaincre de la longueur relative des lèvres du col, il suffit de séparer complètement, sur le cadavre, la matrice du vagin. Alors on voit très-bien que la lèvre postérieure est en même temps la plus mince, la plus étroite et la plus courte. Toutefois, cette différence n'est réellement sensible que chez les femmes qui ont eu des enfans. Chez les vierges, ces lèvres sont très-rapprochées l'une de l'autre, on sent à peine la fente linéaire qui les sépare, en la cherchant avec le doigt; mais on la distingue en comparant, comme l'a judicieusement fait M. Dubois, la sensation qui résulte de son attouchement à celle qu'on éprouve en appliquant la pulpe du doigt sur le lobule du nez. Quelquefois, cependant, au lieu d'une fente aussi étroite, on rencontre un orifice circulaire; un auteur moderne est même parti de là pour avancer que telle était sa disposition naturelle ; mais c'est évidemment une erreur. M. Desormeaux pense que cette dernière forme se rencontre spécialement chez les femmes qui ne sont pas aptes à la fécondation ; mais c'est une opinion qui a besoin de nouvelles preuves. En outre, il faut se garder de confondre la forme circulaire que je viens de mentionner, avec celle qu'on remarque assez souvent, à certaine période de la grossesse, chez des personnes qui ont déjà eu des enfans ; ce qui, au reste, n'est pas toujours facile.

156. Avant d'être devenues mères, les femmes ont les lèvres du museau de tanche lisses, régulières et assez denses, quoique souples ; la totalité du col se termine par une extrémité plutôt *acuminée* que renflée. Après un ou plusieurs accouchemens, sa fente est plus large, plus inégale ; ses lèvres sont plus écartées par leur extrémité libre ; l'antérieure s'est allongée, se termine souvent en pointe, et présente des tubercules, des bosselures, qu'on remarque également sur la lèvre postérieure, et qui sont séparées par des rainures plus ou moins profondes, plus ou moins nombreuses, principalement à gauche. Il est vrai de dire, néanmoins, que cette dernière disposition ne démontre pas mathématiquement qu'il a existé plusieurs grossesses, attendu que des maladies peuvent aussi la produire. Il faut encore savoir que l'état opposé persiste chez quelques femmes après un grand nombre d'accouchemens. C'est ainsi que j'ai vu, chez une femme qui en était à sa septième grossesse, l'angle vaginal de la matrice plus régulier que chez une autre que je faisais toucher par comparaison, et qui était

enceinte pour la première fois : mais en cela, comme en toute autre chose, il faut se souvenir de la règle, sans oublier les exceptions.

B. *Surface interne.*

157. La matrice présente une surface interne qu'on appelle aussi sa cavité, et que les accoucheurs divisent en portion supérieure ou cavité du corps, et en portion inférieure ou cavité du col.

158. *Cavité du corps.* La première, de forme triangulaire, dont les parois ne sont séparées, dans l'état naturel, que par une couche plus ou moins épaisse de mucus, offre quelquefois, sur la ligne médiane, en avant et en arrière, une sorte de raphé ou crête qui en parcourt toute la longueur, et sur laquelle viennent se rendre quelques autres lignes obliques ou transversales. Les côtés de cette cavité, ainsi que son fond, sont presque droits, quelquefois légèrement convexes chez les jeunes filles, tandis qu'après l'accouchement ils restent, en général, assez fortement concaves. Ses deux angles supérieurs se continuent avec l'origine des trompes; ils sont parfois dilatés en forme d'entonnoir, et doivent être considérés, selon M. Geoffroy-Saint-Hilaire, comme le rudiment des *aduterum* qu'on remarque dans la plupart des autres mammifères; son angle inférieur porte le nom d'orifice supérieur, utérin ou interne du col, et fait communiquer les deux cavités de la matrice l'une avec l'autre.

159. *Cavité du col.* La cavité du col, de forme ovalaire, a douze ou quinze lignes de longueur, cinq à six lignes de largeur dans sa partie renflée, et d'une à deux lignes d'avant en arrière. On remarque sur ses

deux parois, et principalement sur sa paroi postérieure, des replis ou lignes qui ont été très-bien
étudiés, dans ces derniers temps, par Mme Boivin.
C'est une sorte de froncis qui ne paraît être que la
continuation de ce qui a lieu dans la matrice elle-
même, mais qui est beaucoup plus développé. La
crète médiane, la plus volumineuse de toutes, plus
saillante au milieu qu'aux deux extrémités, est comme
formée par le rapprochement de plusieurs petits feuillets secondaires, serrés les uns contre les autres. Les
lignes transversales sont toutes obliques de haut en bas
et des côtés vers la ligne précédente, sur laquelle elles
se terminent, à la manière des barbes d'une plume,
sur leur tige moyenne. Légèrement concaves en haut,
elles laissent entre elles des rainures assez profondes,
où se trouvent toujours des follicules mucipares en
assez grand nombre, et quelquefois de petites vésicules arrondies, transparentes, sortes d'hydatides, dé-
crites autrefois comme des germes, et connues depuis
longtemps sous le nom d'*œufs de Naboth*. Plus profondément, c'est-à-dire au-dessous de ce réseau,
qui constitue ce qu'on appelait *l'arbre de vie*, il en
existe un autre, disposé un peu différemment, mais
qui ne peut être examiné qu'en parlant de la structure de l'organe. A l'endroit où les deux parois du
col se réunissent, et où les lignes transversales se confondent, on voit aussi deux lignes longitudinales.

160. L'ouverture supérieure du col ayant été indiquée
plus haut sous le nom d'orifice utérin, il est inutile
d'y revenir actuellement. Quant à l'orifice inférieur,
c'est lui qui sépare les lèvres du museau de tanche;
comme il s'ouvre dans le vagin, on peut très-jus-

tement l'appeler orifice vaginal. D'après ce qui vient d'être dit, et qui doit s'entendre du col pris chez une jeune femme, avant d'avoir été fécondée, on voit comment l'angle inférieur de l'utérus doit paraître assez aigu, comment un peu plus haut le volume du col sera plus considérable, et comment cette partie sera de nouveau resserrée et comme étranglée en se réunissant au corps.

C. *Dimensions de l'Utérus.*

161. Chez les femmes qui ne sont point encore mères, l'utérus, mesuré depuis la partie la plus saillante de son fond jusqu'au sommet de la lèvre antérieure de son col, m'a présenté, terme moyen, vingt-six à vingt-huit lignes; d'une trompe à l'autre, de dix-sept à vingt lignes; d'avant en arrière, dans sa plus grande épaisseur, neuf à onze lignes; au col, dix à douze lignes en travers, cinq à six lignes d'avant en arrière, huit à dix lignes transversalement à l'endroit de son étranglement, et quatre lignes d'épaisseur dans ce même point. Chacune des parois est épaisse de quatre lignes au corps, de deux à trois lignes au col; les lèvres font, dans le vagin, une saillie de deux à trois lignes, et la fente qui les sépare offre à-peu-près la même étendue.

162. Après plusieurs grossesses l'utérus a de deux pouces et demi à trois pouces de longueur totale, vingt à vingt-quatre lignes de large à son fond, quinze ou seize lignes dans la partie la plus large de son col, douze à quatorze lignes d'épaisseur au corps, huit à dix lignes au col, et six lignes d'épaisseur pour chaque paroi :

l'orifice vaginal est de moitié plus grand que chez les vierges.

Dans le premier état, l'utérus pèse de huit à douze gros, et dans le second ordinairement deux onces. Ces dimensions, comme on voit, se rapprochent beaucoup de celles qu'a données Rœderer, et résultent d'un assez grand nombre de mesures prises sur le cadavre.

D. *Structure.*

163. Une membrane externe, une membrane interne, un tissu particulier, des vaisseaux nombreux, des nerfs et du tissu cellulaire entrent dans la composition de la matrice.

164. *a.* La *membrane externe,* de nature séreuse, appartient au péritoine ; en arrière, elle descend jusqu'au dessous du col, sur la face postérieure du vagin ; tandis qu'en avant elle se réfléchit sur la vessie, après avoir enveloppé la région antérieure du corps de l'utérus et avant d'arriver au col. Très-adhérente, et d'autant plus qu'on se rapproche davantage du bord supérieur ou de la ligne médiane, elle est assez facile à isoler, au contraire, en se portant du côté des ligamens larges. Les observateurs ne sont pas d'accord relativement à son épaisseur, sans doute parce qu'elle a souvent été confondue avec la couche qui se trouve immédiatement au-dessous, mais qui doit réellement en être distinguée. Au total, elle est mince et très-dense.

165. *Lame sous-péritonéale.* Cette sorte de doublure, qui donne à la couche péritonéale une épais-

scur empruntée, recouvre l'utérus de toutes parts,
se prolonge dans les ligamens larges, et n'est, du
reste, qu'une portion de la couche sous-péritonéale
générale, qui, dans ce point, revêt la plupart des caractères du tissu fibreux jaune ; c'est-à-dire qu'elle
est élastique, forte, serrée, et qu'elle peut se transformer en véritable tissu musculaire, ainsi que l'a
remarqué Mme. Boivin, et que je l'ai observé moi-
même plusieurs fois.

166. *b*. La *membrane interne* n'est pas admise par tous
les anatomistes. Gordon, Chaussier, M. Ribes, etc.,
la rejettent ; les dissections les plus soignées, la putréfaction, l'ébullition, les réactifs chimiques, n'ont
jamais pu en démontrer l'existence à ces observateurs, si ce n'est vers la fin de la grossesse ; mais
alors c'était, selon eux, une pellicule de nouvelle
formation, et non une membrane naturelle. Béclard professait aussi que la membrane interne de
l'utérus n'est pas une lame muqueuse complète,
qu'elle manque d'épithelium. Il est vrai que, hors
le temps de la gestation, on ne peut pas toujours démontrer l'existence de la membrane muqueuse utérine ; mais chez plusieurs femmes, mortes enceintes
ou peu de temps après la couche, je suis parvenu à en
enlever des lambeaux très-distincts. Quand même on
ne pourrait pas l'isoler mécaniquement, l'analogie
suffirait pour convaincre de sa présence : les membranes muqueuses sont exclusivement pourvues de
villosités ; elles fournissent seules du mucus, dans
l'état sain, des mucosités purulentes, dans l'état pathologique ; c'est à leur surface qu'on voit paraître
les polypes, les exhalations sanguines. Or, les glaires,

pendant le travail, les écoulemens leucorrhéiques, la fonction menstruelle, etc., prouvent que l'intérieur de l'utérus remplit les mêmes fonctions et est sujet aux mêmes maladies que les membranes muqueuses : je conclus donc que, si l'on peut, à la rigueur, refuser une tunique, on sera du moins forcé d'accorder une surface muqueuse à la matrice. Pendant plusieurs semaines, aucun organe de l'embryon n'est, à proprement parler, revêtu de membrane muqueuse ; nul d'entr'eux n'est divisible en lamelles de nature différente ; tous sont formés d'un tissu homogène ; les intestins, comme les autres organes creux, ont des surfaces, non *des membranes*, interne et externe ; ce n'est que plus tard, peu à peu, et dans le lieu même où on les observe après la naissance, que les distinctions de tissus établies par les zoologistes s'opèrent. Ainsi, l'intérieur de toutes les cavités, de tous les canaux qui communiquent, de près ou de loin, avec l'atmosphère, offre l'aspect des surfaces villeuses ; mais à ce caractère fondamental il vient s'en joindre d'autres qui varient selon l'organe, et mettent chaque portion du tissu muqueux en harmonie avec les usages des parties qu'il concourt à former. Tantôt c'est une lame mobile, épaisse et ridée, comme dans le canal alimentaire ; d'autres fois c'est un feuillet mince, lisse, et déjà moins facile à séparer des couches environnantes, comme dans les uretères, les canaux déférens, etc. Quoique folliculeux et villeux, cet élément peut adhérer d'une manière assez intime à la substance des organes, pour qu'il soit impossible de l'en séparer ; et c'est ce qui a lieu pour la matrice. La nature, fidèle à son grand principe, semble se complaire ici à varier les formes sans multiplier les moyens; elle se contente d'une ébauche sur quelques points, tandis qu'ailleurs elle arrive de suite au plus haut degré de perfection; mais, d'un autre côté, ce qu'elle laisse, pour ainsi dire, incomplet dans l'état normal, la maladie ou quelque autre état éventuel le termine parfois : c'est ainsi que la grossesse, un polype ou d'autres lésions, ont, dans plus d'un cas, rendu la membrane muqueuse de l'utérus tout-à-fait évidente.

167. *c. Tissu propre ou parenchyme.* Placé entre les deux couches précédentes, et formant à lui seul la presque totalité, la partie essentielle, fondamentale, de l'organe, le tissu propre de l'utérus a fait le sujet des recherches d'un grand nombre d'anatomistes habiles. Bonaciolus, Swammerdam, Meckel et Ruysch, Noorthwyck, Sue, Hunter, Loder, Weisse, M. Lobstein, Belloni, et tout récemment Mme Boivin, se sont efforcés d'en démontrer la texture, soit avant, pendant, ou après la grossesse ; mais, malgré tant de travaux, les esprits sont encore loin d'être d'accord sur sa nature.

168. *Nature du tissu propre de la matrice.* Il est arrivé pour le tissu de la matrice ce qui a lieu en anatomie toutes les fois que l'on prend trop à la lettre les analogies, les comparaisons que quelques auteurs ont été forcés d'établir pour mieux faire comprendre leur pensée. Quand Vésale eut dit que la matrice était un muscle, Walter, prenant pour type les muscles du squelette, et même le cœur ou les intestins, ne fut point embarrassé pour prouver que Vésale avait tort. Si, d'un côté, Malpighi, Ruysch, Noorthwyck,

Wrisberg, Meckel, Lobstein et la majorité des anatomistes modernes, se sont rangés à l'opinion de Vésale, on voit, de l'autre, Boëhmer, Blumenbach, etc., alléguer des raisons, en apparence assez plausibles, pour démontrer qu'elle n'était pas fondée, du moins dans l'état de vacuité de l'organe. De part et d'autre on a plus d'une fois rencontré juste ; mais on s'est trop souvent écarté du but en invoquant des rapprochemens forcés, pour qu'il fût possible de concilier tant d'observations diverses.

Avant de soutenir que l'utérus renfermait ou ne renfermait pas de tissu musculaire, il eût fallu déterminer les caractères de ce tissu en général, faire comprendre que la couleur rouge ne lui est pas essentielle, puisqu'elle manque dans les muscles des poissons, des reptiles, et même dans la couche musculaire des intestins de l'homme ; qu'il en est de même de l'aspect fibreux, puisqu'on le rencontre dans les tendons, les aponévroses, etc., mais que seul il jouit de la faculté contractile et contient de la fibrine.

En second lieu, il eût été indispensable de reconnaître une vérité qu'on a trop oubliée de nos jours : c'est qu'avant d'arriver à son état complet d'organisation, la fibre charnue doit nécessairement passer par divers degrés de développement moins parfait ; que, dans quelques organes, elle reste à l'état rudimentaire et ne devient reconnaissable qu'accidentellement. Ainsi la trachée-artère et les bronches, les artères même des grands animaux, de l'éléphant entre autres, présentent évidemment des fibres musculaires, tandis que les mêmes organes dans l'espèce humaine n'en offrent que rarement de bien distinctes. La vésicule du fiel, les vésicules séminales, etc., en sont dépourvues, aux yeux du plus grand nombre des anatomistes contemporains; mais qu'on examine ces réservoirs quand leurs parois, fortement hypertrophiés ont été longuement distendues, et l'on sera bientôt forcé d'y admettre une couche musculaire, comme le voulaient les anciens et comme je l'ai observé moi-même. La matrice, avant la puberté, n'est qu'un muscle rudimentaire : hors de la grossesse, son organisation s'ébauche, à la vérité, mais ce n'est qu'à la fin de la gestation qu'il n'est plus possible d'en contester la nature. Tout prouve que le tissu cellulo-fibreux, élastique et jaunâtre, qui forme la base des ligamens inter-laminaires et inter-épineux des vertèbres, forme aussi la trame d'une foule d'autres organes. Nulle part il n'est plus abondant que dans l'utérus. Or, il semble que cet élément tienne le milieu, serve en quelque sorte de passage entre les systèmes cellulaire et musculeux; les chimistes y ont trouvé de la fibrine, et j'ai vu, tantôt un de ses points, tantôt un autre, sur différens cadavres, transformé en véritable tissu contractile. J'oserais presque dire que partout où on le rencontre, il peut se développer des fibres charnues accidentellement, et que ces fibres existent naturellement dans quelques espèces zoologiques.

169. C'est donc pendant la grossesse qu'il faut étudier le tissu de la matrice pour en reconnaître l'essence : c'est alors seulement qu'il est rouge, contractile, formé de fibres tomenteuses; qu'il renferme une grande proportion de fibrine; qu'il offre, en un

mot, tous les caractères du tissu musculaire le mieux développé.

170. *Disposition des fibres.* Vésale, Malpighi et les premiers anatomistes qui les ont admises se sont contentés de dire que les fibres de l'utérus sont tellement enlacées qu'il est impossible d'en démêler la direction. Ruysch et quelques autres ont avancé que, principalement rassemblées vers le fond de l'organe, elles constituent un muscle orbiculaire, une sorte de disque qui doit avoir pour usage de décoller le placenta lors de l'accouchement. Hunter, Sue, etc., admettent qu'elles forment un certain nombre de couches diversement entrecroisées ; A. Leroy a prétendu qu'elles donnent naissance à deux plans ou muscles, l'un interne et l'autre externe ; et M. Meckel, qui, avec plusieurs autres anatomistes allemands, adopte en partie cette opinion, veut que chacune des deux couches principales puisse être subdivisée en plusieurs autres couches secondaires. Baudelocque et la plupart des accoucheurs français abandonnant tout espoir d'assigner à ces fibres une direction déterminée, se sont bornés à enseigner qu'elles sont toutes disposées en anses parallèles à l'axe de l'utérus ou en cercles placés horizontalement ; que le corps et le fond de la matrice sont principalement formés par les premières, tandis que les secondes se trouvent plus spécialement dans le col. C'est même, comme on le verra plus tard, sur cette idée qu'on s'est appuyé de nos jours pour expliquer l'effacement du col utérin pendant la grossesse, sa dilatation lors de l'accouchement, etc., et les causes déterminantes de la parturition. Enfin, Mme Boivin, à laquelle

on doit des recherches précieuses sur cette matière, a remarqué dans la matrice un bien plus grand nombre de plans charnus qu'aucun des auteurs qui l'ont précédée. Elle admet, 1°. un faisceau longitudinal qui occupe la ligne médiane en avant et en arrière, et qui s'étend depuis le fond jusqu'au col; 2°. sur chaque face de l'organe et de chaque côté de cette colonne verticale, trois plans de fibres transversales, qui vont se perdre en dehors, dans les trompes, les ligamens de l'ovaire, le ligament rond et les ligamens postérieurs; 3°. aux angles supérieurs de l'utérus et profondément, un plan circulaire dont le centre correspond à l'origine des trompes, et qui se confond et s'entrecroise en haut avec celui du côté opposé; 4°. très-près de la surface muqueuse, une dernière couche plus mince que toutes les autres.

J'ai disséqué moi-même un très-grand nombre de matrices, à toutes les époques de la vie des femmes, soit à l'état de vacuité, soit au moment de la grossesse, et j'ai pu me convaincre que toutes ces manières de voir étaient en partie fondées. L'entricaillement, noté par Malpighi et ses prédécesseurs, est incontestable, et n'exclut point l'existence du muscle dont parle Ruysch. Ce dernier auteur, bien que combattu par Heister, Haller, etc., avait cependant presque complètement raison : il suffit d'examiner l'utérus par sa face interne, à la fin de la grossesse, pour reconnaître le plan de fibres circulaires qu'il a mentionné; seulement, au lieu d'un disque orbiculaire admis par le célèbre anatomiste hollandais, il y en a deux. Les deux couches dont parle A. Leroy, Rosenberger,

M. Meckel, etc., sont de toute évidence dans la dernière moitié de la gestation ; seulement il ne faut pas s'attendre à les trouver indépendantes l'une de l'autre. Considérées d'une manière générale, toutes ces particularités s'accordent très-bien, en outre, avec l'idée de ceux qui veulent qu'il n'y ait dans la matrice que des fibres en anses ou verticales et des fibres en cercle ou horizontales.

171. *Résumé.* Au total, voici ce que j'ai observé de plus constant à ce sujet. 1°. Au-dessous du péritoine il existe une première couche mince, dense, élastique, cellulo-fibreuse et quelquefois, mais pas toujours, musculeuse, dans laquelle les fibres n'ont aucune direction fixe ; 2°. une couche plus épaisse de fibres transversales, qui, réunies en différens plans, imbriqués à la manière des muscles constricteurs du pharynx, se portent toutes en dehors et convergent vers les quatre points principaux indiqués par Mᵐᵉ Boivin ; 3°. plus profondément, se trouvent encore des fibres transversales ; mais les fibres longitudinales et obliques prédominent, surtout au col, où elles forment la base des rides qu'on remarque à la surface interne de l'organe ; 4°. enfin, en haut, on voit le prétendu *detrusor placentæ* de Ruysch, qui semble n'être qu'un épanouissement des fibres circulaires des trompes.

Toutes ces couches ont pour base le tissu cellulo-fibreux jaune, surchargé de fibrine ; le tissu charnu se développe dans cette trame primitive comme dans les intestins ; mais comme la matrice semble résulter de la réunion de deux canaux cylindroïdes, et qu'elle a besoin d'une grande force , il n'est point étonnant que ses fibres, très-multipliées, affectent des directions plus complexes et plus variées.

172. *d. Vaisseaux sanguins.* Deux ordres d'artères arrivent à l'organe gestateur : les unes, connues sous le nom d'*artères utérines,* fournies par l'artère hypogastrique, pénètrent dans sa substance par les côtés de son col; les autres, les ovariques, données par l'aorte ou les émulgentes, rampent dans l'épaisseur du ligament large , se distribuent en partie à l'ovaire et arrivent ensuite aux bords du corps même de l'utérus. En se ramifiant, celles du côté gauche s'entrecroisent avec celles du côté droit, celles d'en haut avec celles d'en bas, et toutes, fortement serrées hors de la gestation, au milieu du tissu qu'elles sillonnent, sont pliées et repliées un grand nombre de fois sur elles-mêmes. Les veines, distribuées de la même manière que les artères, se rendent dans la veine iliaque interne, d'une part, et dans les veines ovariques de l'autre. Lors de la grossesse, ces divers canaux, en partie déplissés et largement dilatés, rampent principalement entre les deux plans charnus sur lesquels A. Leroy a tant insisté.

173. *e.* Ses *vaisseaux lymphatiques,* assez nombreux, vont se jeter dans les ganglions pelviens et iliaques ; ses *nerfs* viennent du plexus sacré et du système ganglionnaire par les plexus rénaux et hypogastriques. Les premiers se distribuant presque entièrement au col, il est naturel de leur attribuer l'excès de sensibilité dont jouit cette partie , tandis que les seconds, n'étant destinés, là comme partout ailleurs, qu'à la sensibilité végétative, devaient être

répartis plus régulièrement dans toute l'étendue de l'utérus.

§. II. Trompes (*Tubæ fallopianæ*).

174. Les *trompes utérines* ou de Fallope (*tubes utérins, conduits séminifères*) sont deux petits cylindres creux, longs de quatre à cinq pouces, du volume d'un tuyau de plume, étendus des angles latéraux de l'utérus, avec lesquels ils se continuent, jusqu'auprès des fosses iliaques, où ils se terminent par une extrémité laciniée et flottante, qu'on appelle le *morceau frangé* (*morsus diaboli*) ou le *pavillon* de la trompe. Ce tube tortueux est renfermé dans le bord supérieur du ligament large; sa cavité, assez large en partant de l'utérus pour admettre un stylet de moyenne grosseur, se rétrécit d'abord par degrés et de manière que vers son milieu on peut à peine y faire passer une soie de sanglier, s'élargit ensuite, et acquiert bientôt un calibre de deux à trois lignes. Parmi les franges qui terminent son extrémité libre, il en est une, plus dure et plus longue que les autres, qui se fixe sur l'ovaire et paraît être la véritable continuation de la trompe.

175. *Structure.* La composition des tubes séminifères est en tout semblable à celle de l'utérus lui-même. Ils sont enveloppés à l'extérieur par le péritoine qui leur adhère intimement, et une membrane muqueuse, plissée dans la direction de leur longueur, les tapisse en dedans. Une couche assez mince de tissu charnu se trouve entre ces deux lames; ses fibres sont de deux espèces, comme dans les intestins grêles : les unes, longitudinales, ne sont que

le prolongement du plan transversal, des faces et du fond de la matrice ; les autres, en cercle, coupent perpendiculairement les premières, et semblent être une dépendance du disque orbiculaire de Ruysch. Quant à la tunique interne, on en a nié l'existence ; mais aux preuves relatées plus haut (166), je puis ajouter que, sur les organes sexuels d'une femme de moyen âge, j'ai vu, avec M. Baudelocque neveu, la membrane muqueuse des trompes aussi mobile et aussi facile à séparer que dans l'œsophage ; ses replis valvulaires, invoqués par les auteurs qui soutiennent que l'ovule peut facilement arriver dans la matrice, mais qu'il lui est impossible de rétrograder vers l'ovaire, et surtout que la matière séminale de l'homme ne doit pas traverser la trompe, n'ont jamais été que le produit de l'imagination de ceux qui en avaient besoin pour défendre des idées préconçues. La trompe reçoit tous ses vaisseaux des branches ovariques ; ses nerfs appartiennent au grand sympathique, et, comme l'utérus, elle a pour trame élémentaire du tissu cellulaire élastique et fibreux.

§. III. Ovaires (*Ovaria*).

176. Les *ovaires*, long-temps connus sous le nom de *testes muliebres*, et qu'on peut appeler *glandes séminales* de la femme, sont situés dans le haut du ligament large, en arrière et un peu au-dessous de la trompe, près des angles supérieurs de l'utérus, auxquels ils sont attachés par le *ligament de l'ovaire*. Oblongs, légèrement aplatis d'avant en arrière, ayant le volume et presque la forme d'une amande ou d'une grosse fève de marais, les ovaires ont un bord supé-

rieur convexe et libre, tandis que leur bord inférieur est droit, reçoit des vaisseaux et va se continuer avec la frange ovarique de la trompe. Leur surface, lisse ou à peine bosselée chez les femmes qui n'ont point encore été fécondées, présente, au contraire, des inégalités, des fissures et des reliefs plus ou moins nombreux chez celles qui ont eu des enfans. Aussi éloignés, par leur aspect et leur nature, des glandes salivaires, auxquelles Péan les a comparés, que des glandes séminales de l'homme, les ovaires ont une structure qui leur est propre, comme tous les organes spéciaux. Une sorte de parenchyme d'un gris rougeâtre, formé de lamelles et de filamens diversement entrecroisés, constitue leur tissu principal. On admet depuis R. de Graaf, et il existe réellement, en effet, dans ce parenchyme, de petites vésicules transparentes, au nombre de douze à vingt, et qui portent le nom d'ovules ou de germes. On y rencontre aussi quelquefois des vésicules accidentelles, de véritables hydatides, qu'on recommande de ne pas confondre avec les premières, mais qui pourraient bien n'en être qu'une dégénérescence. Selon de Graaf : « Des nerfs, des vaisseaux préparans entrent dans ces vésicules, dans les tuniques desquelles plusieurs de leurs rameaux, après diverses divarications, s'épanouissent tout ainsi que nous voyons qu'il arrive au jaune de l'œuf des oiseaux encore attaché à sa grappe. » Une membrane forte, épaisse et très-solide, sert de coque ou d'enveloppe à ce tissu, et cette membrane fibreuse n'est, d'après mes propres dissections, qu'une dépendance du ligament de l'ovaire ; c'est-à-dire que le ligament de l'ovaire, long d'un à deux pouces, épais d'une à deux lignes, est formé par un faisceau du plan transversal de la face postérieure de la matrice, et qu'arrivé à la pointe de la glande séminale, ses fibres s'écartent pour envelopper le parenchyme dont il a été question. La tunique propre de l'ovaire est, comme on le voit, tout-à-fait distincte de la couche péritonéale, dont il est cependant presque impossible de l'isoler. En l'appelant *dartos*, les anciens ne songeaient probablement pas que, comme le *dartos* de l'homme, elle se rapproche beaucoup, par sa nature, du tissu contractile ou musculaire.

177. Jusqu'à Fallope on a professé généralement que le germe était porté de l'ovaire dans l'organe gestateur, par différens canaux, dont la trompe ne faisait pas partie; le ligament de l'ovaire formait le principal, représentait le canal déférent. Warthon, Mauriceau, en admettaient un ou deux autres, qui, du bord de l'ovaire, venaient s'ouvrir dans le vagin; mais il est depuis long-temps démontré que le cordon ligamenteux de l'ovaire est plein, et ne renferme aucun canal; toutefois, l'autre conduit, également oublié depuis plus d'un siècle, vient d'être rappelé à l'attention des naturalistes, par M. Gartner, de Copenhague, qui le regarde comme un organe constant dans les grands animaux quadrupèdes. Chez la femme je l'ai cherché inutilement, et n'ai rien observé qui puisse en donner l'idée. L'ovaire est l'organe essentiel de la génération, l'organe formateur des germes.

§. IV. Ligamens de l'Utérus.

178. En s'appliquant sur les organes génitaux internes, le péritoine donne naissance à divers replis ligamenteux, qu'il convient de décrire actuellement.

Les principaux sont les *ligamens larges*, qui forment une cloison transversale, et divisent toute la hauteur du bassin en deux cavités, l'une antérieure, où se trouve la vessie, l'autre postérieure, plus profonde, où se voit le rectum; le double feuillet péritonéal qui les constitue s'écarte en arrivant au bord de la matrice, pour s'épanouir sur la périphérie de cet organe; en dehors et en bas ils se déploient également pour se continuer avec le péritoine qui tapisse l'excavation pelvienne; leur bord supérieur, libre, étendu des angles de l'utérus aux fosses iliaques, est comme subdivisé en deux ou trois replis secondaires, qu'on appelle *ailerons* : l'un de ces ailerons, le postérieur, renferme l'ovaire et son ligament; un autre, le moyen, selon M. Dubois et les auteurs qui en admettent trois; l'antérieur, au contraire, d'après Baudelocque, M. Desormeaux, et tous les accoucheurs qui n'en reconnaissent que deux, contient la trompe et est le plus élevé; le troisième, que mentionnent les uns, que rejettent les autres, et qui, dans le fait, est à peine distinct dans l'état naturel, se trouve au devant et au dessous des deux précédens, et enveloppe le cordon sus-pubien. Les deux lames séreuses du ligament large ne se touchent pas immédiatement; une couche, plus ou moins épaisse, de tissu cellulaire les sépare, et cette couche, qui se confond en bas et en dehors avec le tissu cellulaire sous-péritonéal, ou le *fascia propria* du bassin et des fosses iliaques, est même quelquefois sillonnée par des fibres charnues; de façon qu'on retrouve dans les ligamens larges presque les mêmes élémens que dans l'utérus.

179. Les *ligamens ronds*, ou cordons sus-pubiens, faisceaux fibreux qui prennent leur racine en devant et un peu au-dessous de la trompe, pour suivre le demi contour antérieur du détroit supérieur, et venir se terminer dans l'aine et le mont de Vénus, après avoir traversé l'anneau inguinal, sont les seuls qui, avec les ligamens larges, aient été jugés dignes de quelque attention. Formés par des fibres rougeâtres et ondulées, qui naissent du plan transversal antérieur et moyen de la matrice, les ligamens ronds sont évidemment de nature musculeuse. Celui du côté droit est généralement un peu plus fort que celui du côté gauche. Dionis a dit qu'ils avaient pour usage d'abaisser le museau de tanche, en se contractant pendant l'union sexuelle, et de le rapprocher ainsi des organes génitaux de l'homme; mais leur racine étant moins élevée que leur extrémité inguinale, il est clair que, s'ils se contractaient alors, ils produiraient bien plutôt un effet contraire. Sans eux l'utérus serait, à chaque instant, renversé en arrière par la vessie, que l'urine distend plusieurs fois dans les vingt-quatre heures : ils le soutiennent aussi jusque vers le milieu de la grossesse; mais on ne sait rien de plus sur les usages qu'on leur a dévolus, et je n'ai pas besoin de m'attacher à combattre les anciens, Spigel encore, qui voulaient que la semence les parcourût pour se rendre au clitoris. Tiraillés par l'ascension de la matrice, ils peuvent, quand la femme est debout, et sur-

tout quand elle se tient à genoux, produire des douleurs assez vives dans les aines et dans les cuisses.

180. Douglas, A. Petit, Sue, etc., ont noté quatre autres ligamens, deux *antérieurs* (utéro - vésicaux , Mme. Boivin), et deux *postérieurs* (utéro-sacrés, *id.*); les deux premiers, très-peu prononcés chez la plupart des femmes, se portant des côtés du col utérin, aux parties latérales du bas-fond de la vessie, en outre du péritoine, sont parfois formés de quelques fibres charnues qui semblent s'être détachées du plan transversal antéro-inférieur du col de la matrice. Les seconds, beaucoup plus forts et plus constans, naissent un peu plus bas de la face postérieure du col, se dirigent en arrière, forment chacun une demi-lune dont la concavité regarde la ligne médiane, et vont gagner les côtés du rectum, où ils se perdent dans le tissu cellulaire et le péritoine, qui tapissent le devant du sacrum; d'après des faits nombreux, je pense qu'ils sont de la même nature que les ligamens ronds, et que leurs fibres charnues sont fournies par le plan transversal, postéro-inférieur de l'utérus. En conséquence, on conçoit qu'ils puissent s'opposer à la rétroversion de la matrice, et, dans ce sens, être congénères des ligamens ronds; que leur usage est d'empêcher le museau de tanche de se porter en avant, et que leur connaissance est loin d'être inutile à l'accoucheur.

§. V. Du Vagin.

181. Le *vagin,* ou le canal vulvo-utérin, organe éducateur et d'accouplement, est un conduit cylindroïde, long de quatre à cinq pouces, sur un pouce de largeur environ, qui s'étend de la vulve, où il se continue

avec les grandes lèvres et l'hymen, jusqu'au col de l'utérus, dont il embrasse la circonférence. Sa direction est à-peu-près parallèle à celle de la paroi postérieure de l'excavation, c'est-à-dire qu'il est concave en avant, convexe en arrière, eu rapport avec l'axe du détroit périnéal, et qu'il forme un angle d'environ soixante-quinze degrés avec le grand diamètre de la matrice. Il résulte de cette disposition, que sa paroi postérieure est beaucoup plus longue que l'antérieure et que ses deux extrémités, inclinées l'une vers l'autre en avant, représentent assez exactement les plans des deux détroits du bassin.

182. *Rapports.* La région postérieure de sa *surface externe*, appuyée, dans les trois cinquièmes moyens de son étendue, sur le devant du rectum, concourt à former la cloison recto-vaginale ; en se rapprochant de la vulve, son cinquième inférieur s'éloigne de l'intestin de toute l'épaisseur du périnée ; son cinquième supérieur, libre dans le bassin, est tapissé par le péritoine. Sa région antérieure est unie, au moyen d'un tissu cellulaire dense et serré, d'abord au bas-fond de la vessie, pour donner lieu à la cloison vésico-vaginale, ensuite à l'urèthre, d'où résulte la cloison uréthro-vaginale ; sur les côtés, le vagin est entouré de vaisseaux, de nerfs, et d'un tissu cellulaire très-abondant.

183. A l'*intérieur*, il offre des rides ou replis analogues à ceux qu'on rencontre dans la cavité du col utérin ; la colonne médiane de ses parois, quelquefois divisée en deux, trois ou quatre petites colonnes parallèles, augmente d'épaisseur à mesure qu'on se rapproche de la vulve ; il en est de même des rides trans-

versales ; de manière que, lisse ou presque lisse en haut, le vagin est le plus souvent rugueux et plissé en bas, comme le palais de la bouche des animaux ruminans. J'ai déjà dit (144) qu'en arrivant au-dessous du méat urinaire, et au-devant de la fourchette, ces deux colonnes médianes constituaient les caroncules myrtiformes, antérieure et postérieure. Plus prononcées chez les jeunes personnes qui n'ont usé que rarement du coït, et les femmes brunes ou qui ont la fibre sèche, que chez celles qui se trouvent dans des conditions opposées, toutes ces rides s'effacent pendant l'accouchement, mais, en général, pour reparaître peu de temps après.

184. La *cavité* vaginale se termine supérieurement par une rainure ou cul-de-sac circulaire, beaucoup plus profond en arrière qu'en avant. Souples, minces, et placées entre des organes susceptibles de se dilater et de se resserrer alternativement, les parois du vagin sont presqu'en contact immédiat dans l'état habituel ; mais comme elles jouissent d'une grande extensibilité, il arrive que la capacité du canal vulvo-utérin varie considérablement. Quelquefois il est plus large dans sa partie moyenne que partout ailleurs, et cela parce que la matrice est trop abaissée ; d'autres fois, c'est dans sa portion supérieure seulement, surtout chez les femmes qui ont eu des enfans, qu'on le trouve comme dilaté ; ce qui tient à ce que le col de l'utérus est resté plus gros qu'avant le mariage. Enfin, ce n'est guères que chez celles qui se sont à peine livrées aux plaisirs vénériens qu'il offre des dimensions égales dans toute sa longueur.

185. *Structure.* Deux couches entrent dans sa

composition : l'une , *externe*, vrai prolongement des lames externes de la matrice , a pour base le tissu cellulo-fibreux jaune, et renferme des fibres charnues très-pâles , peu nombreuses et entrecroisées, qu'il ne faut pas confondre avec les anneaux musculaires elliptiques de son orifice vulvaire et qui appartiennent au muscle constricteur du vagin. Celles-ci, en effet , agissent sous l'empire de la volonté ; celles-là , au contraire , ne sont mises en action que par les jouissances de l'amour. Des artères , et surtout des veines très-nombreuses sillonnent ce tissu , et en forment, principalement en bas, une véritable couche spongieuse ou érectile , qui se gonfle sous l'influence des frottemens du coït, et peut se contracter alors au point de diminuer sensiblement la largeur du vagin.

186. L'autre , *interne*, se continue avec la membrane muqueuse de la vulve, et se confond, sur les lèvres du col, avec celle qui tapisse l'intérieur de la matrice ; dans sa moitié la plus rapprochée du *pudendum*, elle offre tous les caractères des lames muqueuses les plus parfaites ; on y remarque un épithélium , des follicules, des villosités, etc. Près du col , on ne peut plus la séparer des tissus qui l'entourent , et rien n'y démontre l'existence des follicules et des villosités (1). Elle tapisse tous les replis du vagin, mais ne les constitue pas, quoi qu'en aient dit une foule d'auteurs ; les follicules muqueux siégent particulièrement au fond de ses plicatures, où se cachent assez souvent aussi les chancres syphilitiques.

(1) *Foy.* à ce sujet une thèse fort intéressante de M. L'Hélut, 1827.

187. Deux glandules, notées de tout temps par les anatomistes, sous le nom de *glandes vaginales,* ou de *prostates* de Bartholin, et que l'on a eu tort de ranger parmi les follicules simples, se voient sous les caroncules myrtiformes latérales, entre la membrane muqueuse et la tunique musculeuse : leurs usages sont peu connus ; toutefois M. Gartner veut qu'elles servent de point d'origine ou de terminaison au canal qu'il a découvert.

§. VI. Des Organes sexuels en général.

188. Les organes génitaux, pris en masse et sous un point de vue philosophique, peuvent être considérés comme une dépendance des lames tégumentaires ; c'est-à-dire que la membrane muqueuse en forme la partie la plus essentielle et la plus constante. Dans les animaux inférieurs, comme chez ceux dont le système sexuel est le plus compliqué, les germes sont toujours créés au fond d'une cavité muqueuse, soit que cette cavité se réduise à une simple excavation, soit qu'elle constitue un canal droit ou tortueux, etc. Seulement, la cavité génératrice est tantôt doublée d'une couche homogène, également épaisse dans toute sa longueur, comme dans les vers et les espèces qui n'ont pas d'utérus ; tantôt, au contraire, cette doublure est d'abord très-mince dans une partie de son trajet, puis elle présente ensuite tout-à-coup une épaisseur considérable dans un autre point, pour s'amincir de nouveau dans un troisième, ainsi qu'on le voit chez la femme.

189. Bien que, dans l'espèce humaine, l'appareil générateur ne forme, comme dans les brutes, qu'un

long canal étendu de l'ovaire à la vulve, il n'en présente pas moins un appareil sécréteur des plus complets. Les ovaires constituent la partie glanduleuse, la matrice est le réservoir, et le vagin le canal excréteur; en sorte que, relativement à leurs fonctions particulières, on peut les diviser en organes formateurs, producteurs du germe et de transmission, les *ovaires* et les *trompes;* en organe gestateur, la *matrice ;* et en organes éducateurs, d'accouplement ou de copulation, le *vagin* et la *vulve.*

§. VII. Différence des Organes génitaux internes dans les animaux.

190. Un long canal, extrêmement grêle, double, pelotonné sur lui-même dans le corps de l'animal, et se terminant par une sorte de vagin, remplit toutes les fonctions génératrices, chez la femelle des vers lombricoïdes. Les poissons ont des ovaires énormes, qui contiennent jusqu'à deux cent mille ovules, se continuent sans interruption avec l'oviductus ou la trompe, et vont s'ouvrir directement à l'extérieur. Les ovaires des reptiles simulent des grappes, tantôt plus et tantôt moins allongées; dans les oiseaux, ils offrent des cellules nombreuses, où sont logés les œufs; l'oviductus, déjà ouvert et dilaté en pavillon à son extrémité supérieure, se termine en bas dans un cloaque qui remplace le vagin. Les mammifères seuls ont une matrice, encore est-elle, à l'exception de celle des singes, fort éloignée de l'utérus humain; mais leurs trompes et leurs ovaires ne diffèrent que par des nuances assez légères des trompes et des ovaires de la femme. Presque tous les rongeurs, les ruminans, les solipèdes, les amphibies, etc., ont une matrice

divisée en trois cavités, une moyenne qui représente le col, et deux latérales connues sous le nom de cornes, qu'il ne faut pas confondre avec les trompes. Ces cornes, ou *ad uterum*, sont en général fort allongées et dépassent souvent deux, trois ou quatre fois la longueur du col, qui existe à peine dans le cochon d'Inde, le lièvre, etc. Alors on peut dire qu'il y a réellement deux matrices, deux trompes et deux ovaires pour un seul vagin.

191. Quelquefois séparé de la vulve par un rétrécissement bien prononcé, se continuant dans d'autres cas, pour ainsi dire, sans aucune ligne de démarcation avec les parties génitales externes, tantôt deux ou trois fois plus long que le canal vulvaire, comme dans le chien, tantôt plus court, au contraire, comme dans l'ours, le vagin des mammifères offre encore de nombreuses différences relativement à ses dimensions, à l'arrangement de ses replis et à son union avec l'utérus.

Mais le système génital le plus remarquable est celui des didelphes, ou marsupiaux : en outre des trompes, leur utérus est composé de deux cornes qui viennent s'ouvrir, par chacune une ouverture garnie d'un bourrelet valvulaire, dans une troisième cavité largement dilatée en forme de cul-de-sac. Ce cul-de-sac s'adosse au vagin, le sépare des cornes, mais ne s'ouvre pas dans sa cavité ; il en part un canal étroit qui descend en se portant en arrière, pour remonter ensuite, en formant un demi-cercle, jusqu'à l'origine du vagin où il s'ouvre. De plus, ils ont, à la partie postérieure du ventre, une poche fort compliquée qui renferme les mamelles, et dans laquelle leurs petits

ont déposés de bonne heure, comme pour une seconde gestation.

192. La dissection attentive de presque tous les
grands animaux confirme ce que j'ai avancé touchant
la nature du tissu propre des organes sexuels de la
femme (168) : les fibres musculaires sont on ne peut
plus évidentes dans les cornes utérines de la vache, de
la jument, etc., où elles affectent la même disposition
que dans les intestins grêles; il en est de même dans
le col, où elles sont principalement dirigées en travers, et dans les ligamens larges, où elles constituent
plusieurs faisceaux distincts.

§. VIII. Différence selon les âges.

193. Dans les premiers temps de la vie intra-utérine, les ovaires, très-gros et surtout très-allongés,
forment une sorte de sac jaunâtre, qui se continue
sans interruption avec les trompes, comme dans les
poissons. Très-petit proportionnellement, très-étroit
et comme perdu dans la partie moyenne des ligamens
larges, l'utérus est d'autant plus épais qu'on l'observe
plus près du vagin, en haut duquel il se termine par
un col mou, très-saillant et d'un volume considérable; à neuf mois, le vagin est très-long et assez large
pour permettre l'introduction du doigt; la membrane
muqueuse y est très-évidente, ainsi que dans le col;
mais le corps de l'utérus est tellement serré, qu'il
serait difficile d'en isoler les divers tissus. Depuis le
moment de la naissance jusqu'à la puberté, les organes génitaux de la jeune fille n'éprouvent aucun
changement notable; rien ne décèle en eux le grand
rôle qu'ils sont appelés à remplir un jour dans l'orga-

nisme, et leur évolution suit tout simplement la marche de l'évolution générale. C'est de douze à dix-huit ans, qu'ils se réveillent de leur long engourdissement. La matrice acquiert rapidement le double des dimensions qu'elle avait offertes jusque-là, soit en largeur, soit en épaisseur; la base du coin qu'elle figure, au lieu de rester en bas se porte bientôt en haut, et dèslors la femme commence une ère nouvelle. Quoique moins marqués, les changemens que subissent les ovaires et les trompes n'en sont pas moins incontestables.

Tant que la femme n'a point eu d'enfans, les organes génitaux restent dans cet état; après une ou plusieurs couches, les ovaires se couvrent de bosselures, de rides ou de cicatrices, et leur volume augmente encore un peu; les trompes, à-peu-près étrangères à la grande révolution de l'organisme, ne diffèrent guère de ce qu'elles étaient avant la première grossesse ni de ce qu'elles seront après l'âge mûr, que par les maladies dont elles sont assez souvent le siége; la forme et les proportions de l'utérus se maintiennent : seulement, il conserve un peu plus de volume. Le vagin diminue de longueur et s'élargit en même temps que la force des ligamens ronds augmente plus ou moins. Dans la vieillesse, les ovaires s'atrophient, s'allongent et deviennent très-irréguliers; l'utérus tend à reprendre son volume primitif; la cavité de son corps se rétrécit au point que l'étranglement qui l'unit au col finit quelquefois par se fermer tout-à-fait, ainsi que l'a très-judicieusement fait remarquer M. Mayer.

§. IX. Anomalies.

194. Aussi nombreuses que variées, les anomalies de l'appareil sexuel semblent toutes dépendre d'un défaut, d'un arrêt ou d'une aberration de développement, d'une maladie antérieure ou postérieure à la naissance.

195. Aucun fait authentique ne prouve qu'on ait jamais observé l'absence complète et simultanée de tous les organes génitaux internes chez la femme ; mais Chaussier, Mme Boivin, M. Dugès et Cassan ont fait mention d'une personne qui n'avait qu'un ovaire, qu'une trompe, et, pour ainsi dire, qu'une moitié d'utérus. L'absence des ovaires a plus d'une fois été constatée, quoique les autres parties génitales fussent dans l'état normal : un seul manquait sur le sujet dont parle M. Jadelot. M. Renauldin les a vus réduits au plus petit volume possible chez une femme âgée d'une quarantaine d'années ; les vésicules de De Graaf peuvent ne pas s'y développer, et cette anomalie entraîne nécessairement la stérilité.

196. Les trompes manquent très-rarement, ne se dévient pas souvent non plus de leur direction habituelle ; mais elles se ferment quelquefois accidentellement, tantôt du côté de l'ovaire, tantôt dans un point plus ou moins rapproché de la matrice.

197. M. Renauldin cite un cas très-remarquable d'absence de l'utérus : le col seul existait à l'état rudimentaire. Ce fait vient à l'appui de ceux qu'ont déjà rapportés Bousquet, Theden, Engel, Lieutaud, M. Caillot, et de celui qu'a publié tout récemment

M. Breschet. Quelquefois la matrice est très-allon-gée, comme chez les singes; plus souvent elle est divisée en deux portions égales ou inégales. en tota-lité ou en partie, à l'intérieur ou bien à l'extérieur seulement, et quelquefois en dedans et en dehors tout-à-la-fois. Tantôt c'est une sorte de sac accidentel, surajouté à l'organe naturel, dans lequel il s'ouvre, comme dans le cas rapporté par Dionis, ou bien avec lequel il ne communique pas, comme on le remar-que dans l'observation de Canestrini. Le plus fréquem-ment la division a lieu sur la ligne médiane, soit à l'extérieur et sur le fond, comme on en trouve un exemple dans les Commentaires de Leipsick, et un autre rapporté par Eisenmann, soit sur la face pos-térieure, ainsi que l'a vu Morgagni, soit sur le fond et les deux faces simultanément, et alors la matrice, véritablement bicorne, se rapproche plus ou moins de celle des quadrupèdes. Tantôt la division ne com-prend que la partie supérieure de l'organe, qui est, d'autres fois, séparé en deux portions jusqu'en bas; tantôt les deux cornes se réunissent à angle aigu, et s'adossent par leurs faces correspondantes; d'autres fois elles affectent une position transversale et ne se réunissent que dans le haut du vagin, pour former le col. A l'intérieur, la cloison est loin aussi de se présenter au même degré. Parfois, ce n'est qu'un simple éperon qui divise le fond de la cavité utérine en deux sinus, ainsi qu'on le voit dans l'observation d'Eisenmann. Sur la pièce déposée au Musée de la Faculté par M. Dupuytren, elle n'est représentée que par une double crête médiane, due à l'hypertrophie de la colonne verticale naturelle des cavités du corps et du col. Cette cloison peut s'arrêter à la partie supérieure du col utérin, ou descendre jusque dans le vagin, être entière et diviser la matrice en deux cavités parfaitement distinctes, ou bien être percée dans un point quelconque de sa longueur, et faire que l'une des moitiés de l'utérus communique librement avec l'autre. Le col lui-même peut être unique, comme dans les faits relatés par Bauhin, Sylvius, Riolan, Celti, Purcell, Marquet, Ferlan, Tiedemann, Mme Boivin; ou double, comme l'ont vu Grosel, Mlle De la Marche, Cruger, Bartholin, Haller, Littre, de Tressan, Eisenmann, Callisen, Bœhmer, Tiedemann, MM. Lallemant, Dupuytren, Duméril, Dubois, West, Cassan, Récamier, Garnier et Ollivier d'Angers, et comme je l'ai vu moi-même sur une matrice dont M. A. Bérard a récemment publié l'histoire.

198. Dans tous ces cas les orifices utérins s'ouvraient dans le vagin simple ou double à son tour; mais l'un d'eux, sur un sujet disséqué par Saviard et Duverney, allait se rendre dans le rectum, tandis que l'autre conservait sa position normale. On trouve un fait analogue dans les œuvres de Valisnieri. Au surplus, que le museau de tanche soit simple ou compliqué, qu'il termine un utérus bicorne ou une matrice naturellement conformée, il n'est pas extrêmement rare de le voir s'ouvrir dans le rectum, la vessie ou l'urèthre, et même à l'hypogastre au-dessus des pubis.

199. Est-il besoin de faire remarquer maintenant que la question, si souvent débattue, des matrices doubles, se réduit à une pure logomachie? Si l'on

entend par utérus double l'existence simultanée de deux matrices ayant chacune deux trompes et deux ovaires, il est clair qu'on n'en a jamais rencontré; s'il suffit, au contraire, pour constituer cet état, d'une division plus ou moins complète de l'utérus naturel en deux parties égales ou inégales, ayant chacune leur trompe, leur ovaire, leur cavité et leur col séparés, on en possède trop d'exemples, c'est une anomalie trop souvent observée, et qu'il est trop facile de comprendre, d'après les lois organiques des animaux, pour qu'on puisse conserver aujourd'hui l'ombre du doute à cet égard.

200. L'organe gestateur est encore sujet à d'autres irrégularités. M. Baudelocque a découvert et fait dessiner un canal anormal, qui s'étendait de la trompe droite à la cavité du col en parcourant l'épaisseur des parois de l'utérus; Mme Boivin fait mention aussi d'une sorte de canal irrégulier qui semblait faire communiquer l'ovaire avec la partie supérieure du vagin; et, peut-être, n'y a-t-il pas loin de cette anomalie au canal mentionné par M. Gartner. Plusieurs auteurs ont parlé de matrices oblitérées en tout ou en partie, soit par un vice primitif de développement, soit accidentellement; le col utérin peut offrir une longueur et un volume considérables, ainsi que Bichat, MM. Lallement, Segard, Gardien, etc., en citent des exemples remarquables, et sa position être dérangée par des adhérences contre nature, qui fixent l'une de ses faces ou l'un de ses côtés trop près de la marge du bassin, soit en avant, soit en arrière. Les ovaires peuvent sortir du bassin à travers les ouvertures de l'aine, descendre dans le sommet

des grandes lèvres, ou passer du côté opposé à celui qu'ils doivent occuper, et produire avec les trompes un entricaillement difficile à démêler, comme je l'ai vu une fois.

201. Les conformations vicieuses du vagin ne sont pas moins fréquentes que celles de l'utérus. Son absence totale est assez commune. MM. Boyer, Caillot, Willaume et une infinité d'autres l'ont vu se terminer en cul-de-sac au-dessus de la vulve, et ne point s'ouvrir à l'extérieur; dans quelques cas, son ouverture vulvaire existe, mais il est oblitéré vers sa partie supérieure et ne va pas jusqu'à l'utérus. Tous les Élèves de l'école de Paris ont pu voir une femme ainsi conformée, il y a quelques mois, dans les salles de l'Hôtel-Dieu. J'ai observé une disposition semblable chez une femme d'une trentaine d'années, qui était accouchée cinq ans auparavant, et qui n'avait point eu ses règles depuis. Dans l'observation de Sue, le rectum s'ouvrait dans le vagin, et le vagin dans la vessie : néanmoins, le canal vulvo-utérin peut s'ouvrir dans la poche urinaire, sans que l'intestin soit dévié, ainsi qu'il résulte des faits rapportés par Maret, Palfin et Cassan; plus souvent, c'est dans l'organe de la défécation, à une hauteur variable, que le vagin vient se terminer. La cloison qui le divise assez souvent est formée tantôt par une simple bride, connée ou accidentelle, placée en travers ou parallèlement à son axe, près de la vulve ou du col, ou vers le milieu du canal; tantôt par un repli valvulaire plus ou moins solide et tantôt par un véritable diaphragme. J'ai observé toutes ces nuances sur le vivant et sur le cadavre. Cette cloison peut don-

ner au vagin l'aspect de deux canaux cylindroïdes adossés, ayant chacun un hymen, comme Callisen l'a vu deux fois et Eisenmann une fois, ou un seul orifice externe, comme l'ont noté Bartholin, Haller; quelquefois elle n'existe qu'en haut et en bas, et laisse communiquer les deux vagins vers le milieu de leur longueur ou plus près du col; plus souvent, ainsi que l'ont observé Majocchi, Bochmer, Cassan, etc., elle n'arrive pas jusqu'à la vulve et n'est d'ailleurs, en général, que la continuation d'une disposition analogue de la matrice.

202. Si de telles observations n'étaient propres qu'à satisfaire une vaine curiosité, je m'y serais moins arrêté; mais plusieurs d'entre elles se lient d'une manière intime à la pratique de la tokologie; d'autres donnent l'explication d'un certain nombre de phénomènes, dont il serait, autrement, difficile de se rendre raison : la stérilité, plusieurs grossesses extra-utérines, la superfétation, la rétention des règles, la fécondation par l'urèthre, la fécondation et l'accouchement par l'anus, le défaut de menstruation, par exemple. Quand l'utérus est double, si la femme devient enceinte d'un seul côté, et qu'il y ait en même temps deux orifices bien isolés dans le vagin, deux personnes différentes, quoique également instruites, peuvent établir un diagnostic tout opposé, même au moment de l'accouchement. Deux médecins distingués, dit Tiedemann, se rencontrèrent chez une femme qui se croyait sur le point d'accoucher : l'ayant touchée, l'un soutint que le col était dans l'état naturel; l'autre le trouva dilaté, et annonça que la tête était engagée. Un nouvel examen leur apprit que le

col était double. M. West a fait part à l'Académie de Médecine d'un fait à-peu-près semblable, recueilli à la Maternité de Paris : au commencement du travail, une des élèves crut non seulement que la dilatation n'était pas commencée, mais encore que le col n'était pas tout-à-fait effacé ; l'autre le trouva dilaté de près d'un pouce ; la femme est morte en couche, et l'ouverture du cadavre a fait voir la cause d'une pareille dissidence : l'utérus, double, se terminait dans le vagin par deux museaux de tanche.

203. S'il suffisait d'imaginer des lois pour forcer la nature à les suivre, je dirais avec Tiedemann et Meckel, que la plupart des conformations anormales de l'appareil générateur ne sont autre chose que la persistance d'un état primitif, mais naturel, d'organisation ; que l'utérus bicorne, par exemple, tient à ce que les deux moitiés cylindriques qui en constituent, dit-on, les premiers rudimens, se sont soustraites à la loi de conjugaison établie par M. Serres ; mais malheureusement, ici comme ailleurs, les causes, les motifs nous échappent le plus souvent, et ces brillantes conceptions n'ont qu'un tort, c'est de n'être pas d'accord avec l'observation. Je puis affirmer, d'après des recherches nombreuses, que, dès leur apparition, la matrice et le vagin offrent au fond la même forme et les mêmes caractères généraux qu'après leur entier développement.

§. X. Hermaphrodisme.

204. On appelle *hermaphrodite* un être qui réunit les deux sexes ; ce nom, d'après la fable, tire son origine d'Hermaphrodite, fils de Mercure (Ερμης) et

de Vénus (Αφροδιτης) , qui fut condamné par les dieux à réunir son corps à celui de Salmacis, pour avoir méprisé les charmes de cette nymphe. Souvent débattue au sein des tribunaux dans les siècles passés, et parmi les physiologistes de tous les temps, la question de l'hermaphrodisme ou de l'androgynie, presque entièrement abandonnée vers la fin du dernier siècle, semble être sur le point de renaître et de partager de nouveau l'opinion des savans. Dans les plantes monoïques, les zoophites, divers molusques, tels que l'huître et le limaçon, les deux germes sont portés par le même individu ; on trouve déjà les sexes séparés, au contraire, dans les végétaux de la Diœcie, et, pour le règne animal, dans les vers, les insectes, à plus forte raison dans les poissons, les reptiles, les oiseaux et les mammifères. En sorte que l'hermaphrodisme, dans l'espèce humaine, est, au moins en apparence, contraire aux lois qui président à la grande distribution des êtres vivans. Toutefois, partant du principe que dans l'embryon le sexe n'est d'abord ni mâle ni femelle, M. Tiedeman admet la possibilité de l'androgynie, et son opinion est professée en Allemagne par M. Meckel et beaucoup d'autres physiologistes. Il est vrai qu'on a souvent observé un assemblage bizarre d'organes qui paraissaient appartenir à différens sexes, sur le même sujet ; mais tous les faits de ce genre, débarrassés du merveilleux que leur ont prêté l'ignorance ou l'amour du merveilleux, peuvent se rattacher aisément à quelques monstruosités de l'un ou de l'autre sexe. Jamais on n'a vu le même individu porter à-la-fois les organes génitaux de l'homme et de la femme. Tantôt c'est un clitoris énorme qui a fait croire que tel être était homme et femme tout ensemble, et, à l'instar de quelques gastéropodes, capable de féconder et d'être fécondé tour-à-tour. Tantôt c'est un pénis peu développé, un hypospadias, une fente plus ou moins profonde du scrotum, qui en ont imposé pour une vulve et un clitoris, ainsi que M. Rullier en a récemment présenté un exemple à l'Académie, et que tous les médecins de Paris ont pu en observer un autre sur un homme qui s'est long-temps fait voir publiquement dans la capitale. D'autres fois c'est une descente, un prolongement du col de l'utérus, que des observateurs peu instruits ont pris pour le pénis, comme le firent les juges de Toulouse dans la fameuse affaire de Marguerite Malaure.

Dans certains cas, néanmoins, on peut être d'abord assez embarrassé pour établir son jugement : une personne qui offrait tous les caractères extérieurs d'une jolie femme se présente chez M. Marjolin, le prie de l'examiner et de lui dire à quel sexe elle appartient. Dans les grandes lèvres d'une vulve assez bien conformée, ce professeur sentit deux tumeurs oblongues et du volume des glandes séminales de l'homme ; il existait un vagin qui se terminait en cul-de-sac derrière le pubis, et la vessie s'ouvrait sous la racine d'un corps qui ressemblait bien plus au pénis qu'au clitoris. Le professeur Mayer a disséqué un enfant de six mois qui n'avait point de vulve, qui présentait une verge parcourue par l'urèthre, et sur les côtés de laquelle se remarquaient deux petites tumeurs arrondies renfermées dans un repli de la peau, et pourtant il y avait une matrice.

205. Je pense, sans pouvoir l'affirmer, que le su-jet examiné par M. Marjolin était une femme avec hernie congénitale des ovaires et développement contre nature du clitoris; celui de M. Mayer était très-certainement une petite fille, avec hernie des ovaires également, et dont le vagin venait s'ouvrir dans la vessie pour se continuer avec l'urèthre.

206. On peut donc admettre, avec M. Marc, que l'hermaphrodisme n'est jamais qu'apparent, et en ranger les espèces en trois genres : l'un, où la mons-truosité existe avec le sexe mâle; le second. où le sexe féminin ne peut être méconnu; et le troisième, où il est moins facile de caractériser l'individu. Les Mémoires de l'Académie des Sciences, ceux de l'Aca-démie de Dijon, les Transactions philosophiques, les Bulletins de la Faculté de médecine de Paris, un Mémoire de M. Pierquin, presque tous les recueils scientifiques, et, en Allemagne, un travail du savant professeur Burdach, renferment de nombreuses ob-servations plus ou moins analogues à celles que je viens d'analyser.

CHAPITRE II.

Fonctions des Organes sexuels.

ARTICLE PREMIER.

DE LA MENSTRUATION, ou DU FLUX CATAMÉNIAL.

207. Comme chez les garçons, la nubilité ou la puberté s'annonce chez les filles par de nombreux changemens. L'organisation générale, qui, jusques-là, avait, pour ainsi dire, marché de pair dans les deux êtres, semble tout-à-coup prendre une direction opposée dans l'un et dans l'autre. La jeune personne devient plus timide et plus réservée ; ses formes s'arrondissent, sa voix change, mais pour revêtir un timbre plus doux et plus harmonieux ; sa gorge se développe ; le tissu cellulaire s'étend du devant de la poitrine et de l'hypogastre, comme de deux centres, pour se porter au cou, en même temps qu'il va matelasser mollement la racine des membres. Ses yeux, tout-à-la-fois vifs et langoureux, annoncent un mélange de désirs, de craintes et de tendresse ; les sensations qu'elle éprouve, et le sentiment de sa propre faiblesse, font qu'elle n'ose plus approcher des compagnons de son enfance sans baisser les regards. D'un autre côté, la douce pudeur qui anime son visage, et les grâces entraînantes de son maintien, ne

tardent pas à déceler en elle une puissance qu'elle n'y soupçonnait pas, et qui permet de dire, avec justesse, que la nubilité, dans le sexe, est le printemps de la nature et la saison des plaisirs; mais une nouvelle fonction, le flux cataménial, véritable boussole de la bonne ou mauvaise santé de la femme, vient s'établir avec plus ou moins d'efforts au milieu de cette grande révolution, et, par les troubles ou les accidens qu'elle peut amener, remplit quelquefois d'amertume les beaux jours auxquels elle devait servir de prélude.

208. *Définition.* La menstruation consiste dans un écoulement sanguin qui se fait par les parties sexuelles. C'est une fonction naturelle à laquelle les femmes ont de tout temps été soumises; les suppositions d'Emmett, de Roussel, de M. Aubert, etc., qui veulent que les règles soient un produit de la civilisation, ne me paraissent aucunement fondées. Il n'est pas vrai non plus que les femmes du pôle arctique, les indigènes du Brésil et de quelques autres contrées de l'Amérique, en soient exemptes. Toutefois, rien de semblable n'existe chez les animaux, à l'exception peut-être de l'orang, de quelques singes et de la chauve-souris, qui, au dire de plusieurs naturalistes, sont sujets à une sorte d'écoulement périodique. Si dans les autres espèces, telles que les quadrupèdes, les cétacés, les oiseaux, etc., on voit quelquefois des glaires, plus ou moins colorées, s'échapper du cloaque ou de la vulve, ce n'est, en général, qu'aux approches de l'accouplement, et il serait peu rationnel de comparer ce phénomène à la fonction menstruelle.

209. Les *menstrues* encore connues parmi le vulgaire

sous les noms de *règles*, de *lunes*, de *mois*, de *fleurs* ou *flueurs*, de *purgations*, d'*affaires*, d'*époques*, naissent avec la puberté, cessent avec la fécondité, pendant la grossesse et lorsque la femme nourrit. Dès qu'elles ont paru, la fécondation est possible, et tant qu'elles se renouvellent sans interruption, aux époques naturelles, on peut croire que la conception n'est pas accomplie. Les observateurs ont souvent fait mention de femmes qui n'étaient pas réglées, qui ne l'avaient jamais été, et qui n'en jouissaient pas moins d'une bonne santé ; seulement, ainsi que l'a remarqué Linné, elles étaient restées stériles. Je connais une dame non réglée, fraîche et bien développée, d'une santé florissante, mariée depuis dix ans, qui n'a pas de plus grand désir que de devenir mère, et qui maintenant en a complètement perdu l'espoir ; son mari est jeune d'ailleurs, la chérit tendrement, et, avant de l'épouser, avait engendré avec une autre femme. J'en ai observé une autre à l'hôpital de Tours, qui n'avait jamais *vu*, comme elle le disait, et qui cependant était mère d'un garçon de quinze à dix-huit ans, fort et bien constitué. Il me paraît presque certain que l'absence des menstrues tient le plus souvent alors à quelque vice de conformation de la matrice ou de ses annexes ; en sorte qu'on peut aisément comprendre comment elle est généralement un signe de stérilité. Deventer, Baudelocque ont connu des femmes qui n'étaient réglées que pendant leurs grossesses, et j'ai recueilli plusieurs faits semblables.

.210. *Éruption*. Dans nos régions tempérées, c'est entre la douzième et la seizième année que la menstruation commence; un peu plus tôt, de huit à douze ans, dans les pays méridionaux, et un peu plus tard, de quinze à vingt ans dans le nord. Quelques voyageurs prétendent même qu'en Turquie les femmes sont susceptibles de devenir mères à six ou sept ans. Le docteur Prideaux, par exemple, rapporte que Cadisja, âgée de cinq ans, était déjà menstruée quand Mahomet l'épousa. Mais cette histoire, ainsi que le plus grand nombre de celles qui nous viennent de contrées dont nous connaissons si peu les mœurs et les habitudes, n'est qu'un conte populaire; car je vois dans une traduction très-fidèle du Koran, que Cadisja avait quarante et quelques années lorsqu'elle devint la femme du prophète. D'autres avancent que, près des pôles et sur le revers des montagnes, il n'est pas rare de ne voir les règles se manifester qu'à vingt-trois ou vingt-quatre ans.

211. Ce que les climats opposés nous offrent en masse, se retrouve en détail dans chaque pays, parfois dans la même province, ou la même ville. L'habitation et les travaux de la campagne, la simplicité des mœurs, un régime frugal, comme la température des régions septentrionales, reculent la première époque menstruelle; une vie oisive, les arts d'imitation, tels que le dessin, la musique, la fréquentation des bals, des spectacles, les lectures et les images lascives; la bonne chère, l'usage des liqueurs excitantes, et l'habitation des cités populeuses, comme l'atmosphère des zones équatoriales, tendent, au contraire, à l'avancer. Elle est moins précoce aussi chez la femme robuste, d'un tempérament lymphatico-sanguin, chargée de graisse, dont la sensibilité est peu vive, que

chez celles qui sont maigres, délicates, nerveuses, irritables et sanguines. A Paris même on en voit qui sont réglées à dix, onze et douze ans : j'en connais deux qui l'ont été, l'une à neuf ans et demi, l'autre à dix ans et demi; je vois une famille où la demoiselle, grande et forte à quatorze ans comme la plupart des femmes le sont à vingt, est entièrement pubère depuis l'âge de huit ans et demi. On parle encore d'enfans qui ont été réglés dès la naissance, ou bien entre un et cinq ans; mais il est permis de penser que cet écoulement n'était que le fruit d'une maladie, ou que du moins il n'avait pas de rapport avec le flux cataménial. A ce sujet, je ne puis cependant pas taire un fait récemment publié : c'est celui d'une jeune fille de la Havane, dont les règles ont paru pour la première fois à l'âge de dix-huit mois, et qui depuis ont continué à revenir tous les mois; l'enfant a d'ailleurs de la gorge, des traits très-prononcés, et tous les caractères d'une puberté anticipée. On voit aussi d'autres personnes dans la capitale, qui n'ont été menstruées qu'à dix-sept, dix-huit, dix-neuf et vingt ans. A Gœtingue, Osiander a noté que sur cent trente-sept femmes neuf ont été réglées à douze ans, huit à treize, vingt-une à quatorze, trente-deux à quinze, vingt-quatre à seize, onze à dix-sept, dix-huit à dix-huit, dix à dix-neuf, huit à vingt, une à vingt-un, et une autre à vingt-quatre ans.

Précédée d'un sentiment de lassitude générale, d'impatience dans les membres, de pesanteur aux lombes, de chaleur, de tension à l'hypogastre et au périnée, d'un léger prurit aux parties sexuelles, d'un écoulement muqueux, clair ou jaunâtre et plus ou moins abondant, chez beaucoup de femmes, il arrive aussi que la première éruption des règles s'effectue sans qu'aucun symptôme précurseur l'ait annoncée; il est rare qu'elle soit abondante, qu'elle dure plus de deux ou trois jours. En général, ce n'est qu'après trois ou quatre époques qu'elles se régularisent; aux époques suivantes l'écoulement dure depuis quelques heures jusqu'à huit jours; mais son terme moyen est de quatre à cinq jours.

212. La *quantité de sang* qui s'échappe à chaque période s'élève à deux cotyles, selon Hippocrate, ou à dix-huit onces d'après Galien. Haller l'évalue à six, huit ou douze onces, et Baudelocque à trois ou quatre onces seulement; en général, elle est plus abondante chez les personnes et dans les lieux où son apparition est le plus précoce; tellement que les femmes d'Europe qui vont habiter une zone beaucoup plus chaude, à Batavia ou à Java, par exemple, périssent souvent par suite de pertes menstruelles trop abondantes. M. Desormeaux a remarqué, et j'ai eu l'occasion d'observer aussi, que les filles de campagne qui viennent se mettre en service à Paris, voient assez souvent cesser ou notablement diminuer leurs mois. Comme chez la même femme les différentes périodes ne se ressemblent pas toujours, comme elles sont quelquefois alternativement plus fortes ou plus faibles de deux en deux, ou de trois en trois époques, il est impossible d'avoir à ce sujet des données fixes. Comme d'autre part on ne peut recevoir le sang qui s'écoule, que sur des linges ou dans de l'eau, il est évident que

l'observateur portera souvent un jugement fautif, et qu'il ne doit compter que sur des résultats très-approximatifs.

213. *Nature.* Le sang des règles a fortement exercé le génie des anciens physiologistes. Il est semblable, dit Hippocrate, à celui d'un animal qu'on égorge, ou bien, d'après Aristote, à celui qui coule d'une plaie simple. Cette opinion ne compte plus qu'un très-petit nombre d'antagonistes maintenant parmi les médecins. Mais du temps de Pline, des idées bien différentes régnaient à Rome, et sont encore très-répandues dans le public. A en croire le célèbre naturaliste latin, le fluide menstruel, doué de qualités les plus malfaisantes, serait un poison dangereux dont les exhalaisons suffisent pour faire tourner les sauces de toute une cuisine, les fromages de toute une laiterie, pour rendre malades toutes les personnes d'une maison et faire faner toutes les fleurs d'un parterre ; les voyageurs disent que, même actuellement, dans quelques parties de l'Amérique, on redoute tellement les femmes pendant leur époque menstruelle, qu'il leur est défendu de sortir de chez elles, sauf le cas d'urgente nécessité ; encore faut-il qu'elles portent alors un signe qui avertisse de leur état, afin que chacun puisse les fuir. En ridiculisant, comme elles le méritent, de pareilles fables, les modernes ont peut-être trop négligé ce qu'elles peuvent renfermer de vrai. Il est rare que les préjugés du vulgaire ne cachent pas quelque vérité. Quand on songe à l'odeur que répandent les excrétions diverses des animaux, à l'arome qui s'exhale de la peau de quelques femmes, est-il permis de rejeter sans distinction tout ce qui a

été dit sur l'excrétion menstruelle? Je suis certainement loin d'ajouter foi aux puérilités racontées par Pline, Columelle et les Arabes ; mais je ne vois pas pourquoi les miasmes qui s'échappent d'une femme pendant le cours de ses règles seraient incapables de faire tourner parfois un liquide aussi facile à décomposer que le lait, ni comment il leur serait impossible d'avoir la même influence sur quelques sauces. Ensuite il est évident que le sang retenu plus ou moins long-temps dans les organes sexuels, chez les femmes malpropres, peut, en se décomposant, y acquérir des propriétés plus ou moins délétères.

Son odeur est trop variable pour qu'on puisse la comparer à celle du souci, plutôt qu'à toute autre. De ce qu'on le trouve fluide, quoique retenu depuis long-temps dans la matrice, on n'est pas pour cela autorisé à conclure, avec M. Lavagna, qu'il ne renferme point de fibrine ; on le voit trop souvent sortir en caillots chez quelques femmes qui marchent après être restées plusieurs heures assises ou couchées, pour dire, avec Dionis, que le sang des règles ne se coagule point. Selon toutes les apparences, il renferme moins de fibrine que celui des autres parties du corps, mais il n'en est pas entièrement dépourvu. Mêlé aux mucosités et à la sérosité que fournit naturellement la surface interne des organes génitaux, le sang menstruel est ainsi rendu plus visqueux, et ne doit pas offrir les mêmes caractères que celui qui sort d'une blessure.

214. *Marche.* Chez la plupart des femmes le fluide des règles est d'abord très-liquide, séreux, peu abondant et peu coloré ; le second jour, sa consistance et

sa quantité augmentent ; le troisième , il est presqu'en tout semblable à du sang qui s'échappe du nez pendant une épistaxis ; le quatrième , il reprend les caractères du second ; et le cinquième ses apparences sont analogues à celles du premier ; quelquefois, au contraire, l'évacuation suit une marche plus lente , et n'est réellement abondante que le quatrième ou le cinquième, tandis que chez d'autres le sang coule dès le principe en aussi grande quantité que le second ou le troisième. Dans certains cas il paraît un jour, ne revient pas le lendemain, et coule abondamment un peu plus tard. Le plus souvent il sort sous la forme de simples gouttelettes qui coulent en nappe, tandis que quelques femmes sont obligées de bien se garnir pour l'empêcher de tomber par plaques sur le sol.

215. Le *retour* périodique des règles se fait ordinairement tous les mois, ainsi que leur nom l'indique, ou plutôt tous les vingt-huit ou vingt-neuf jours, ce qui le met en rapport avec les périodes lunaires ; chez une infinité de personnes on l'observe à des époques, ou plus rapprochées ou beaucoup plus éloignées ; tantôt il n'y a que vingt-deux, vingt, dix-huit, et même quinze jours entre chaque révolution menstruelle ; j'en connais une qui n'a jamais plus de douze jours francs ; j'en soigne une autre qui est presque toujours dans le sang, et qui, du reste, se porte bien ; seulement elle est maigre et d'une sensibilité extrême. C'est dans les pays chauds et chez les femmes nerveuses qu'on remarque spécialement ces retours fréquens des règles sans altération évidente de la santé. Au temps critique, la maigreur qui les accompagne

assez fréquemment est remplacée par un embonpoint plus ou moins marqué ; comme si les pertes auxquelles la nature s'était accoutumée tournaient alors au profit de l'organisme tout entier !

D'autres ne sont réglées que tous les trente-deux, trente-cinq, quarante jours, et même tous les deux ou trois mois, sans en être le moins du monde incommodées ; ainsi qu'on le voit assez souvent dans le Groënland, la Laponie et autres contrées froides, et qu'il n'est pas rare non plus de l'observer dans nos campagnes ; mais aucune de ces anomalies ne contredit le principe établi par les physiologistes de tous les temps.

216. Sans oser mettre le simple résultat de mes observations en opposition avec ceux qui prétendent que toutes les femmes sont réglées dans la première quinzaine du mois, la moitié du 1er. au 8, et le reste du 8 au 15, je ne puis omettre de dire néanmoins, que j'en ai vu autant qui étaient menstruées à la fin qu'au commencement de chaque mois de l'année ; je ne pense donc pas qu'il soit possible d'établir rien de fixe à cet égard.

217. *Causes.* Les causes de la menstruation ont long-temps divisé les physiologistes, et, même à présent, tout porte à croire qu'on ne sera pas de sitôt d'accord sur ce point. Les uns ont dit avec Aristote et Galien, Simson, Astruc, M. Lobstein, que les règles dépendent de la pléthore générale ou locale, d'une surabondance de sang ; d'autres, avec Osiander, ont prétendu qu'elles tiennent à ce que le sang de l'utérus renferme une trop grande proportion de carbone et d'azote. Le doc-

teur Clifton les rapporte à la faiblesse relative des parois veineuses, et à l'effort perpendiculaire du sang. Paracelse, Sylvius, de Graaf, veulent qu'elles soient produites par un principe fermentatif; Stahl et M. Dugès pensent qu'elles naissent sous l'influence d'un *irritamentum*, d'un *molimen* particulier; Emett, qui en place la cause dans une érection, et Lecat, qui les qualifie de phlogose amoureuse, soutiennent qu'elles sont l'effet des désirs vénériens. Mais qui ne reconnaît ici ce vain étalage de mots dont on était si prodigue dans l'ancienne physiologie, et que de pareilles suppositions ne font que reculer la difficulté sans la résoudre ?

218. La *périodicité* des règles n'a pas été mieux expliquée que leur cause générale : Aristote, Vanhelmont, Méad, et même encore notre élégant Roussel, l'ont attribuée à l'influence de la lune. Des médecins cette opinion est passée dans le peuple, et les poètes l'ont transformée en proverbe par ce vers :

Luna vetus vetulas, juvenes nova luna repurgat.

Mais pour en faire voir le peu de valeur il doit suffire de rappeler que la même femme peut être réglée aux différentes phases de la révolution lunaire, dans l'espace de plusieurs ou même d'une seule année. Toutefois, c'est un point qui réclame de nouvelles recherches, qui aurait besoin d'observations nombreuses et bien faites pour être complètement éclairci.

219. On s'est également livré à la recherche des *causes finales* ou du but de la menstruation, et, il faut l'avouer, avec tout aussi peu de succès. Que

prouve-t-on, en effet, en disant que cette fonction dispose et entretient l'aptitude de l'utérus à la fécondation ; que sa suppression pendant la grossesse permet à l'œuf de se nourrir et de se développer sans affaiblir la femme ? On sait que la conception n'a généralement point lieu tant que les règles n'ont pas paru et dès qu'elles ont cessé d'exister ; mais on ne sait ni pourquoi, ni comment : elles sont le signe de la fécondité et non pas sa cause ; ce n'est pas l'absence des menstrues qui produit la stérilité, mais les femmes non menstruées sont souvent stériles, parce que, dans l'un et l'autre cas, il manque quelque chose aux organes génitaux.

220. *Siége.* Le siége de l'écoulement menstruel est un autre point sur lequel les naturalistes disputent encore. Les Grecs, les Arabes et la grande majorité des auteurs de tous les siècles le placent dans l'utérus ; mais Columbo, Sev. Pineau, Bohn, ainsi qu'une foule de modernes, et M. Desormeaux lui-même, ont vu les règles s'échapper immédiatement du vagin ou de la surface interne des différentes parties qui composent la vulve ; l'utérus, a-t-on dit, ne peut pas les fournir lorsqu'elles coulent pendant la grossesse.

221. Il me paraît facile de concilier ces opinions. Le sang des règles sort incontestablement de la cavité utérine dans le plus grand nombre des cas ; des faits très-multipliés et des plus authentiques le prouvent sans réplique. Ainsi, on a vu cent fois peut-être la matrice remplie et distendue par le sang, quoique son orifice fût fermé, chez des personnes dont les menstrues étaient depuis long-temps supprimées par

l'effet de quelque maladie, ou n'avaient jamais paru par suite d'une conformation vicieuse du vagin ou de la vulve ; chez d'autres, mortes pendant leur époque, on a trouvé la cavité de l'utérus couverte d'ecchymoses, et quelquefois remplie de caillots sanguins. Si l'on emboîte le museau de tanche dans la cupule d'un pessaire en bilboquet, le sang coule au-dehors par le canal qui traverse la tige de cet instrument ; quand il y a descente, on le voit sourdre du col, et même, dans l'état naturel, en portant le doigt entre les lèvres du museau de tanche, on sent le fluide menstruel sortir directement de cette partie.

222. D'un autre côté, il est également certain qu'on l'a vu quelquefois transsuder de l'intérieur du vagin ou de la vulve ; je ne vois pas même qu'il puisse venir d'ailleurs, lorsqu'une femme enceinte continue d'être réglée jusqu'à la fin de la gestation. Mais ce sont là des exceptions, des anomalies qui n'infirment nullement la règle générale ; la menstruation est alors déviée de ses routes habituelles, comme quand elle se fait par l'urèthre, le rectum, les voies pulmonaires, les seins, ou un point quelconque des surfaces tégumentaires. Ces irrégularités, d'ailleurs, sont rares, et paraissent avoir été plus d'une fois l'effet de véritables maladies.

223. *Source.* On a voulu connaître aussi la source immédiate des règles, et les uns l'ont placée dans les veines avec Vésale, dans les artères avec Ruysch, ou les capillaires artériels avec Winslow et Meibomius ; quelques autres ont cru la trouver dans des glandules spéciales, avec Lister, ou dans de petits réceptacles particuliers, avec Simson, ou, enfin, avec Astruc, dans de prétendus sinus veineux.

Autant d'avis , autant de suppositions gratuites , qui toutes se rattachent à une question oiseuse autant que difficile à résoudre. Le sang menstruel sort de la matrice par exhalation ou par perspiration , comme dans toutes les hémorrhagies des membranes muqueuses , mais sans qu'on sache s'il transsude plutôt des capillaires veineux que des capillaires artériels, *et vice versâ*. Sous ce rapport, que l'écoulement ait son siége dans le corps ou dans le col de l'utérus, dans le vagin ou ailleurs, le mécanisme de la fonction est toujours le même , et c'est là ce qu'il importe de savoir.

224. *Cessation*. L'âge auquel les règles cessent de paraître n'est pas moins variable que celui de leur première apparition. C'est le plus généralement de quarante-cinq à cinquante ans ; mais certaines femmes en sont exemptes dès leur quarantième année et même à trente-six, trente, vingt-six ou vingt-quatre ans, comme Haller et d'autres en citent des exemples, et comme j'en possède aussi plusieurs. Quelques-unes continuent d'être menstruées , sans inconvénient , jusqu'à cinquante-cinq , soixante , soixante-cinq et même soixante-dix ans. On fait mention de personnes qui ont cessé de voir à l'époque ordinaire, et qui ont été réglées de nouveau à quatre-vingts, quatre-vingt-dix, quatre-vingt-quinze, et même cent cinq ans, au rapport de Blancardi. Mais, comme le dit M. Desormeaux, si ces sortes de retours ne sont pas rares de soixante à soixante-dix ou soixante-quinze ans, il est sûr au moins qu'on doit plutôt les considérer comme le signe d'une maladie que comme une véritable reprise de la menstruation. Toutefois, le fait n'a rien en lui-même que les lois de l'or-

ganisme ne permettent de comprendre. De même que certaines plantes reverdissent quelquefois un instant à l'automne, après s'être flétries à la fin du printemps, de même une femme peut, dans quelques cas, se rapprocher pour un moment de son jeune âge quand elle touche au déclin de la vie. C'est un dernier effort que la nature tente pour rappeler un temps plus prospère, mais qui ne sert malheureusement qu'à hâter une dissolution qu'elle cherche vainement à reculer. Ainsi, dans l'ordre normal, les règles doivent cesser entre quarante et cinquante ans, dans nos pays tempérés; entre trente et quarante dans les climats chauds, et de quarante-cinq à cinquante-cinq sous les zones plus froides : en d'autres termes, leur durée totale est à-peu-près partout d'environ trente ans ; là où elles sont précoces, elles se suppriment de bonne heure, et là où leur première apparition est tardive, elles se prolongent plus loin aussi dans le cercle de l'existence. Tous les faits qui résistent à cette règle générale me semblent devoir être rejetés parmi les exceptions ou les cas pathologiques.

225. L'âge du *retour* est marqué par la disparition graduelle des attraits de la puberté ; la gorge et les joues se flétrissent ; la peau se ride, semble être trop large, et perd sa finesse ; les yeux se cachent dans les orbites ; une teinte jaunâtre prend la place de l'incarnat du visage ; ce coloris purpurin qui siégeait jadis avec les ris sur des lèvres de rose est incessamment chassé par une couleur bleuâtre et plombée ; tout indique bientôt que le temps des plaisirs est passé, et que la femme ne doit plus compter sur

les agrémens spécifiques de son sexe. C'est donc avec raison qu'on a nommé cette époque *temps critique* ou *âge critique*; mais c'est à tort qu'on a voulu justifier de pareilles épithètes , par les dangers sans nombre qui , dans l'opinion générale, entourent la femme. En effet, les recherches de statistique publiées par Moret et Finlaison , MM. de Châteauneuf et Lachaise , prouvent qu'il ne meurt pas plus de femmes que d'hommes entre quarante et cinquante ans. Cependant les menstrues cessent rarement tout-à-coup et sans trouble : tantôt leur suppression est précédée d'une diminution graduelle dans la durée de chaque époque et la quantité du sang qui s'écoule; ou bien, au contraire, d'une augmentation qui les transforme parfois en hémorrhagie assez abondante ; tantôt elles cessent , reviennent pour cesser et revenir encore , avant de cesser pour toujours; il se manifeste des irrégularités dans leur marche ; un écoulement muqueux s'établit; des lassitudes , des étouffemens, des maux de nerfs, des maladies graves même se déclarent chez quelques sujets ; tantôt aussi rien de tout cela n'arrive, et la santé qui, jusque-là, était restée chancelante, s'affermit très-solidement ; les forces reparaissent, la maigreur fait place à l'embonpoint, et la femme ne trouve que des avantages à ne plus être réglée.

ARTICLE II.

DE LA REPRODUCTION.

226. Destinée à perpétuer les espèces, la reproduction est une fonction propre aux êtres vivans. Les corps inertes sont produits, mais ne se reproduisent pas. La reproduction forme, sans contredit, le plus étonnant phénomène de la nature animée : aussi, que d'efforts on a tentés depuis l'origine des temps jusqu'à nos jours pour en connaître le mécanisme ! L'homme qui pense, en effet, ne doit-il pas, avant tout, songer à se connaître lui-même ? Y a-t-il rien dans l'univers qui puisse l'intéresser autant que sa propre origine? Cependant ces tentatives si multipliées, ces recherches si habilement conduites, et ces travaux de toute espèce poursuivis avec tant de persévérance par les hommes les plus célèbres, n'ont guère servi, jusqu'à présent, qu'à lui montrer la profondeur du mystère qui couvre le point de départ de son existence.

227. *Pythagore* et ses disciples ont dit que l'embryon naît du sang menstruel, et d'une sorte de moiteur qui descend du cerveau pendant le coït, et que le tout se développe suivant les lois de l'harmonie.

228. *Empédocle* et Hippocrate, non moins obscurs à ce sujet, ont pensé que l'homme et la femme renferment l'un et l'autre des molécules d'embryons des deux sexes, et que ces molécules se réunissent dans la matrice lors de l'accouplement.

229. *Aristote* reproduisit, en la modifiant, l'idée

de Pythagore, et, par une ingénieuse métaphore, fit de la matrice un véritable atelier de statuaire, où la femme fournit le marbre, l'homme le sculpteur, et où l'embryon représenterait la statue.

230. *Galien* émit une opinion diamétralement opposée à celle du célèbre naturaliste de Stagyre; il veut que l'embryon soit produit par la semence de l'homme, et que la matière donnée par la femme serve uniquement à le nourrir.

231. *R. de Graaf* crut pouvoir démontrer que tous les animaux naissent d'un œuf, et dit que, dans l'espèce humaine elle-même, les germes existent dans l'ovaire, sous la forme d'ovules ou de petites vésicules transparentes. L'ancienne doctrine fut bientôt généralement abandonnée sous le titre de *système du mélange des germes*, tandis que la nouvelle hypothèse, connue sous le nom de *système des ovules*, se répandit, pour ainsi dire, avec la rapidité de l'éclair. C'est elle encore qui domine actuellement; mais, comme on le pense bien, elle n'est point arrivée jusqu'au dix-neuvième siècle sans subir de nombreuses modifications. D'après de Graaf, Meckel, etc., le petit ovule est une sorte d'embryon rudimentaire qui n'attend que la vie pour se développer, et cette vie ne peut lui être apportée que par la matière prolifique de l'homme; suivant Ruysch et Haller, la liqueur séminale est portée en nature par la trompe jusqu'à l'ovaire; tandis que, selon d'autres, il ne s'en détache qu'une vapeur très-subtile, un *aura seminalis*, qui produit le même effet; plusieurs ont avancé que la semence, d'abord absorbée dans le vagin ou

l'utérus, portée ensuite dans le torrent circulatoire, ne revient à l'ovaire, pour féconder une vésicule, qu'après avoir subi plusieurs élaborations.

232. Bientôt après la découverte des ovules, *Ham, Hartsoëcker* et *Leewenhoëck* affirmèrent que les germes existent tout formés dans le fluide reproducteur de l'homme ; que ces germes, qu'ils appelèrent *animalcules*, sont vivans ; qu'une seule goutte de sperme en renferme plusieurs milliers ; que, projetés dans la cavité utérine au moment du coït, ils périssent tous, à l'exception de celui ou de ceux qui sont assez heureux pour gagner la trompe ; que l'un d'eux, arrivé à l'ovaire, entre et se loge dans une vésicule préparée à cet effet, pour s'en retourner ensuite dans la matrice sous la forme d'un petit œuf, etc. De là un autre système, appelé depuis *système des animalcules;* système qui donne à l'homme une part immense dans l'acte de la fécondation, tandis que l'hypothèse des ovules, telle que l'entendait de Graaf, accorde presque tout à la femme.

233. *Harvey*, soutenu par la munificence d'un grand roi, Haller avec son talent extraordinaire, Spallanzani avec sa bonne foi et son esprit observateur si remarquables, multiplièrent presque à l'infini leurs expériences pour éclaircir cette grande question, et leurs travaux ont conduit ou semblent conduire à ce résultat commun, savoir, que l'union des germes se fait dans l'ovaire, et que le développement du produit de la fécondation n'est qu'une simple *évolution* et non point une *épigénèse,* comme on le prétendait auparavant.

234. Néanmoins, la doctrine de l'*Épigénèse* n'a

9

jamais été totalement abandonnée ; Maupertuis la défendit encore dans sa *Vénus physique* , publiée en 1754, en soutenant que la semence des deux sexes est formée de particules qui ne se mêlent que dans la matrice, à la manière des élémens chimiques qui s'entr'attirent et se combinent. Buffon fut même sur le point de la faire revivre en la présentant sous un jour nouveau : cet écrivain célèbre prétendit qu'au moment des plus vives jouissances il se sépare de toutes les parties du corps, et des deux conjoints en même temps, un nombre déterminé de molécules organiques; que ces molécules ont chacune une figure en rapport avec la partie d'où elles sortent , mais semblables dans l'homme et dans la femme; qu'arrivées dans l'utérus, toutes les molécules similaires se trouvent entraînées les unes vers les autres, de façon, par exemple, que celles qui ont été fournies par l'œil, où le nez, ou l'oreille, ou le bras, ou le poumon, ou le cœur, ou le doigt de la femme, ne peuvent s'unir qu'avec les molécules de l'œil, du nez, de l'oreille, du bras, du poumon, du cœur et du doigt de l'homme.

235. Il n'est aucune de ces opinions qui ne repose sur quelque fondement ; qui n'ait été défendue avec talent, et combattue par d'assez bonnes raisons; qui n'ait encore ses partisans et ses antagonistes; mais la nature de cet ouvrage ne me permettant pas d'entrer dans d'assez longs détails pour les faire apprécier chacune à leur juste valeur, je m'en tiendrai à ce qui vient d'être dit.

236. La reproduction est un acte extrêmement compliqué dans les êtres qui occupent le haut de

l'échelle zoologique ; pour en bien comprendre l'ensemble, il faudrait l'analyser en quelque sorte dans les divers chaînons du règne animal. D'abord, il importe de remarquer que les mots *reproduction*, *génération*, *fécondation*, *conception*, ont chacun une acception grammaticale distincte, et qu'on a tort de les employer comme synonymes, surtout quand il s'agit des animaux mammifères. Le mot *reproduction*, par exemple, est applicable à la fonction entière, tandis que le mot *génération* ne devrait s'entendre que de la simple création des germes ; le terme *fécondation*, à son tour, n'exprime que l'action qui réunit les deux germes, ou par laquelle l'un de ces germes vivifie l'autre ; le mot *conception*, qui veut dire *retenir*, ne peut être raisonnablement employé que pour désigner l'action qui fait que le germe fécondé se trouve arrêté dans les organes sexuels ; enfin, le mot *reproduction* est le terme générique, tandis que les trois autres n'appartiennent qu'à des phénomènes séparés, qui peuvent exister seul à seul, ou qu'on rencontre tous ensemble, suivant la classe où on les cherche.

237. Ainsi les polypes, se reproduisant par des germes, ont une génération, mais pas de fécondation ni de conception. Les reptiles batraciens produisent aussi des germes ; de plus, ces germes sont de deux espèces, ceux du mâle et ceux de la femelle ; il faut qu'ils se mêlent pour que la reproduction ait lieu ; mais, comme le mélange se fait à l'extérieur, les batraciens n'ont pas de conception, quoiqu'ils aient la génération et la fécondation. Dans les oiseaux, il y a rétention du germe fécondé, et, par conséquent,

9*

génération, *fécondation* et *conception*. Dans les mammifères et l'homme, le germe vivifié et conçu se développe dans l'intérieur de l'animal; il y a, de plus, *gestation* et même *expulsion* ou *accouchement* au terme de la grossesse. La fonction de reproduction se compose donc, dans l'espèce humaine, 1°. de la *génération* ou formation du germe; 2°. de la *fécondation* ou vivification du germe; 3°. de la *conception* ou rétention du germe vivifié; 4°. de la *gestation* ou grossesse; 5°. de *l'accouchement* ou expulsion de l'œuf.

SECTION PREMIÈRE.

De la Génération ou Procréation des Germes.

238. Dans les animaux infusoires qui se brisent, et les zoophytes qu'on réduit en fragmens, pour donner naissance à autant d'êtres entiers, les germes ne sont autre chose que des parcelles analogues à la masse de l'individu d'où elles se sont séparées. En cela, leur génération est analogue à celle des plantes qu'on multiplie par bouture ou par écusson. Un peu plus loin, les germes ne peuvent plus être produits que par des organes particuliers qui constituent les sexes, et, alors, tantôt les sexes sont réunis sur le même sujet, et tantôt sur deux sujets différens. Les limaçons, les huîtres, un assez grand nombre d'autres mollusques et toutes les plantes *monoïques* sont dans le premier cas, c'est-à-dire *hermaphrodites*; les plantes *dioïques* et la presque totalité des animaux se trouvent dans le second; de manière qu'ici la reproduction est bisexuelle, et que toujours le germe mâle et le germe femelle sont fournis par deux individus distincts.

§. I. Du Germe femelle.

239. Depuis les poissons jusqu'à la femme, le germe femelle paraît être formé dans l'ovaire (253) ; partout il se présente sous les apparences d'une vésicule connue sous le nom d'*ovule*. Chez les reptiles et les oiseaux l'ovule est très-volumineux, comparativement à celui de la femme ; dans tous les mammifères, sa production n'a rien que de très-simple : l'ovaire est une glande qui a pour fonction spéciale de sécréter des ovules, comme le foie sécrète de la bile, etc. MM. Prevots et Dumas assurent avoir constaté que les ovules sont bien réellement formés par l'ovaire, et rien que par l'ovaire ; qu'ils existent constamment, dans cette glande, chez les femelles d'animaux adultes, aptes à la fécondation ; qu'ils ne se développent qu'à la puberté, et ne se retrouvent plus dans la vieillesse ; que les animaux qui s'accouplent à toutes les époques de l'année en présentent aussi, sans interruption, jusqu'à ce qu'ils deviennent stériles, tandis qu'on n'en rencontre qu'au terme de l'union sexuelle chez ceux qui n'entrent en chaleur qu'une fois l'année.

240. Ces *vésicules*, d'abord extrêmement petites, finissent ensuite par acquérir le volume d'un grain de chenevis. Comme dans les poules, elles ne grossissent pas toutes en même temps ; une ou deux l'emportent ordinairement sur toutes les autres et arrivent les premières à l'état de maturité. Alors leurs parois sont épaisses et opaques, proéminent plus ou moins à la surface de l'ovaire et menacent d'en déchirer la coque. Le germe, à cette période de son évolution,

est composé de deux petites poches : l'une, externe, la plus grande, est adhérente au tissu de l'ovaire ; l'autre, interne, plus petite, constitue, à proprement parler, l'ovule, tandis que MM. Prevost et Dumas proposent de conserver le nom de vésicule à la première.

241. Après la découverte des ovules, et principalement dans le dernier siècle, on voulut savoir s'ils sont transmis de la mère à la fille avec le principe de ses organes, ou s'ils ne se forment au contraire qu'à l'époque de la puberté. Cette question, qui fit naître la célèbre théorie de l'emboîtement des germes, a surtout été débattue par Swammerdam, Haller et Bonnet. Ce dernier soutint avec chaleur qu'il fallait reporter l'origine des hommes qui couvrent, ont couvert, et couvriront encore le globe dans la suite des temps, à l'ovaire de la première femme ; c'est-à-dire que les ovaires de la première femme devaient renfermer, emboîtés les uns dans les autres, les germes de toutes les générations qui se sont succédé et qui se succéderont dans l'avenir, en un mot, la nature humaine toute entière. Mais ces divisions infinies, dans lesquelles l'imagination se perd, ont fait rejeter l'idée de la préexistence des germes, et maintenant on ne les admet plus que comme le résultat d'une simple sécrétion.

§. II. Du Germe mâle.

242. Le germe fourni par les animaux *mâles* est un liquide blanchâtre, gluant, connu sous le nom de *sperme*, de *matière prolifique* ou de *liqueur séminale.*

Quand ce liquide sort de l'urèthre, il est composé d'une substance sécrétée par les testicules, du fluide exhalé par les parois des vésicules séminales et de la liqueur prostatique. Mais quel est le principe fécondant au milieu de ces divers élémens? Ce n'est pas l'*aura seminalis*; car Spallanzani n'a jamais pu féconder les œufs de grenouille, à moins de les mettre en contact immédiat avec la laitance du mâle. Serait-ce la semence telle qu'elle résulte du mélange que j'ai mentionné tout-à-l'heure? Non; car ce que fournit la vésicule séminale, la prostate et l'urèthre, ne peut être considéré que comme le véhicule de ce qui vient du testicule. Sont-ce les animalcules dits de Leewenhoëck? Plusieurs auteurs l'ont soutenu, et leur opinion a trouvé de nombreux échos dans les diverses parties du monde savant.

243. Suivant Leewenhoëck, les animalcules sont des corpuscules microscopiques doués de la faculté de se mouvoir spontanément dans un sens et dans un but déterminé. Leur extrémité renflée, qui est en même temps aplatie, donne naissance à la portion caudiforme, qui est fine et très-allongée. Au dire de quelques-uns de ses partisans, il y en aurait de jeunes, de vieux, d'adultes, de faibles, de forts, de mâles, de femelles, etc.; et Plantade, de Montpellier, sous le faux nom de *Dalempatius*, renchérissant encore sur ce qu'on avait déjà avancé à ce sujet, fit d'une goutte de liqueur prolifique une nation des mieux policées; il imagina un roi, des princes, des ministres, des magistrats, des pauvres, des riches, des commerçans, des militaires, des enfans, des vieillards, etc. La raillerie

produisit à cette occasion ce que n'avaient point fait les raisons les plus péremptoires. L'hypothèse des animalcules parut absurde, et personne n'osa plus la défendre.

244. Déjà on avait soutenu que ces corpuscules existent, à la vérité, que tantôt ils offrent la forme qu'on leur avait assignée, mais que tantôt aussi ils en offrent une autre, et que dans tous les cas ils n'appartiennent pas plus au liquide séminal qu'à tout autre fluide du corps; en un mot, qu'ils ne jouent aucun rôle particulier dans l'acte de la reproduction, qu'au moins ils ne sont pas l'agent essentiel de la fécondation.

245. Selon MM. Prevost et Dumas, les animalcules décrits par Leewenhoëck n'existent que dans les organes mâles de la génération, et diffèrent des globules mobiles des autres fluides de l'organisme par leur forme, qui est toujours la même dans les mêmes espèces zoologiques, par leur mode de progression, par le lieu où on les trouve, etc.; ils offrent constamment une extrémité renflée et une portion allongée; leur tête, tantôt ovalaire ou presque circulaire, tantôt en forme de lozange, ressemble d'autres fois à la massue du roseau des étangs; mais comme elle est en même temps aplatie, on ne peut la reconnaître qu'en la voyant de face. Leur pointe, tantôt droite, fort longue et conique, comme dans le coq, tantôt courte et fine, comme dans le chien, tantôt très-allongée et flexueuse, figure assez bien la *queue* des vers tricocéphales, ou des vers les plus grêles qui habitent le corps humain. Au total, l'animalcule spermatique ressemble grossièrement au têtard des batraciens;

ses dimensions ne s'élèvent pas au-delà d'un, deux ou trois centièmes de millimètre ; on ne le voit point dans le liquide séminal avant la puberté, ni chez les vieillards, ni dans l'intervalle des saisons où les animaux s'accouplent, ni chez le mulet, qui, comme on le sait, est inapte à se reproduire ; on ne le rencontre pas dans la matière fournie par l'urèthre, la prostate ou les vésicules séminales, et on le trouve avec les mêmes caractères chez tous les animaux où ces derniers organes manquent en tout ou en partie. C'est le testicule qui le produit, qui le sécrète. Tout animal fécond en renferme dans sa glande prolifique et souvent dans son canal déférent. Le mouvement de ces corpuscules semble se faire sous l'influence d'une volonté ; ils se portent toujours en avant ; on peut les tuer par une décharge électrique, et dès-lors leur mouvement cesse d'être actif. Sortant de la glande formatrice, la matière qui les invisque est trop épaisse pour qu'ils puissent s'agiter visiblement ; mais il suffit de les mêler à quelqu'autre liquide, ou qu'ils viennent se délayer dans la vésicule séminale ou l'urèthre, pour que leur motilité soit aussitôt mise en jeu.

246. Les globules microscopiques simples, au contraire, n'ont ni tête ni queue, sont arrondis ou de forme irrégulière, tantôt plus gros, tantôt plus petits, ne se meuvent que sous l'influence d'une impression étrangère, et sans but déterminé. Ils existent dans tous les liquides de l'économie, dans le sang, dans le sérum, dans le lait, dans le liquide spermatique lui-même, avant la puberté, comme à toutes les époques de la vie, et chez tous les animaux.

247. A l'aide de fécondations artificielles très-nombreuses, MM. Prevost et Dumas se sont convaincus que les animalcules constituent seuls le germe ; jamais ils n'ont obtenu de vivification quand le liquide dont ils se servaient n'en renfermait plus, ou quand ces molécules vivantes avaient été tuées ou détruites d'une manière quelconque ; tandis qu'il suffisait que la matière dont ils faisaient usage en contînt quelques-unes pour que la fécondation eût lieu.

248. Quoique les expériences de ces physiologistes portent toutes le cachet de la bonne foi et d'une grande précision, je ne puis cependant pas taire les autorités qui ne permettent d'adopter les conclusions qu'on pourrait en tirer qu'avec une grande circonspection. Spallanzani, en Italie, a soutenu que les animalcules étaient complètement étrangers à la fécondation ; malgré les assertions de Gleichen, on s'en est tenu à l'opinion de Spallanzani, en Allemagne ; MM. Bory de Saint-Vincent, Dutrochet, en France, sont à-peu-près du même avis ; M. Virey les regarde comme contenant de petits ballons distendus par une sorte de pollen, et qui se brisent quand ils arrivent dans les organes de l'autre sexe ; et tout récemment, M. Raspail vient encore de s'élever contre la doctrine des animalcules, qui, d'après lui, ne seraient que des débris organiques ou le produit de la décomposition du sperme.

249. Que croire au milieu de tant de propositions contradictoires ? quelle opinion adopter ? Quoi qu'il en soit, on peut regarder comme démontré que le germe de la femme est un ovule, que celui de l'homme est renfermé dans son liquide spermatique, et que

ce liquide contient des animalcules, tels que Lewen-
hoëck les a fait connaître ; mais que , dans l'état actuel
de la science , l'importance relative de chacun de ces
principes est encore inconnue.

Section II.

De la Fécondation.

250. Lorsque les germes ont acquis tout leur développement, un phénomène nouveau , en réunissant
quelques-uns de leurs principes, leur imprime le mouvement et la vie ; ce phénomène est la *fécondation ,*
qui, dans son mécanisme intime , s'opère peut-être
toujours de la même manière, mais qui, en apparence,
se fait de manières très-diverses dans les différens
êtres animés. Bien que le limaçon ait les deux sexes ,
il ne peut cependant pas se féconder lui-même ; un
accouplement avec un être semblable à lui est encore
nécessaire , et alors chacun d'eux féconde et se trouve
fécondé simultanément.

251. De même que dans les plantes monoïques le
pollen ne rencontre, pour ainsi dire, que par hasard
l'ovaire des individus femelles, de même dans beaucoup de poissons et de mollusques le hasard seul
semble conduire le mâle où la femelle a déposé ses
œufs pour qu'il les arrose de sa laitance.

252. Dans les batraciens, tels que la grenouille ,
quoiqu'il n'y ait pas de copulation véritable, l'accouplement est néanmoins nécessaire , et la fécondation
s'opère à l'instant où les œufs de la femelle s'échappent au-dehors.

253. Enfin , dans les ophidiens , les oiseaux , les

mammifères et l'homme, il faut que le germe du mâle aille féconder l'autre dans l'intérieur même des organes de la femelle.

254. *Siége*. Mais le point des organes où les deux germes se rencontrent n'est point encore complètement déterminé. Est-ce dans l'ovaire? est-ce dans l'oviductus? est-ce dans la matrice? Tous les anciens admettent que la vivification des germes a lieu dans l'utérus, soit qu'ils appellent à leur secours un principe nerveux des plus subtils, comme Pythagore, soit qu'ils invoquent une imprégnation magnétique, comme Harvey, soit qu'ils se contentent du liquide séminal de l'homme pour expliquer le fait : presque tous les ovaristes, au contraire, ont pensé qu'elle ne pouvait être opérée que dans l'ovaire, et la grande majorité des physiologistes de l'époque actuelle partagent cette opinion.

255. Parmi les animalculistes, les uns ont cru que la fécondation avait lieu dans la matrice, sans la participation des ovules, ou, avec Maupertuis, que les animalcules attiraient dans l'utérus les vésicules de l'ovaire pour en déterminer l'agglomération ou la germification. D'autres, avec Andry, ont supposé qu'un des animalcules se rendait à l'ovaire, entrait dans un ovule en soulevant une petite soupape, et que, dès ce moment, la fécondation était opérée. Enfin, MM. Prévots et Dumas, revenant, sous ce rapport, à l'idée de Buffon, de Maupertuis, d'Aristote et d'Hippocrate, admettent que la cavité utérine est le siége de la fécondation.

256. Pour soutenir cette dernière hypothèse ils se fondent sur ce que jamais, dans leurs expériences, ils

n'ont pu retrouver les animalcules dans les trompes, ni, à plus forte raison, sur l'ovaire ; tandis que, maintes fois, ils en ont rencontré dans la matrice ou ses cornes ; sur ce que les ovules ont besoin, avant de pouvoir subir l'imprégnation, de s'envelopper d'une couche de mucus, qu'ils ne prennent que dans la trompe en se portant de l'ovaire à l'utérus ; sur ce que jamais ils n'ont pu féconder artificiellement les ovules pris directement dans l'ovaire, au lieu que rien n'était plus facile que de vivifier ceux qui avaient parcouru la trompe et l'oviductus, etc. Mais Ruysch a vu de la matière prolifique dans les trompes d'une femme prise en adultère et tuée sur-le-champ par son mari ; Haller a rencontré du sperme dans les tubes séminifères des femelles d'animaux qu'il venait de sacrifier. D'ailleurs, est-on autorisé à nier l'existence d'un fait observé par d'autres, par cela seul qu'on l'a vainement cherché soi-même ? De ce que les œufs de grenouilles ne peuvent pas être fécondés, s'ils n'ont été préalablement revêtus d'une enveloppe muqueuse plus ou moins épaisse, a-t-on droit d'en conclure qu'il en est de même chez la femme ? En outre, ces ovules, que MM. Prevots et Dumas ont trouvés impropres à la fécondation, n'avaient point été détachés forcément de l'ovaire sans que l'instrument ne les eût plus ou moins altérés ; et cela, de l'aveu des expérimentateurs eux-mêmes. Bien que l'existence des grossesses ovariques soit loin d'être démontrée ; que le fait d'un embryon moitié dans la trompe, moitié dans l'ovaire, rapporté par Bussière, ait besoin de nouveaux appuis ; qu'un grand nombre d'observations de grossesses extra-utérines, examinées avec soin, ne soient que très-peu concluantes, les expériences de Nuck, qui, après l'accouplement, plaça une ligature sur la trompe entre la matrice et l'ovaire, et vit, en sacrifiant ces animaux, un peu plus tard, que la fécondation était opérée, et que l'œuf, arrêté par le fil, s'était développé dans la moitié ovarique du canal séminifère ; celles de Haygton, qui n'a point vu la fécondation s'opérer du côté où la trompe avait été liée chez des lapins, etc., paraissent prouver incontestablement que l'union des germes ne se fait pas dans la matrice.

257. *Mécanisme.* Quant au mécanisme de cette union, il est encore couvert d'un voile extrêmement épais. Après le coït, l'une des vésicules renfermées dans l'ovaire grossit rapidement, proémine bientôt à la surface de cet organe, en amincit peu à peu la coque, qui finit par se déchirer ; au moment où la vésicule elle-même se rompt, il s'en échappe un ovule beaucoup plus petit et qui est le véritable germe (239) ; ce germe s'engage aussitôt dans la trompe, qui s'était spasmodiquement appliquée, en manière de ventouses, sur le point de l'ovaire d'où sort la vésicule pendant le coït fécondateur.

258. La capsule qui contenait le germe constitue, avant d'être déchirée, ce que Valisnieri, Santorini, Cruikshank, Buffon, Home ont appelé le corps jaune (*corpus luteum*) ; de sa rupture il résulte une petite plaie saignante qui se cicatrise graduellement, et laisse à sa place une ride ou cicatrice déprimée, plus ou moins profonde, que Littre, Haller et quelques autres ont prise pour le véritable corps jaune.

259. Ce qui a lieu pour un ovule peut également

avoir lieu pour deux, pour trois, ou pour un plus grand nombre : que l'évolution de l'ovule soit mise en mouvement par l'ébranlement qui accompagne le coït, par une sorte de commotion électrique, par un *aura seminalis*, par un animalcule ou par un principe, quel qu'il soit, de la matière prolifique ; que ce principe arrive directement au germe de la femme, ou qu'il n'y parvienne qu'après avoir parcouru la circulation générale, toujours est-il qu'après toute fécondation il se détache de l'ovaire un ovule tellement modifié, qu'on y reconnaît bientôt un être semblable à celui qui l'a produit. Voilà ce que l'observation a démontré ; mais on n'en sait pas davantage. Les systèmes de la *préformation* ou de l'*évolution*, de l'*emboîtement* ou de la *panspermie*, de l'*épigénèse* et de la *catagénèse*, la force *expansive*, la force de *résistance* des Anciens, le *nisus formativus* de Blumenbach, reproduits sous un nouveau point de vue et enveloppés du jargon philosophique des écoles allemandes par M. Mayer, n'apprennent rien sur la nature intime de ce travail extraordinaire autant que curieux.

SECTION III.

De la Conception.

260. Quand l'union des germes se fait à l'intérieur, le produit nouveau qui en résulte est ordinairement retenu, arrêté, dans un point quelconque du système sexuel. Or, c'est ce phénomène qui constitue la conception proprement dite. Elle est distincte, comme on voit, de la fécondation ; car toutes les fois que celle-ci se fait hors de l'animal, comme dans les pois-

sons et plusieurs reptiles, on ne peut pas dire que la conception existe véritablement, tandis que dans les classes plus élevées on la rencontre toujours. Au premier coup-d'œil, il semblerait inutile d'en faire un phénomène à part, et qu'on pourrait la confondre sans inconvénient avec la gestation ; mais en y regardant de plus près, on ne tarde pas à se convaincre du contraire. Effectivement, les ophidiens et les oiseaux n'ont point de gestation, et cependant ils ont une conception. La conception comprend donc ce qui s'opère entre l'instant de la vivification et le moment où le germe fécondé commence à se développer, soit que pour cela il se fixe sur un point du canal de la génération, soit qu'il ait besoin d'être expulsé pour subir une incubation au-dehors.

CHAPITRE III.

Histoire de la Gestation.

261. Si l'œuf fécondé ou conçu sort des organes de la mère avant que le germe commence à se développer, comme dans les oiseaux, il n'y a pas de gestation, et l'animal est appelé *ovipare*. Si l'embryon se forme en parcourant l'oviductus, mais de manière à ce qu'il ne puisse se séparer de sa coque qu'après la ponte, comme dans quelques reptiles, il n'y a point encore, à proprement parler, de gestation, et les animaux sont dits *ovo-vivipares*. Toutes les fois, au contraire, que l'œuf subit en entier son incubation au-dedans du système générateur, que le fœtus n'en est chassé qu'au moment où le développement de ses divers appareils lui permet de vivre et de croître dans le monde extérieur, on dit qu'il y a grossesse ou gestation; c'est ce qu'on observe dans les seuls mammifères : alors il existe un organe gestateur, un utérus unique, ou une matrice et deux *ad uterum*, destinés à loger le produit de la fécondation jusqu'à sa maturité, et ces animaux sont nommés *vivipares*.

La *grossesse*, dans l'espèce humaine, est un des phénomènes de la reproduction qu'il importe le plus de bien étudier. Les mots grossesse et gestation ne sont point synonymes des mots *femme grosse, femme enceinte*. Les premiers expriment une fonction et tout ce qui la concerne, depuis son origine jusqu'à sa

10

terminaison. Les seconds indiquent simplement l'état actuel d'une femme qui renferme en elle un œuf fécondé ou conçu.

262. *Division.* Si l'ovule fécondé arrive sans obstacle dans la cavité de la matrice et s'y maintient, la grossesse est dite *bonne, naturelle, utérine;* s'il reste et se développe dans l'ovaire, s'il tombe dans le péritoine, s'arrête dans la trompe ou s'engage dans l'épaisseur des parois mêmes de l'organe gestateur, elle prend, au contraire, le nom de *mauvaise, contre nature, extra-utérine.* La première espèce est ensuite divisée en trois variétés : 1°. grossesse simple, quand la matrice ne renferme qu'un œuf; 2°. grossesse double, triple, quadruple ou composée, quand il existe deux, trois ou quatre fœtus ; 3°. grossesse compliquée, quand un polype, une grande quantité d'eau, une maladie quelconque du produit de la conception ou de l'utérus, viennent s'y joindre.

La seconde comprend quatre nuances, déterminées par le siége que choisit le germe fécondé, en sorte que les auteurs admettent: 1°. une grossesse ovarique ; 2°. une grossesse abdominale ou péritonéale ; 3°. une grossesse tubaire ; et 4°. une grossesse mixte ou interstitielle.

Après avoir remarqué qu'une foule de maladies font quelquefois naître la plupart des symptômes de la grossesse, les accoucheurs français, adoptant une première division plus générale encore, ont établi une grossesse *vraie* et une grossesse *fausse ou apparente,* distinctes l'une de l'autre en ce que la première est caractérisée par la présence, et la seconde par l'absence d'un fœtus; puis ils ont décrit de fausses

grossesses venteuses, séreuses, sanguines, polypeuses, cancéreuses, nerveuses, molaires, hydatiques, etc., suivant que le développement du ventre
et les signes de la gestation tiennent à la présence de
gaz, d'eau, de sang, de polypes ou d'autres tumeurs
dans la matrice, à l'existence d'un squirrhe, d'une
môle hydatoïde ou charnue, d'un état nerveux indé-
finissable, etc.

ARTICLE PREMIER.

DE LA VRAIE GROSSESSE.

SECTION PREMIÈRE.

De la Grossesse utérine.

263. Dès que la grossesse a lieu, des phénomènes
importans et nombreux se manifestent dans l'économie. Les uns sont locaux, physiques, matériels; les
autres variables, fugaces, généraux : il en est de communs à toute espèce de gestation, tandis que d'autres sont particuliers à quelques-unes seulement.
Comme la grossesse utérine les réunit presque tous, et
constitue d'ailleurs l'unique gestation normale dans
l'espèce humaine, je ne parlerai d'abord que de ceux
qui lui appartiennent, et ne traiterai des phénomènes
spéciaux qu'à l'article où j'indiquerai les moyens de
la distinguer de toutes les autres.

§. I. *Phénomènes locaux.*

264. L'ébranlement général que détermine la copulation n'est que momentané, chez la femme comme chez l'homme, lorsqu'il n'en doit pas résulter de fécondation. Dans le cas contraire, l'état de turgescence, d'érection ou de spasme de l'utérus et des trompes, persiste et forme le prélude d'une vie nouvelle pour le premier de ces organes. Son volume, sa forme, sa situation, sa direction, sa structure, ses propriétés, tout va changer.

265. *Volume.* Lorsque la conception est opérée, la matrice reste dans un état de fluxion qui en augmente insensiblement toutes les dimensions : suivant quelques accoucheurs, cet accroissement suit une marche régulière, et uniforme jusqu'à la fin de la grossesse ; d'autres ont avancé qu'il est inégal et comme saccadé. M. Desormeaux pense qu'il se fait avec lenteur dans les premiers mois, avec une grande rapidité, au contraire, dans les deux ou trois derniers, aux dépens des parois seules de l'organe d'abord, puis des parois et de la cavité tout ensemble. Ce n'est pas le corps seul qui subit cet agrandissement ; Mme Boivin soutient qu'au second mois le col a déjà près de *deux pouces* de longueur. A la fin du troisième mois, la matrice a deux pouces et demi dans toutes les directions et trois pouces et demi dans le quatrième mois. A cette dernière époque, on remarque, sur le cadavre, que les replis qui avoisinent l'orifice interne se développent et s'étendent en longues nervures très-déliées.

266. **A** sept mois, le tiers supérieur du col est

épanoui dans la région inférieure du corps, dont il se distingue à l'intérieur par une zone rosée très-différente du rouge foncé du reste de la matrice. Sa portion inférieure, plus blanche, plus grosse, plus molle, offre encore quinze lignes ; mais il ne faut pas confondre ici le col proprement dit avec le museau de tanche, dont la longueur n'est que de cinq à six lignes. Plus épais en bas qu'en haut, le col présente encore un pouce de longueur à huit mois, et ne se perd tout-à-fait dans l'ovoïde utérin que dans le courant du neuvième ; en sorte que, depuis le commencement de la grossesse jusqu'au huitième mois, il s'amincit, se déploie, s'évase par degrés, sans perdre pour cela beaucoup de sa longueur réelle.

267. Tout en admettant comme vraie une partie de ces assertions, j'ai cru remarquer cependant qu'il est plus exact de dire, avec M. Desormeaux, qu'abstraction faite du museau de tanche, le col a perdu le tiers environ de sa longueur totale dès le cinquième mois, la moitié dans le sixième, les deux tiers ou les trois quarts dans le septième, les trois quarts ou les quatre cinquièmes à la fin du huitième, et que le reste disparaît dans le courant du neuvième.

268. A terme le diamètre vertical de l'utérus est de douze pouces, l'antéro-postérieur de neuf pouces, et le transversal de huit pouces et demi. A la hauteur des trompes, sa circonférence est d'environ vingt-six pouces et de treize pouces seulement au niveau de la portion utérine du col, qui, selon Mme Boivin, serait alors à cinq pouces au-dessus de l'orifice externe. Levret dit que la matrice, qui n'a que seize pouces de superficie dans l'état de vacuité, en offre trois cent

trente-neuf à l'époque de l'accouchement ; que le vide de cet organe, réduit aux quatre cinquièmes d'un pouce dans le premier cas, s'élève à quatre cent huit pouces dans le second ; que sa masse, qui n'est que de quatre pouces un tiers avant la grossesse, est de cinquante-un pouces lors de l'enfantement ; mais, le vide de l'utérus est évidemment porté trop loin par Levret, car de cette manière il pourrait contenir dix-sept livres d'eau, tandis que l'œuf en totalité ne pèse en général que de sept à dix livres.

269. *Forme*. Au lieu de rester aplatie sur ses deux faces, la matrice s'arrondit, et ne tarde pas à devenir complètement pyriforme. L'angle vaginal semble se resserrer, *s'amincir* ; son orifice devient quelquefois circulaire ou cesse de représenter une simple fente linéaire ou transversale, surtout dans les premières grossesses ; d'autres fois il s'entr'ouvre assez largement, ses lèvres s'épaississent et deviennent plus molles, principalement chez les femmes qui ont eu plusieurs enfans. Dans quelques cas de première gestation, il semble se fermer tout-à-fait, au point que le doigt parvient à peine à le distinguer.

270. Ensuite l'utérus arrive graduellement à la forme d'un ovale, dont la pointe serait tournée en bas. Sa paroi postérieure, déjà plus bombée que l'antérieure, avant la fécondation (155), se développe dans une telle disproportion que les trompes semblent descendre considérablement, et que leur racine finit par correspondre au point de réunion des deux tiers postérieurs avec le tiers antérieur de la circonférence utérine. Son fond se distend aussi très-fortement. De dimensions presque égales dans tous les sens, vers

le cinquième ou le sixième mois, l'organe gestateur offre la figure d'un vase sphéroïde, terminé par un goulot très-court; on pourrait le comparer à une vessie de porc, dont l'extrémité uréthrale serait ficelée dans l'étendue d'un pouce ou deux : en imaginant alors que quelqu'un relâche avec lenteur, et de haut en bas, les cercles du fil qui la ferme, pendant que quelqu'autre souffle par son fond pour la distendre, on aura une idée assez nette de l'effacement graduel du sommet de l'utérus.

271. A la fin de la grossesse, le col n'est plus qu'un bourrelet, formé par les lèvres seules du museau de tanche, et dont l'épaisseur varie selon que la femme est primipare ou qu'elle a déjà eu plusieurs enfans : dans le premier cas, ce bourrelet existe à peine ; un cercle de plus en plus mince, et comme tranchant quelquefois, le remplace ordinairement, tandis que, dans le second, il conserve assez fréquemment une épaisseur de deux, trois et quatre lignes jusqu'à l'accouchement. Son *orifice* reste habituellement fermé ; ses lèvres sont lisses, régulières et minces jusqu'à la fin, quand les personnes n'ont point encore eu d'enfans ; chez les autres, il s'entr'ouvre de bonne heure ; nombre de fois, j'ai pu y introduire l'extrémité du doigt, chez des femmes enceintes de cinq mois et demi ou six mois, qui servaient aux exercices pratiques de ma salle d'accouchemens. Plus évasé et plus mou en bas, on le trouve alors plus dur et plus étroit en haut, sa cavité ressemble à un doigt de gant plus ou moins allongé, de telle sorte qu'on peut toucher à nu les membranes

et reconnaître la position de l'enfant plusieurs mois avant le terme du travail.

272. *Position.* En même temps que l'utérus s'accroît en longueur et que son volume augmente, il éprouve d'autres changemens relatifs à sa position et à ses rapports : le col s'abaisse, se rapproche de la vulve; très-marqué chez quelques femmes, à peine appréciable chez d'autres, ce phénomène se rencontre plus souvent, persiste plus long-temps chez celles qui ont le bassin large, la fibre molle ou naturellement relâchée, et moins communément dans les conditions opposées, quoiqu'il ne soit pas rare de l'observer chez quelques femmes jeunes et robustes, et lors de la première grossesse; mais le museau de tanche ne tarde pas à remonter insensiblement; à trois mois il occupe à-peu-près la même place qu'avant la fécondation; en continuant de s'élever ensuite par degrés, il parvient quelquefois jusqu'à la hauteur de l'angle sacro-vertébral, tandis que d'autres fois il redescend au contraire à partir du sixième, du septième ou du huitième mois, et se rapproche considérablement du détroit inférieur.

273. Le *fond*, qui ne dépasse pas le niveau du détroit supérieur au troisième mois, s'élève à deux travers de doigt au-dessus dans le courant du quatrième, s'approche de l'ombilic dans le cinquième, arrive au niveau de ce point central ou le dépasse même à la fin du sixième, monte encore dans le septième et dans le huitième, mais n'atteint jamais ni le diaphragme, ni le foie, et ne va jamais non plus remplir la région épigastrique, comme l'ont dit par

hyperbole ou par irréflexion quelques auteurs classiques. J'ai remarqué qu'il reste souvent dans la région mésogastrique jusqu'à l'accouchement. D'ailleurs, à part quelques cas exceptionnels, il ne peut guère en être autrement, puisque dans le dernier mois de la grossesse le centre du bassin est souvent séparé de l'ombilic par un espace de quinze à dix-huit pouces. Quoi qu'il en soit, l'utérus, comme accablé sous le poids de l'œuf, semble s'affaisser et s'écraser en quelque sorte sur lui-même ; ce qui l'oblige à s'agrandir davantage, proportionnellement, en travers et d'avant en arrière , qu'il ne l'avait fait jusque-là.

274. *Direction.* Tant que la matrice reste libre dans le petit bassin et que son fond n'est point arrêté par la base du sacrum , sa moitié postérieure, formant une masse plus considérable que l'antérieure , tend à la faire basculer en arrière ; de façon qu'en s'abaissant, le museau de tanche doit se porter naturellement, un peu plus ou un peu moins, en avant , et s'éloigner du sacrum pour se rapprocher des pubis ; déviation que favorise encore la distension et la déplétion alternatives de la vessie urinaire. Mal soutenu en avant par les parois abdominales, pressé à travers les viscères par le diaphragme , et d'autant plus que pour maintenir l'équilibre la femme est obligée de rejeter la tête et les épaules en arrière, l'utérus, dès qu'il est assez développé pour toucher le promontoire, ne peut plus s'élever qu'en suivant l'axe du détroit supérieur. Appliqué postérieurement contre une partie solide, saillante et arrondie, il ne se maintient que difficilement sur la ligne médiane en se portant dans l'abdomen, se dévie presque tou-

jours d'un côté ou de l'autre, à droite huit fois sur
dix, et de manière que l'un de ses bords, le gauche,
si l'inclinaison est à droite, le droit si c'est le contraire,
se tourne bientôt en avant; d'où il arrive que sa région
antérieure regarde un peu à droite, dans le premier
cas, et à gauche dans le second; en un mot, qu'il
semble se tordre sur son grand axe.

275. On a expliqué de cent manières la cause qui
porte la matrice plutôt à droite qu'à gauche. La présence du rectum, habituellement rempli de matières
stercorales fort dures, chez les femmes enceintes,
a paru suffire à quelques-uns; mais l'obliquité droite
se remarque aussi chez les personnes qui ne sont
point constipées, chez celles même qui ont la diarrhée. M. Desormeaux ajoute, qu'en s'élevant dans
l'abdomen, l'organe gestateur est repoussé à droite
par la masse des intestins grêles et l'S iliaque du
colon; ce qui tient, dit-il, à ce que le mésentère,
fixé sur le devant du rachis, est obliquement dirigé
de haut en bas et de droite à gauche. Mais il y a erreur de fait ici, c'est de gauche à droite que le mésentère se dirige, et je m'étonne que M. Desormeaux,
d'ailleurs si exact, ne s'en soit pas aperçu; en outre,
si l'S du colon est à gauche, le cœcum, plus volumineux, est à droite. D'autres ont pensé, avec Levret,
que l'insertion du placenta, en limitant la dilatation
d'un point de l'utérus, pouvait donner lieu aux in-
clinaisons latérales. D'abord il n'est pas vrai que la
portion utérine en contact avec le placenta se dis-
tende moins que les autres; ensuite, en admettant
ce fait, pour qu'il fût de quelque valeur il faudrait
que le gâteau vasculaire de l'œuf s'attachât presque

toujours à droite, ce qui est contraire à l'observation. Mme Boivin attribue l'obliquité droite à l'excès de force du cordon sus-pubien correspondant ; mais alors l'angle droit de la matrice ne devrait pas s'éloigner autant que le gauche du canal inguinal, et c'est le contraire qu'on observe. J'admettrais plus volontiers que, ne pouvant rester sur le devant de la colonne vertébrale, l'utérus s'incline, en général, à droite par suite de l'habitude de se coucher dans ce sens, et de se servir du membre thoracique droit plutôt que du gauche ; encore faudrait-il, avant d'accorder quelque confiance à cette explication , avoir la preuve que chez les femmes qui suivent des habitudes opposées l'obliquité droite ne se rencontre pas.

276. Pendant que le fond et le corps de la matrice s'inclinent en avant et à droite, le col se porte généralement en arrière et à gauche ; cependant on aurait tort de croire qu'il en est toujours ainsi : l'orifice peut rester au centre de l'excavation, quoique les obliquités antérieure ou latérale soient portées très-loin , ou bien se diriger beaucoup plus en arrière que ne l'indique la position du fond : j'ai fréquemment rencontré son plan parallèle à la face antérieure du sacrum dans les derniers temps de la grossesse, quoiqu'il n'y eût pas d'ailleurs d'inclinaison en avant ; il peut aussi se tourner à droite, quoique le fond soit incliné de ce côté , ce qui est beaucoup plus rare.

277. *Épaisseur des parois.* Galien, Paul d'Égine , et Mauriceau encore, ont avancé que l'utérus ne se distend, ne s'agrandit qu'aux dépens de l'épaisseur de ses parois ; Riolan , Deventer , De La Motte, Rœderer ; au contraire, ont soutenu que cette épais-

seur augmente pendant la grossesse, tandis que les modernes admettent qu'elle reste dans le même état qu'avant la fécondation. Une telle divergence d'opinions, sur un fait facile à constater, a quelque chose d'assez étrange au premier coup d'œil, mais qu'on explique, cependant, en ayant égard à la position où se sont trouvés les observateurs. Dans l'impossibilité d'ouvrir des cadavres, les anciens durent raisonner d'après l'analogie ; voyant que les parois de la vessie sont d'autant plus minces que ce réservoir est plus distendu, qu'il en est de même dans un bon nombre d'animaux pour l'utérus et ses cornes, ils ne pensèrent pas que dans l'espèce humaine il pût en être autrement. Ils pouvaient se fonder, en outre, sur ce que chez les femmes qui meurent d'hémorrhagie pendant l'accouchement ou dans le dernier tiers de la grossesse, chez celles qui sont affectées d'hydromètre, ou dont l'œuf renferme une trop grande quantité de liquide amniotique, la couche charnue de la matrice est en effet très-mince, et quelquefois réduite à la moitié, au tiers et même au quart de son épaisseur naturelle.

D'autres purent être entraînés à défendre l'opinion diamétralement opposée, parce que pendant les huit premiers jours qui suivent le part, temps où il succombe le plus de nouvelles accouchées, les parois utérines, en revenant sur elles-mêmes, s'épaississent effectivement au point d'offrir quelquefois jusqu'à un pouce et même quinze lignes dans le fond de l'organe. Mais depuis que des occasions nombreuses ont permis de mieux interroger la nature, les hypothèses fondées sur de fausses analogies, ou sur des faits exceptionnels et mal interprétés , ont fait place à la vérité.

278. On sait maintenant que la matrice conserve à-peu-près la même épaisseur que dans l'état de vacuité pendant tout le cours de la gestation (je dis à-peu-près, parce qu'il y a quelquefois une ligne ou deux de plus ou de moins); que cette épaisseur, toujours plus forte à l'insertion du placenta, va généralement en diminuant du fond vers le col, où elle n'est souvent que de deux à trois lignes et même moins; qu'elle augmente un peu dans tous les points de l'organe à-la-fois, jus-qu'au troisième ou au quatrième mois d'imprégnation , et qu'ensuite elle reste en arrière de ses limites primitives , pour les dépasser de nouveau dans les derniers temps de la gestation , excepté au col, qui s'amincit surtout alors. Il est donc inutile de com-battre Jenty, qui soutient que cette épaisseur est bien plus apparente que réelle , et que le sang accumulé dans les vaisseaux utérins en est l'unique cause.

279. *Structure*. Dans l'état de vacuité, l'organisation de l'utérus ne semble être qu'ébauchée ; c'est pendant la grossesse qu'elle se perfectionne, qu'elle se déve-loppe (169) ; ses fibres , qui étaient pâles, denses et formaient un mélange inextricable, se ramollissent , deviennent plus rouges et représentent bientôt des plans, des faisceaux faciles à reconnaître et à suivre. Le tissu cellulaire, auparavant si ferme , si serré, si élastique, se relâche, s'assouplit, se rapproche enfin du tissu cellulaire commun, et, de cette manière , permet aux autres élémens , qu'il tenait comme en-chaînés, de suivre l'impulsion qui anime la totalité

de la matrice. Les branches artérielles, plissées mille fois sur elles-mêmes, à l'instar du canal déférent, et bridées dans cet état par des lamelles élastiques et denses, cédant au relâchement général, s'allongent peu-à-peu ; les angles, d'abord si aigus, de leurs plicatures, s'émoussent, s'agrandissent, finissent par ne plus offrir que des zigzags plus ou moins profonds, des tortuosités qui ne gênent en rien la circulation, et leur calibre arrive, avant la fin de la grossesse, au double, au triple, au quadruple de ce qu'il était avant la fécondation.

280. Les *veines* subissent les mêmes métamorphoses : déjà plus grosses et moins tortueuses dans l'état naturel, elles s'élargissent et se développent plus rapidement encore que les artères ; à terme, on les voit sillonner la couche charnue dans toutes les directions, et former un réseau qui la sépare en quelque sorte en deux plans. Leur volume permet d'y introduire une plume d'oie, et même, dans quelques cas, l'extrémité du petit doigt. C'est en approchant de la membrane muqueuse surtout qu'elles se dilatent au point de former des cônes à base renversée ; cônes décrits par Astruc sous le nom de *sinus utérins*, mais que Haller sut ramener à leur nature première, en les appelant *sinus veineux*, et auxquels Hunter ne veut pas qu'on donne de nom particulier.

281. Les vaisseaux *lymphatiques* sont tellement amplifiés, au dire de Cruikshank, que si on les injecte avec du mercure, ils peuvent égaler le volume d'une plume de corbeau, et former comme une enveloppe d'argent à la surface de l'utérus ; les *nerfs* eux-mêmes,

suivant Hunter, augmentent aussi sensiblement de volume ; ce qui explique certains changemens fonctionnels dont il sera question plus bas.

282. La membrane *muqueuse*, dont l'existence est si difficile à démontrer hors de la grossesse, devient plus évidente, plus rouge, plus villeuse ; on peut en séparer des lambeaux distincts ; les plis qu'elle forme pour envelopper les rides du col se relâchent et disparaissent, mais seulement dans la dernière moitié de la grossesse ; la membrane séreuse, de son côté, est loin de rester étrangère à tous ces changemens, et Bichat s'est évidemment trompé en soutenant que le péritoine, non plus que les autres membranes diaphanes, ne jouit d'aucune extensibilité. A la fin de la grossesse, le méso-rectum persiste, les ligamens larges et autres replis, tiraillés, ne sont point effacés, quoiqu'ils aient perdu de leurs dimensions proportionnelles, et même un peu de leurs dimensions absolues. D'ailleurs, en admettant qu'ils fussent complètement déplissés, leurs lames ne suffiraient pas pour ceindre une circonférence de vingt-six pouces. Il est donc évident que le feuillet séreux s'accroît en même proportion que la couche charnue de la matrice ; qu'il est extensible, et qu'il reste en contact avec les mêmes points des couches sous-jacentes, depuis le commencement jusqu'à la fin de la gestation. J'ai même remarqué, comme M. Ristelhueber, qu'au lieu de s'amincir, il augmente au contraire d'épaisseur, et que ses adhérences se relâchent à peine pendant qu'il subit cette ampliation.

283. *Fonctions et propriétés.* A mesure que les vaisseaux utérins se déploient, le sang s'y précipite,

et la matrice finit par ne plus former qu'une éponge gorgée de fluide ; cependant les règles se suppriment dès que la fécondation est opérée, et c'est à ce phénomène que quelques auteurs ont attribué la plupart des modifications qu'éprouve alors l'utérus ; mais on ne saurait adopter cette opinion, car on observe les mêmes changemens chez les femmes qui continuent d'être assujetties au flux périodique pendant la grossesse et quand l'utérus est distendu par un polype, tandis qu'on ne les rencontre pas dans les cas d'aménorrhée simple. Parcouru par des nerfs plus volumineux, et recevant plus de fluide vivifiant, l'utérus jouit d'une sensibilité beaucoup plus vive : dans l'état de vacuité il peut être touché, heurté, pressé, sans que la femme en éprouve pour ainsi dire de douleur ; pendant le développement de l'œuf, au contraire, le moindre choc, le moindre attouchement du fœtus sont à l'instant ressentis par la mère ; la sensibilité et la contractilité s'y mettent presque au même degré que dans les organes de la vie de relation.

284. Pour expliquer le développement extraordinaire de la cavité utérine, les anciens ont dit que l'œuf en grossissant la dilate, comme on dilate un tube de verre en le soufflant, comme on distend une vessie en la remplissant de liquide ou d'air, comme on étale une boule de cire molle. En appelant au secours de cette hypothèse les lois que suit la marche des fluides qui transsudent à l'intérieur d'un vase inerte, Puzos ne l'a pas rendue plus soutenable ; car, puisqu'en physique on mesure la force d'impulsion des liquides par la hauteur et la largeur de la colonne qui les apporte, il est clair qu'ici l'effort

distensif augmenterait en raison inverse de la résistance ; que , très-faible dans le commencement , quand la densité de l'organe est considérable, il se trouverait, à la fin , doublé dix fois pour triompher d'une difficulté moindre. Serait-il mieux de dire avec Van Helmont, que la matrice se dilate spontanément sous l'influence d'un *blas météorisant*, ou d'admettre avec Levret et les modernes que , comme le cœur et les tissus érectiles, elle s'agrandit d'une manière active et par la seule force de ses propriétés vitales ? Mais en raisonnant ainsi on exprime le fait sans en indiquer la cause. Toutefois il est certain que la force de dilatation , étrangère au produit de la conception, réside dans l'organe gestateur lui-même : ce qui le prouve sans réplique, c'est que , comme l'ont remarqué Levret, Bertrandi, Meckel, Chaussier, etc. , dans les grossesses contre nature, la cavité utérine, quoique vide , se dilate comme dans la gestation ordinaire.

285. Pour expliquer cette dilatation , il est tout-à-fait inutile d'invoquer avec Malpighi un principe fermentescible contenu dans la semence, ou, avec Blumenbach, une action vitale particulière ; la turgescence déterminée par la fécondation et entretenue par l'œuf en donne très-bien la raison : la congestion dont l'utérus est le siége , y appelle un excès de nutrition ; les molécules nouvelles qui s'y déposent sans cesse en allongent nécessairement les fibres ; les canaux vasculaires se déplissent et grossissent en même temps ; ce déplissement et cet allongement ne pouvant se faire sans augmenter l'étendue des cercles ou des courbes que représentent chaque fibre et chaque vaisseau de l'organe, il en résulte que

l'ampliation de sa cavité est une suite inévitable de la nutrition augmentée de ses parois.

286. Au surplus, l'œuf et la matrice se développent ensemble ; et si le but ou la fonction du contenu n'est pas de forcer la distension , au moins sert-il à soutenir les parois, à maintenir l'irritation du contenant dans de justes proportions. Ici, comme toujours, la nature trouve le moyen de multiplier les effets sans augmenter le nombre des causes.

287. *Annexes de l'utérus.* Les changemens qui s'opèrent dans la position , le volume et le poids de la matrice , doivent en amener dans la disposition des parties voisines.

288. Par suite de l'abaissement du col pendant les premiers mois, *le vagin* se raccourcit et devient plus large ; tiraillé par l'utérus, un peu plus tard , il s'allonge et finit par former une sorte de cône dont le sommet serait à la vulve. En s'imbibant de liquides, ses parois se ramollissent ; ses colonnes antérieure et postérieure acquièrent par fois un volume considérable , surtout en approchant de l'extérieur.

289. Les *trompes*, retenues par les ligamens larges contre les bords de la matrice, grossissent, deviennent plus rouges, plus vasculeuses , et comme spongieuses à la surface interne de leur pavillon.

290. Les *ovaires*, abaissés de la même manière, augmentent aussi de volume ; leurs vaisseaux se dilatent , deviennent quelquefois variqueux , au point de se rompre et de produire une hémorrhagie mortelle.

Les fibres des *ligamens ronds* se dessinent mieux , se développent, rougissent, de telle sorte qu'à l'époque de l'accouchement ils forment deux véritables faisceaux musculaires dont la contraction est tellement évidente dans certains cas, que, sur trois femmes différentes, j'ai pu la reconnaître et la faire apprécier par plusieurs personnes, pendant que la matrice se resserrait pour chasser le délivre.

291. La vessie remonte au-dessus du détroit supérieur; l'*urèthre* se cache derrière la symphyse des pubis, devient presque vertical, son orifice s'enfonce sous le sommet de l'arcade, et le cathétérisme des femmes enceintes est ainsi rendu plus difficile; en même temps il peut arriver que la poche urinaire, plus fortement comprimée au-dessus qu'au-dessous de son fond, vienne faire saillie dans le haut du vagin, ainsi que je l'ai souvent rencontré dans la dernière moitié de la grossesse.

292. L'intestin *rectum*, comme étranglé supérieurement, ne recevant plus l'impulsion du diaphragme, se laisse distendre par les matières stercorales, et déforme la paroi postérieure du vagin.

293. Les intestins *grêles*, soulevés par le fond de l'utérus, au-devant duquel ils se placent quelquefois en partie, peuvent y être comprimés de manière à déterminer des coliques plus ou moins vives; d'autres fois, leur portion la plus mobile s'engage dans l'excavation *recto-vaginale*, où elle peut s'étrangler et faire naître des accidens graves; mais le plus souvent ils se déjettent vers les régions lombaires, ou remontent directement en réagissant contre le colon transverse, l'estomac et le foie.

Le *diaphragme* lui-même, refoulé dans le thorax, dont il élargit la base et diminue le diamètre vertical,

se trouve plus ou moins gêné dans ses mouvemens
d'abaissement.

294. La *peau* du bas-ventre s'amincit, se couvre
de taches blanchâtres et de vergetures disposées
en zigzags ou en lignes courbes à convexité inférieure ; ses mailles s'écartent, comme celles d'une
étoffe qu'on tiraille et qui cède sans se déchirer.
Après l'accouchement, elle paraît toute couverte de
cicatrices réticulées, et se ride ou se couvre de plis ;
chez les femmes de courte stature, comme le dit
M. Desormeaux, et j'ajouterai chez celles dont le
ventre acquiert un volume considérable, cet état du
derme se propage jusqu'aux cuisses et aux fesses.

295. Les *muscles droits* s'élargissent aux dépens
de leur épaisseur, se trouvent reportés sur les côtés,
et entraînent avec eux l'artère épigastrique, ce qu'il
est bon de ne pas oublier dans l'opération césarienne.

296. Les *aponévroses* s'éraillent ; l'anneau inguinal
s'agrandit un peu, mais c'est la ligne blanche qui
subit le plus de changemens, parce qu'elle est plus
spécialement chargée de résister au poids de la matrice et des viscères ; au lieu d'un pouce elle en offre
quelquefois quatre dans sa partie moyenne ; vers la
fin de la grossesse on ne trouve plus à sa place
qu'une toile, qu'un réseau à mailles plus ou moins
souples.

297. L'*ombilic* s'entr'ouvre, devient plus saillant,
plus mince, ce qui rend la production des hernies
ombilicales très-facile. Chez un grand nombre de
femmes il existe un tel écartement des fibres apo-
névrotiques sur la ligne médiane, qu'elle semble être

percée d'une large ouverture lozangique ou elliptique, dont les extrémités se rapprochent tantôt plus,
tantôt moins de l'épigastre et des pubis. Aussi, dans
ce cas, reste-t-il après l'accouchement, sur le milieu
de l'abdomen, une tumeur oblongue, une espèce d'é-
ventration, que les grossesses subséquentes augmentent parfois, au point de permettre à l'utérus de se
renverser très-fortement en avant, au-dessus du détroit supérieur,

298. La pression exercée par la matrice sur les
vaisseaux de l'excavation pelvienne gène nécessairement la circulation veineuse des parties environnantes ; aussi voit-on souvent les organes génitaux
externes et les membres inférieurs s'infiltrer, se couvrir de varices et devenir le siége de douleurs assez
fortes, douleurs qui peuvent tenir encore à la compression *des nerfs* des plexus lombaires et sacrés.

299. Le *bassin* se relâche, et ses articulations, si
fermes et si solides, se modifient tellement, qu'elles
finissent, chez certaines femmes, par jouir d'une
grande mobilité. Avicenne, Aetius, Fernel, et la
plupart des anciens, l'avaient sans doute déjà remarqué, puisqu'ils mettent la rigidité des symphyses au nombre des causes d'accouchemens difficiles : cette opinion, cependant, était généralement rejetée du temps de Paré ; car S. Pineau, vivement combattu par les chirurgiens de Paris, pour
l'avoir soutenue, ne parvint à les convaincre qu'en
leur montrant le cadavre d'une nouvelle accouchée
qu'on venait de supplicier. Depuis lors, Bertin et Bouvart, dans une thèse célèbre ; Smellie, Levret, Pless-
man, Piet, Desault, M. Boyer, Baudelocque, Béclard,

Chaussier, Mme Boivin, etc., ont admis le ramollissement des articulations pelviennes : les uns, comme
phénomène constant; quelques autres, comme disposition exceptionnelle ; les uns, comme un état propre à
faciliter la parturition, comme une sage précaution de
la nature ; d'autres, comme une maladie dangereuse.
Maintenant on ne peut plus douter de l'existence du
fait, et toutes les questions relatives à ce point si longuement débattu sont faciles à résoudre. La raison
indique, et l'observation prouve que chez beaucoup
de femmes enceintes les faisceaux ligamenteux du
bassin deviennent plus souples et plus mous ; qu'une
plus grande quantité de fluides les pénètre comme
toutes les parties environnantes : or, il est impossible
qu'un pareil afflux de liquides se manifeste sans que
les surfaces articulaires s'écartent. Seulement ce travail est assez modéré dans le plus grand nombre des
cas pour que la femme et l'accoucheur ne s'en aperçoivent pas. Smellie l'a vu porté assez loin pour que
les os pussent chevaucher l'un sur l'autre ; Denman cite
aussi des faits d'écartement considérable ; Mme Boivin dit qu'il n'est point rare de rencontrer quatre,
six, huit, dix et même douze lignes entre les pubis,
et les naturalistes savent que dans quelques mammifères les os du bassin trop étroit pour que le part
puisse s'effectuer, s'éloignent à tel point pendant la
gestation, qu'ils finissent par se trouver comme perdus
au milieu des parties molles.

500. C'est dans ces cas de ramollissement extrême
que la station et la marche, fatigantes et douloureuses chez quelques femmes à la fin de la grossesse, peuvent produire l'inflammation et la suppu-

ration des symphyses, ainsi qu'on en possède d'assez nombreux exemples ; c'est alors aussi qu'il est juste de ranger, comme le veut Baudelocque, leur mobilité parmi les altérations pathologiques : d'un autre côté, on conçoit que dans un cas de rétrécissement léger ce ramollissement puisse être jusqu'à un certain point avantageux à l'accouchement, ainsi que l'ont avancé plusieurs auteurs ; mais, pour le déterminer, est-il permis de fonder quelque espérance, avec Pineau, etc., sur l'action des bains, des cataplasmes et autres moyens du même genre ? Est-il possible de l'augmenter sans inconvéniens à l'aide d'efforts mécaniques, de dilatateurs, par exemple ? Peut-on croire avec Denman et d'autres, que la pression exercée par la tête du fœtus n'est pas étrangère à sa production, quand le travail, accompagné de violens efforts, se fait avec lenteur ?

D'après Baudelocque, les ligamens seuls participent à ce travail ; MM. Piet et Chaussier prétendent à tort que les lames cartilagineuses y concourent également.

La symphyse des pubis, presque en tout semblable à l'articulation du corps de deux vertèbres, explique pourquoi le ramollissement l'envahit bien plus fréquemment, et toujours à un plus haut degré que les symphyses postérieures ; et comment il arrive que ses surfaces restent ordinairement un peu plus écartées qu'avant la grossesse, chez la plupart des femmes qui ont eu des enfans.

301. Les os du bassin eux-mêmes perdent quelquefois de leur consistance au point de devenir flexibles. Weidman en cite un exemple remarquable : le détroit inférieur était assez fortement resserré pour que

la section césarienne parût indispensable; mais en es-
sayant de le traverser avec la main, l'accoucheur
s'aperçut que les ischions et l'arcade des pubis cé-
daient comme des fibro-cartilages, et l'accouchement
se termina sans opération. M. Hofmeister vient de
publier un cas à-peu-près semblable et qui n'est pas
moins curieux. Au dire de Burns et des autres accoucheurs anglais, cet état existe souvent comme
symptôme de la maladie dangereuse qu'ils décrivent
sous le titre de *malacostéon*.

§. II. Phénomènes sympathiques et Signes rationnels.

302. Les nombreuses modifications matérielles qui
viennent d'être énumérées agissent plus ou moins sur
le reste de l'organisme, et font naître ce que l'on est
convenu d'appeler signes *généraux, communs, rationnels, vagues, incertains, douteux* de la gestation.

303. C'est une opinion vulgaire déjà professée par
Hippocrate et par Galien, que la copulation fécondante est accompagnée de jouissances beaucoup plus
vives que dans le coït ordinaire, et ressenties dans
le même moment par les deux conjoints. D'après
Aristote, l'organe copulateur de l'homme se retire
moins humide que d'habitude des parties de la
femme, et la liqueur séminale n'est pas rejetée au-
dehors. Aussitôt après le coït, les deux êtres tombent
dans une langueur, un abattement, une sorte de
tristesse inaccoutumés; la femme éprouve une tendance aux évanouissemens, à la syncope, des horripilations, des coliques et une espèce de mouvement vermiculaire qui semble partir de l'utérus, et
se propager dans les fosses iliaques ou les flancs;

des borborygmes, d'abord dans la matrice, qui paraît se remplir de gaz, ensuite dans tout le ventre, quelquefois un frissonnement général, dont l'abdomen est le centre, complètent la série des symptômes qui annoncent la fécondation.

304. A ce premier état succède la grossesse proprement dite. Les *yeux* perdent de leur vivacité, de leur brillant, expriment la langueur et semblent s'enfoncer dans l'orbite; les *paupières* se cernent ou s'entourent d'un cercle noirâtre, livide ou plombé; le *nez* s'effile et s'allonge; la *bouche* s'agrandit par l'écartement de ses commissures; tous les traits du visage se retirent en arrière, ce qui fait proéminer le *menton* en avant; la figure pâlit, se couvre de taches plus ou moins larges, plus ou moins nombreuses, tantôt rousses ou d'un brun plus ou moins foncé, tantôt, mais plus rarement, d'un blanc mat ou comme laiteux; se *masque*, en un mot.

Le *cou* se gonfle, devient plus moelleux, est le siége d'une congestion déjà indiquée par Démocrite selon Diogène, et que Catulle a mentionnée dans ces vers :

Non, illam nutrix, oriente luce, revisens,
Hesterno collum poterit circumdare filo.

congestion que Dumas dit avoir positivement observée. Les seins se développent, deviennent plus sensibles, plus fermes; il est parfois possible d'en extraire plusieurs gouttes de sérosité blanchâtre; leur mamelon se relève, proémine davantage; l'auréole s'élargit et brunit sensiblement; la finesse de leur couche tégumentaire augmente, et présente aussi quelquefois des taches blanchâtres, analogues à celles de la face.

305. Le *pouls*, d'abord embarrassé, acquiert de la fréquence, puis de la force et de la dureté ; il devient plus grand, plus plein, quelquefois inégal et comme rebondissant, brusque et fiévreux ; vers le terme de l'accouchement, on le trouve, dit Bordeu, comme convulsif, intermittent et serré ; en somme, l'artère paraît plus tendue, bat avec plus de fréquence et de vélocité ; la circulation étant plus active, les hémorrhagies sont plus communes et plus dangereuses ; le sang qu'on tire de la veine, ou qui s'échappe accidentellement des organes, se couvre d'une couenne inflammatoire, tantôt plus, tantôt moins épaisse, soit que la fibrine ou le coagulum s'y trouvent au-dessous ou au-dessus de leurs proportions naturelles. La *température* du corps s'élève, et fait que les femmes enceintes supportent mieux le froid que les autres ; la *transpiration* insensible est aussi plus abondante, répand une odeur de matières prolifiques dans le principe, aigre ou d'un genre particulier par la suite. Les *urines* coulent plus abondamment, se chargent d'un nubécule, et déposent davantage ; toutes les *sécrétions* s'opèrent avec plus d'énergie ; la salive, surtout, est souvent fournie en grande quantité, et de manière que certaines femmes sont attaquées d'un véritable *ptyalisme*. Le *foie*, troublé dans ses fonctions, détermine, dit-on, les taches ou éphélides du visage et de la peau.

306. Le *goût* et les digestions se pervertissent plus spécialement encore ; l'anorexie, des nausées, des vomissemens même surviennent, et sont fréquemment suivis d'une perte complète de l'appétit ; la femme ne désire plus, pour se nourrir, que des objets bi-

zarres et quelquefois dégoûtans. Tantôt son plus grand bonheur est de manger de la terre glaise, de la cendre, de la chaux, de croquer du charbon; tantôt ce sont des viandes à demi putréfiées, des araignées ou d'autres animaux immondes, qui font ses délices: en général, les choses grasses et le régime animal lui déplaisent; les fruits et les légumes lui conviennent mieux ; quelques-unes recherchent avec ardeur les boissons acides, et ne veulent que des alimens préparés avec le vinaigre, tels que la salade, etc.

307. A cet état d'inappétence et de dégoût succèdent, après les premiers mois, un appétit très-prononcé, presque vorace dans certains cas, des digestions faciles, l'envie de boire du vin et autres liqueurs spiritueuses ; mais dans le dernier tiers de la grossesse, les fonctions digestives se dérangent de nouveau, sans doute parce que l'estomac, alors trop à l'étroit, ne peut plus recevoir qu'en très-petite quantité les alimens et les boissons.

308. L'état *moral* est aussi sujet à d'assez nombreux changemens: quelques femmes, naturellement gaies, bonnes, aimables, deviennent tristes, mélancoliques, acariâtres, insociables, *et vice versâ*. Chez plusieurs, les passions, auparavant très-modérées, acquièrent une violence extraordinaire, ne peuvent plus être domptées, et font commettre les crimes les plus atroces ; chez d'autres, ce sont de simples envies singulières, comme de manger tel fruit, telle viande, tel gibier, tel mets, n'importe à quel prix; un besoin irrésistible de voler des objets de peu de valeur ou dont elles n'ont que faire, des dérèglemens de mœurs ou de ca-

ractère. Il en est dont l'esprit n'est jamais plus vif, plus pénétrant, plus agréable; tandis que d'autres tombent dans une sorte de stupidité, d'apathie insolites. Les facultés intellectuelles augmentent en général d'activité, soit toutes ensemble, soit seulement une d'elles en particulier : tantôt c'est la mémoire ou le goût des arts ou des sciences qui se modifie ; d'autres fois c'est le jugement qui devient exquis, ou bien l'imagination qui s'exalte, à tel point que quelques femmes sont parvenues, pendant leur grossesse, à un degré de perfection surprenant, dans les travaux de l'esprit, les arts ou les sciences, qu'elles avaient cultivés jusque-là avec indifférence et sans aucun avantage ; quelques-unes perdent la raison et deviennent complètement folles, toujours à la même époque de leur grossesse ; on en voit d'autres dont la manie ne se dissipe et qui ne rentrent dans le calme que pendant cette fonction.

309. Plusieurs *maladies* surviennent, se suspendent ou disparaissent ; tantôt c'est une odontalgie, sans qu'il y ait altération des dents, qui se renouvelle chaque fois que la femme devient enceinte; tantôt c'est une névralgie sus ou sous-orbitaire, faciale ou de toute autre espèce, la chorée ou danse de St.-Guy, des convulsions, ou des mouvemens hystériques, épileptiformes ; d'autres fois, c'est une phthisie très-avancée, qui semble rétrograder, ou même faire place à la santé la plus florissante ; un assez grand nombre de maladies différentes, telles que des inflammations lentes ou obscures de la poitrine et des voies digestives, des lésions organiques, graves, profondes, sont dans le même cas. Mais s'il est vrai qu'après

l'accouchement quelques-unes des altérations heureusement modifiées par la gestation ne reviennent pas, il est trop certain aussi que le plus grand nombre marchent dès-lors avec une effrayante rapidité vers une terminaison fatale.

310. Telle est la série des phénomènes sympathiques notés par les accoucheurs chez les femmes grosses : ils sont nombreux, comme on voit ; mais malheureusement chacun d'eux peut exister, ils peuvent même se rencontrer tous ensemble, sans qu'il y ait gestation ; tandis que, d'un autre côté, la grossesse a souvent lieu sans les déterminer. En outre, comment apprécier ceux qui tiennent aux sensations éprouvées au moment ou peu de temps après le coït ? Les femmes, comme l'espèce humaine toute entière, croyent facilement ce qu'elles désirent, et se cachent volontiers à elles-mêmes ce qu'elles redoutent. Elles éprouveront donc, ou n'éprouveront pas tel ou tel symptôme, suivant le désir qu'elles auront d'être ou de n'être pas enceintes. Comment reconnaître ensuite dans les troubles ou les dérèglemens de l'intellect ce qui appartient à la grossesse, et le distinguer de ce que peut feindre la perversité, ou de ce qui est le produit d'une véritable maladie ?

311. Quoi qu'il en soit, avec de l'attention un accoucheur habile peut, dans un bon nombre de cas, tirer le plus grand parti des signes rationnels, pour établir son jugement. Par exemple, quand le masque de la figure se manifeste rapidement chez une femme qui ne l'a jamais porté, qui habite une grande ville, qui ne s'expose point aux ardeurs du soleil, il devient un signe très-probable de grossesse ; on en peut dire

autant du cercle violacé des paupières, du gonflement et de la sensibilité des seins, quand ils sont étrangers à la fonction menstruelle; des nausées, du ptyalisme, des dérangemens des fonctions digestives, de la perversion des désirs et de l'appétit, quand ils ne sont point l'effet d'une suppression maladive de l'écoulement des règles. Quant à l'odeur répandue par la peau, à la transpiration, à la chaleur plus grande, à l'état du pouls, des urines, à la couleur du mamelon et de son auréole, au volume du cou, aux changemens des traits de la face, etc., leur existence est trop variable, trop fugace, ou se rattache à des causes trop diverses, trop difficiles à constater, pour qu'on leur accorde la moindre confiance. Ce sont autant de ressources que l'homme instruit et loyal abandonne aux charlatans éhontés, au vulgaire crédule, ignorant et dupe.

En somme, les signes rationnels, réunis en certain nombre et bien appréciés, suffisent le plus souvent pour faire croire à l'existence de la gestation, mais jamais pour en donner la certitude mathématique, pour permettre de l'affirmer devant les magistrats, même en y joignant la suspension du flux périodique.

312. *Menstrues.* Toutefois, chez les femmes qui n'ont aucun intérêt à tromper, ce dernier phénomène mérite la plus grande attention; il est le plus concluant et quelquefois le seul qu'on rencontre; mais comme il est fréquemment la cause ou l'effet d'un grand nombre d'affections plus ou moins graves, et tout-à-fait indépendantes de la grossesse, ce n'est pas une chose facile que de l'interpréter justement. S'il survient tout-à-coup, sans avoir été précédé d'au-

cun accident, d'aucune maladie qui puisse en expliquer l'apparition, chez une femme habituellement bien réglée, il peut constituer un signe presque certain de grossesse, tandis que, dans les conditions opposées, sa valeur, toujours beaucoup moindre, ne peut être exactement déterminée que par un praticien circonspect et exercé. Je n'ai pas besoin de faire remarquer qu'il n'est d'aucune importance quand la grossesse arrive avant la première éruption des mois. On sait, au surplus, qu'une femme dont les règles sont supprimées depuis quelque temps, soit par suite de maladie, soit tout simplement par suite des progrès de l'âge, peut devenir enceinte ; que quelques-unes ne sont réglées que pendant la grossesse ; et que la persistance des menstrues après la conception s'observe presque d'une manière épidémique, ou du moins bien plus fréquemment dans certaines années que dans d'autres.

313. *Volume du ventre.* Le développement de l'abdomen chez une femme en âge d'être fécondée suffit ordinairement au public pour faire présumer qu'elle est enceinte. Parmi les médecins il en est autrement. Tant de maladies diverses le produisent, qu'on doit, sous ce rapport, le ranger dans la même catégorie que la suppression des menstrues. Cependant il suit généralement une marche qui en fait un signe fort important, et capable à lui seul de donner, dans bon nombre de cas, la certitude qu'il y a grossesse.

314. Souvent le ventre se tuméfie ou se gonfle insensiblement dès les premières semaines qui suivent la conception ; ensuite il s'affaisse et se déprime

même vers le commencement du deuxième mois, d'où le proverbe trivial : *à ventre plat, enfant il y a.* Bientôt après, il se développe de nouveau d'une manière régulière, et pour ne plus s'arrêter, jusqu'au terme de la parturition. C'est d'abord sur la ligne médiane et dans la partie inférieure de l'hypogastre qu'il fait saillie ; tandis que l'ombilic semble s'enfoncer au dessous de son niveau naturel. Jusqu'au quatrième mois les régions iliaques paraissent s'excaver au lieu de proéminer en proportion de l'hypogastre. Vers la fin du troisième mois, le nombril se rapproche du niveau de la peau, qu'il ne tarde pas à dépasser, au point de former une exubérance d'un pouce ou deux, chez quelques femmes, dans le courant du cinquième, du sixième ou du septième mois. Au total, le ventre de la femme grosse a pour caractère spécial de se développer de bas en haut, et de rester encore long-temps aplati sur les côtés, quoique sa partie médiane fasse déjà un relief considérable. J'aurai occasion, d'ailleurs, de revenir sur ce point, lorsque j'indiquerai les moyens de distinguer la vraie grossesse des lésions avec lesquelles on peut la confondre.

§. III. Signes sensibles.

315. Les signes sensibles de la grossesse s'obtiennent à l'aide du toucher ou de l'auscultation, et se tirent des changemens matériels opérés dans l'utérus.

316. *Toucher.* En tokologie, on donne le nom de toucher à l'introduction d'un ou de quelques doigts dans le vagin, pendant que l'autre main est appliquée sur le devant de l'abdomen. On y a recours pour reconnaître les maladies de la vulve, du vagin, de la

matrice, de la vessie, du rectum, et de tous les organes contenus dans l'excavation pelvienne ; pour s'assurer de la bonne ou mauvaise conformation du bassin, de la nature, de l'espèce, et du degré de resserrement de cette cavité ; mais surtout pour apprécier les modifications du col utérin, soit dans son volume, sa consistance, sa position, sa longueur ou sa température, le poids, la forme, l'étendue, la situation et les dimensions de l'utérus lui-même pendant le cours de la grossesse.

317. On a de tout temps regardé le toucher comme la boussole de l'accoucheur, ce qui n'a pas empêché quelques personnes, Puzos entre autres (122), de s'élever avec force contre son emploi. Roussel dit que « les accoucheurs devraient faire disparaître de leurs ouvrages les règles impertinentes qu'ils donnent sur le toucher. » Selon lui, cette opération est trop alarmante pour la pudeur d'une femme bien née, trop contraire à la bonne morale, donne des signes trop vagues pour qu'on doive jamais y avoir recours. Mais ici Roussel parle bien plus en rhéteur qu'en médecin ; ses argumens, tirés de l'abus, ne disent rien contre la règle. Si le toucher est insuffisant dans beaucoup de cas pour convaincre que la grossesse existe ou n'existe pas, jusqu'à deux ou trois mois de conception, il n'en constitue pas moins le moyen d'exploration le plus certain que l'on possède. Non seulement il sert à déterminer si la gestation a lieu, mais encore il en indique le degré, l'espèce ; lui seul peut apprendre si l'accouchement est prochain ou commencé, si le travail est avancé, si l'enfant se présente bien, si les secours de l'art son inu-

tiles ou nécessaires, si tout rentre bien dans l'ordre après la parturition, etc. Le toucher est donc le principal levier, ou du moins l'une des plus puissantes ressources de la science tokologique. Seulement pour le pratiquer avec succès, pour éviter les méprises grossières qu'il peut faire commettre, pour en retirer tous les avantages possibles, il importe de s'y exercer long-temps, attendu que l'habitude seule peut rendre habile dans une pareille opération.

318. *Position de la femme.* Quand la femme est affectée d'ascite, d'hydrothorax, d'asthme, de lésion organique du cœur ou des gros vaisseaux, lorsque sa respiration ne se fait qu'avec difficulté, elle doit rester debout pendant qu'on la touche, afin d'éviter la fatigue et même les dangers que pourrait entraîner la position horizontale. Si elle est faible, au contraire, s'il y a menace de syncope, d'hémorrhagies, de convulsions; si l'utérus est fortement incliné en avant, ou si, par une autre cause, le col est rejeté très-loin en arrière, il est mieux de la faire coucher. Enfin, si l'on éprouve quelques difficultés, on doit l'examiner alternativement dans l'une et dans l'autre de ces deux positions.

319. Les muscles sont d'abord mis dans le relâchement. Si la femme est couchée, on lui fait fléchir à demi les jambes et les cuisses, ainsi que la tête et la poitrine, qu'on relève légèrement à l'aide d'oreillers ou de traversins. Dans le cas contraire, on la fait placer contre un mur, un meuble, un corps solide quelconque qui puisse la soutenir; ensuite elle écarte et fléchit très-légèrement les membres pelviens, en même temps qu'elle incline un peu la poi-

trine et la tête en avant. Pour prévenir l'embarras d'une semblable posture, on lui permet de s'appuyer des coudes ou des mains sur les bras de quelqu'autre personne, ou tout simplement sur les bords d'une commode ou de deux chaises placées exprès à ses côtés.

320. Avant de commencer l'opération, il faut s'enduire le doigt de mucilage de graine de lin ou de racine de guimauve, d'huile d'olive ou d'amande, de beurre ou de saindoux, de cérat, de blanc d'œuf ou d'une graisse quelconque. Le mucilage est ce qu'il y a de meilleur; mais quand on n'en a pas sous la main, peu importe la substance à laquelle on ait recours, pourvu qu'elle soit onctueuse et non irritante.

321. Deux motifs engagent à se graisser ainsi : sans cette précaution on pénétrerait moins facilement dans le vagin ; les grandes lèvres et les poils qui les ombragent pourraient être tiraillés et l'opération devenir fort douloureuse pour certaines femmes; si l'accoucheur avait quelque excoriation au doigt, c'est un moyen de ne pas s'exposer à contracter la syphilis, la gale ou autre maladie contagieuse dont la femme pourrait être affectée.

Il faut savoir toucher aussi facilement de la main gauche que de la main droite.

322. Se fondant sur ce que deux doigts peuvent mieux qu'un seul apprécier la forme et les caractères physiques d'un corps, Stein a conseillé d'introduire ensemble l'indicateur et le médius; quelques praticiens ont suivi ce conseil dans la patrie de l'auteur; mais à part quelques cas fort rares, on ne s'y conforme jamais en France. La sensation qu'on éprouve, au lieu d'être plus nette avec deux doigts, est au contraire

12*

plus confuse, et l'indicateur isolé pénètre très-certainement plus loin que si on y joignait le médius.

323. D'abord, pour l'introduire, on peut le tenir étendu et fortement écarté des autres doigts, ou bien on fléchit ces derniers de telle sorte que le pouce se trouve caché dans la paume de la main. Le plus souvent ces deux méthodes peuvent être employées indistinctement, mais la première ne convient pas aux femmes dont les parties externes de la génération sont gonflées, sensibles, enflammées ou douloureuses; la seconde étant applicable à tous les cas, je la trouve en conséquence préférable, ce qui ne m'empêche pas d'employer l'autre quelquefois.

324. Il n'est jamais indispensable de découvrir la femme; quand elle est couchée on se place à côté de son lit, et la main, portée sous la couverture, va gagner la vulve en passant sous le jarret correspondant à la main dont on se sert; quand elle est debout, on doit mettre un genou en terre, selon les uns, c'est celui qui correspond à la main employée, d'autres veulent que ce soit le contraire. Les premiers allèguent l'avantage de pouvoir donner un point d'appui au coude et d'obtenir ainsi plus de fixité et de sûreté dans les mouvemens. Pour moi, je pense qu'on peut très-bien toucher des deux manières; toutefois, j'ai, depuis long-temps, adopté la seconde, dans ma pratique comme pour mon enseignement; je trouve que le bras est plus libre, qu'on peut plus aisément l'incliner en avant ou en arrière, l'élever, l'abaisser; qu'il s'accommode mieux à la stature nécessairement variable des femmes et aux divers degrés de la grossesse ou d'élévation de la matrice. Au surplus, c'est

ici une affaire de choix bien plus que de nécessité.

325. L'indicateur, disposé comme il a été dit, ayant son bord radial tourné vers le sommet de l'arcade pubienne, est d'abord porté sur le périnée ou à la partie postérieure de la vulve ; on en ramène ensuite la pulpe, en la traînant, en avant pour la glisser entre les grandes lèvres, et pénétrer dans le vagin en suivant l'axe du détroit périnéal, c'est-à-dire de bas en haut et de devant en arrière, comme pour aller gagner l'angle sacro-vertébral. Avant de chercher le col, il est bon d'explorer l'état du rectum, du bas-fond de la vessie, des colonnes longitudinales du vagin, la conformation des détroits et de l'excavation du bassin : après ce premier temps on examine le museau de tanche ; on évalue l'épaisseur et la longueur, soit absolue, soit relative, de ses lèvres, leurs bosselures ou leurs tubercules et leurs dépressions ou scissures, leur état de régularité ou d'irrégularité, la forme de son orifice et sa direction ; ensuite on tente de déterminer la longueur du col, ainsi que le volume de la matrice, qu'on soulève pour en reconnaître la pesanteur, et dont on peut même évaluer les dimensions si, pendant que le doigt cherche à l'explorer dans le vagin, on parvient à sentir et à comprimer son fond, à travers les parois abdominales avec l'autre main.

326. Avec ces précautions il est souvent possible, dès la fin du troisième mois, lorsque la femme est maigre et que les parois du ventre offrent une certaine souplesse, de saisir l'utérus par son col et par son fond simultanément, de le faire basculer en arrière ou de côté, d'en apprécier la mobilité, la forme et le volume, d'en mesurer d'une manière fort exacte

et la longueur et le poids, de s'assurer s'il est ou n'est pas dans l'état naturel, et si la substance qui le remplit est fluide ou non.

327. L'abaissement du col, son inclinaison légère, en avant ou en arrière, sa densité, sa longueur et son volume, un peu plus ou un peu moins grands, présentent des variétés trop multipliées et peuvent dépendre de causes trop diverses pour qu'on puisse leur accorder une grande confiance. Pour en juger d'ailleurs, il faudrait avoir touché les mêmes femmes une ou plusieurs fois avant qu'on ne soupçonnât l'état de grossesse, et chacun sait que cette condition ne se rencontre qu'assez rarement. En avançant, du ton capable qui le caractérisait, que la chaleur augmentée du col lui suffisait pour affirmer que la gestation a lieu, A. Le Roy n'a fait que donner une preuve de plus de son arrogance et de sa témérité. Si la conception active, en effet, la calorification de cette partie, toutes les affections irritatives ne produisent-elles pas le même phénomène? L'intensité de la chaleur du col n'est-elle pas variable chez les différentes femmes, et même à chaque instant du jour, de la semaine, du mois, de l'année, chez la même personne? Ne doit-elle pas offrir des nuances innombrables, en raison de la température particulière au doigt de chaque praticien, et de la chaleur nécessairement variable aussi de la main du même accoucheur?

328. Hippocrate et les anciens physiologistes ont dit qu'immédiatement après la fécondation l'orifice vaginal de la matrice se ferme pour empêcher la semence de s'échapper; Mauriceau et d'autres accoucheurs ont remarqué, en outre, que le col devient

plus aigu dans le courant des deux premiers mois qu'avant la fécondation ; qu'il prend la forme d'un cône dont la base serait tournée en haut. Ces changemens arrivent, il est vrai, chez un certain nombre de femmes ; mais ils manquent si souvent chez celles qui n'ont point encore eu d'enfans, et sont si fugaces, ordinairement si difficiles à reconnaître, si peu marqués après la première grossesse, qu'il est presque impossible d'en tirer aucun parti.

329. Stein affirme que, dans les deux premiers mois, la lèvre postérieure, naturellement plus courte, s'allonge et finit par se placer au même niveau que la lèvre antérieure ; que la fente du museau de tanche se transforme en un orifice plus ou moins régulièrement arrondi et circulaire ; que la face p bienne du segment inférieur de l'utérus donne naissance à une sorte de tumeur molle et plus ou moins saillante, et que ces changemens suffisent, le plus souvent, pour prouver que la femme est enceinte. Mais il est si commun de rencontrer la forme circulaire à l'orifice inférieur du col, chez les femmes qui ne sont pas grosses, qui ont eu déjà un ou plusieurs enfans, et même chez de jeunes personnes encore vierges, de voir, dans les mêmes conditions, la lèvre postérieure aussi longue ou même plus longue que l'antérieure, soit d'une manière absolue, soit en apparence seulement, que les assertions de Stein ne méritent réellement pas une réfutation sérieuse.

330. Je ne puis pas taire cependant une particularité qui lui en a peut-être imposé, pour cette saillie antérieure dont il est vaguement parlé dans la traduction française de son ouvrage. Il m'est arrivé plu-

sieurs fois, et je l'ai fait remarquer à nombre d'élèves, de trouver, chez des femmes que beaucoup de personnes avaient déjà touchées, la lèvre antérieure sensiblement plus longue et plus molle qu'au commencement de notre séance pratique; en examinant alors cette lèvre avec soin, il était facile d'y sentir une véritable crépitation, et de voir qu'elle était boursouflée, comme fongueuse; mais c'est là une disposition tout-à-fait étrangère à la gestation, et que les attouchemens fréquemment répétés auxquels nous avions soumis ces femmes avaient seuls produite. D'autres fois, on sent en haut du vagin, immédiatement en avant de la lèvre antérieure, une tumeur plus molle, plus large, plus régulière, moins élastique et non crépitante; mais cette saillie, que j'ai rencontrée à toutes les époques de la grossesse, dépend évidemment de la vessie, dont le bas-fond déprime plus ou moins la paroi vaginale correspondante; je n'oserais point affirmer d'ailleurs qu'elle n'existe pas assez souvent aussi hors le temps de la gestation.

331. Ainsi, jusqu'à deux ou trois mois, les signes sensibles, le toucher lui-même, ne peuvent pas plus que les signes rationnels donner la certitude mathématique de l'existence ou de la non existence de la gestation. Ils permettent quelquefois d'établir un diagnostic plus ou moins probable, mais jamais parfaitement certain; de façon que pendant cette période le toucher n'est au fond qu'une assez faible ressource, et que sans des raisons puissantes on ne doit pas y soumettre les femmes.

Plus tard, si le praticien ne peut pas affirmer positivement qu'il existe un fœtus dans la matrice, il lui est du moins permis de s'assurer que cet organe a beaucoup augmenté de volume. Dès-lors il ne s'agit plus que de distinguer la gestation véritable d'avec les maladies que l'on confond quelquefois avec elle. On ne tarde pas, au surplus, à pouvoir exécuter le ballottement, à reconnaître les mouvemens spontanés de l'enfant, seuls phénomènes qui prouvent sans réplique que la grossesse a lieu.

352. *Ballottement.* Pour obtenir le ballottement, après avoir préalablement placé l'indicateur sous le col, on applique le sommet de l'autre main sur le fond de l'utérus, à travers les parois du ventre, que l'on déprime soigneusement pour éloigner les viscères et la graisse. On saisit ainsi le plus exactement possible la matrice, par les deux extrémités de son grand diamètre, puis on lui imprime d'une manière subite et brusque un mouvement d'élévation avec le doigt qui est placé dans le vagin, pendant que la main de l'hypogastre attend et apprécie l'ébranlement reçu par l'œuf. Mobile, libre et seule partie solide au milieu du liquide amniotique, le fœtus vient alors frapper le point diamétralement opposé à celui qui a reçu l'impulsion. Si la main de l'extérieur n'a ressenti aucun choc, on renvoie avec elle l'ébranlement à celle qui est appuyée sur le col. Si la première tentative ne réussit pas, on la renouvelle un plus ou moins grand nombre de fois, en donnant alternativement l'impulsion avec l'une ou l'autre main, et en prenant toutes les précautions convenables pour ne pas faire souffrir la femme. Il arrive ici ce que l'on voit en physique, quand on fait des expériences pour étudier la transmission du mouve-

ment. Que le bocal plein d'eau vienne, en effet, à être frappé sur quelque point de sa circonférence, sur-le-champ les figures de fantaisie qu'on y a suspendues à l'aide d'autant de bulles de verre ou de morceaux de liége, se porteront vers le point opposé du vase. Mais on comprend sans peine que pour obtenir un pareil résultat, il faut que le fœtus ait acquis déjà un certain volume, que l'eau de l'amnios soit en quantité suffisante, que l'utérus et les parois de l'abdomen n'aient pas trop d'épaisseur, et que l'opération soit faite avec une adresse et une habileté qu'on ne peut acquérir qu'en s'y exerçant sur la nature.

333. Toutes les fois qu'un corps solide et mobile est venu frapper distinctement l'une des deux mains pendant qu'on exécute le ballottement, il ne peut plus y avoir de doute sur l'existence de la grossesse; mais il faut prendre garde de s'en laisser imposer par le choc d'un liquide ou par tout autre mouvement de nature différente. C'est du quatrième au sixième mois seulement que le ballottement offre une ressource de quelque importance; car il est rare que le choc du fœtus puisse être apprécié avant la fin du troisième; et dans le dernier tiers de la gestation, l'état de la femme est, en général, trop facile à constater pour qu'on ait besoin d'un pareil secours.

334. *Mouvemens du fœtus.* Le ballottement n'imprime à l'œuf qu'un mouvement passif, qui est le même et quand le fœtus est mort et quand il est vivant, qui serait encore le même s'il était possible qu'un polype ou toute autre masse solide et volumineuse fût libre et mobile dans l'utérus, rempli d'un fluide quelconque.

Le ballottement fait connaître la grossesse ; mais les mouvemens actifs ou spontanés donnent seuls la certitude que le fœtus est vivant.

355. L'enfant ne se meut d'une manière active qu'à partir du moment où son système musculaire a pris un certain développement ; encore ses mouvemens doivent-ils être assez foibles d'abord pour que la femme ne puisse guère les apprécier que dans le courant du quatrième mois. Dans le principe, elle croit sentir des *pattes d'araignée ;* ensuite ils acquièrent une énergie variable, en raison de la vigueur du fœtus, du temps de la grossesse et de la bonne ou mauvaise santé de la mère. Le plus souvent leur force augmente jusqu'à l'accouchement ; quelquefois ils augmentent pendant un ou deux mois, deviennent moins marqués dans le sixième et le septième, pour reprendre une nouvelle activité vers la fin de la grossesse. M. Desormeaux les a vus cesser complètement dès la fin du cinquième mois et l'enfant arriver néanmoins à terme très-fort et bien portant ; d'autres fois ils ne se manifestent pas du tout : des praticiens extrêmement habiles, tels que Mauriceau, de La Motte, Baudelocque, etc., font mention de femmes chez lesquelles on les sollicita vainement, et qui n'en sont pas moins accouchées d'enfans robustes et bien développés. On croit que la pléthore, une gêne, un embarras quelconque dans le cours des fluides de l'œuf, ou même de la femme, les rendent plus lourds, plus lents, plus obscurs et plus vagues ; que l'exercice libre et régulier de toutes les fonctions, la gaîté, le contentement de la mère et la force modérée de l'enfant leur donnent plus d'énergie et de vivacité. Les femmes

délicates, nerveuses, irritables, les ressentent plus tôt et plus vivement que celles dont la sensibilité est moins exquise, qui n'ont point l'habitude d'analyser avec autant de soin leurs sensations, et qui, par suite de leur tempérament ou de leur caractère, naturelle-ment moins inquiet, ont l'imagination plus calme et les organes moins impressionnables ; les premières af-firment quelquefois avoir senti *remuer* dès le troisième mois (ce qui ne paraît pas possible, puisque les mus-cles sont encore en grande partie gélatineux), tandis que les secondes ne parlent ordinairement de ce phé-nomène que vers la fin du quatrième.

Si les mouvemens du fœtus sont très-prononcés, brusques, fréquens, il n'est pas nécessaire qu'ils aillent jusqu'à soulever visiblement les parois de l'ab-domen, ainsi qu'on l'observe parfois, pour que la femme ne puisse, en aucune manière, les confondre avec des mouvemens d'une autre nature ; mais quand ils sont faibles et rares, rien n'est plus commun que de voir mettre à leur place des sensations qui en sont tout-à-fait indépendantes ; de façon que l'accoucheur prudent ne prononcera jamais sur leur existence sans s'en être assuré par lui-même.

356. Pour cela, il suffit souvent d'appliquer la main, froide et nue, sur l'abdomen : on peut la frotter préa-lablement d'eau-de-vie, d'eau de Cologne, d'é-ther, etc., ou la tremper dans de l'eau froide, vinai-grée ou ammoniacée. Cette application produit dans la température de l'hypogastre une transition subite, qui réagit sur l'enfant et l'oblige à s'agiter comme convulsivement. Si ce moyen simple ne réussit pas, on place le plat d'une main, sur un côté de l'abdo-

men, qu'on frappe convenablement avec l'autre sur le point opposé, comme quand on veut reconnaître l'existence d'une hydropisie. Le fœtus, ainsi brusqué, manque rarement de se mouvoir avec force : c'est une sorte de ballottement, qui a sur le ballottement proprement dit l'avantage de ne point exiger la présence du doigt dans l'intérieur des organes sexuels, mais qui a l'inconvénient de ne pouvoir être utilement employé qu'à dater du cinquième mois.

Auscultation. Quand on a pratiqué le toucher habilement, quand on a essayé d'obtenir le ballottement, de sentir les mouvemens, soit actifs, soit passifs, du fœtus, sans succès, il ne reste plus que l'auscultation qui puisse résoudre le problème.

337. Lorsque Laennec eut montré qu'on peut *voir* avec l'oreille ce qui se passe dans la poitrine, il devint naturel de penser que l'auscultation serait bientôt appliquée à d'autres parties du corps pour en reconnaître les maladies ou les changemens fonctionnels. Déjà MM. Major et Fodéré en avaient dit quelques mots relativement à la grossesse, lorsque M. de Kergaradec soutint, dans un mémoire intéressant, qu'on peut reconnaître la gestation d'une manière certaine à l'aide du stéthoscope. Selon ce médecin, deux sortes de bruits se font entendre dans l'utérus d'une femme enceinte : l'un, analogue, quoique plus brusque et plus court, à celui d'une respiration faible, est un bruit de *soufle,* qu'il a nommé *bruit placentaire ;* l'autre, semblable à celui que font entendre les battemens d'une montre enveloppée de beaucoup de linges, dépend des battemens du cœur et peut être appelé *bruit du cœur.* Le

premier est isochrone aux pulsations de la mère, ce qui empêche de le confondre avec le bruit respiratoire; mais il est presque en tout semblable à celui que font entendre les contractions musculaires, les gros troncs artériels, resserrés spasmodiquement ou comprimés par quelque tumeur extérieure, le cœur lui-même, dans certains états pathologiques jusqu'à présent peu connus; en sorte que des expériences bien faites sont encore nécessaires pour démontrer qu'il appartient plutôt à la grossesse qu'à toute autre condition de la femme. M. de Kergaradec a cru qu'il correspondait au point d'insertion du placenta, et qu'il était produit par le passage du sang de la matrice dans les vaisseaux de l'œuf, ou tout simplement par la circulation utérine ou placentaire; mais si quelques faits semblent venir à l'appui de ces explications, il en est d'autres qui leur sont contraires, et mes propres observations me portent à ne les considérer que comme des conjectures peu probables. Dans le plus grand nombre des cas il faut une oreille très-exercée pour le percevoir, et c'est cette circonstance sans doute qui a déterminé plusieurs médecins à en nier l'existence.

338. Je l'ai vainement cherché moi-même sur un bon nombre de sujets; je l'ai entendu très-distinctement, au contraire, chez beaucoup d'autres. Il était assez fort chez trois femmes qui sont accouchées à l'hôpital de Perfectionnement, et sur deux autres qui servaient aux exercices pratiques de mes leçons, pour que les étudians en médecine et les élèves sages-femmes les moins habiles aient pu l'entendre très-manifestement. Je ne l'ai rencontré que dans

la seconde moitié de la grossesse. Si Laennec et M. de Lens, qui disent l'avoir reconnu avant la fin du troisième mois, ne se sont pas mépris, il me paraît, par cela seul, impossible de l'attribuer à la circulation utéro-placentaire.

339. C'est entre le bord antérieur du bassin et le niveau de l'ombilic qu'il convient de le chercher, et d'autant plus bas, que la grossesse est moins avancée.

340. Les battemens doubles, ou le bruit du cœur, ne peuvent être confondus avec aucun autre; car on en compte de cent à cent quarante ou cent cinquante par minute, tandis que le pouls de la mère ne bat que soixante à soixante-quinze fois dans le même espace de temps : d'autant plus fort que le fœtus est plus développé, ce bruit n'est guère appréciable qu'après le quatrième mois; d'une intensité nécessairement variable, à raison d'une foule de circonstances difficiles à caractériser, on ne l'entend jamais mieux que quand le dos de l'enfant correspond à quelqu'un des points de la moitié antérieure de l'utérus; j'ai rarement manqué d'en constater l'existence, lorsque j'ai pu le chercher avec tout le soin convenable; la courbure antérieure du fœtus et les rapports du cœur avec le rachis font que le dos est la seule partie qui soit évidemment susceptible de transmettre les battemens doubles à l'oreille de l'observateur. Aussi est-ce entre les arcades crurales gauche ou droite et l'ombilic qu'on les entend le mieux et le plus souvent. On conçoit, d'après cette remarque, qu'ils peuvent changer de place si le fœtus change de position, et que pour affirmer qu'ils n'existent pas, il faut avoir exploré tour-à-tour l'hypogastre et les lombes, les flancs

et les divers points de la circonférence du bassin.

341. Pour pratiquer l'auscultation, on fait coucher la femme, quoiqu'à la rigueur elle puisse rester debout; si la grossesse est avancée, l'oreille suffit, et réussit quelquefois mieux que le stéthoscope aux personnes qui n'ont pas l'habitude d'employer le cylindre. Seulement, on ne peut l'appliquer commodément que sur la moitié antérieure de l'abdomen. Encore le frottement des robes ou de toute autre pièce de vêtement de la femme, qu'il est inutile de découvrir pendant cette opération, peut-il fréquemment tromper sur la nature des bruits que l'on entend. Le stéthoscope donne en général un son plus net et plus intense; on peut d'ailleurs l'appliquer à toutes les époques de la grossesse, et sur tous les points vers lesquels le dos du fœtus semble pouvoir se tourner; on le débarrasse de son *enbout*; puis, après avoir senti la matrice, on le place d'abord à gauche, ensuite à droite, puis au milieu de l'hypogastre; on le porte même aux lombes, sur la face postérieure du sacrum, sur les crêtes iliaques, le devant des pubis, etc.

342. Si la chose était toujours possible, il faudrait que le dos de l'enfant, les parois correspondantes de l'utérus et de l'abdomen, le stéthoscope et l'oreille de l'accoucheur ne fussent séparés par aucun vide, par aucune autre partie, ne formassent en quelque sorte qu'un corps continu, sans interruption aucune.

343. Le bruit du cœur est un signe certain de grossesse et de la vie du fœtus; sa force indique en général la vigueur et la bonne santé de l'enfant; lors de la parturition, quand il survient des accidens ou

quand une opération grave paraît indispensable, son existence simultanée sur deux points opposés de l'abdomen donnera la certitude que la matrice renferme deux enfans ; s'il se rencontre chez une femme dont l'utérus est peu développé, nul doute qu'il n'y ait une grossesse *extra-utérine;* mais son absence, comme celle des mouvemens actifs ou passifs du fœtus, n'est point une preuve concluante que la gestation ou la vie de l'enfant n'existent pas.

344. Quant au bruit *de souffle*, sa nature est encore trop peu connue pour qu'un praticien circonspect puisse, quant à présent, prononcer, d'après son seul témoignage, que telle femme est ou n'est pas enceinte.

345. *Déterminer l'époque de la grossesse.* Après avoir établi, au moyen du toucher simple, du ballottement, des mouvemens musculaires, ou de l'auscultation, que la grossesse existe, il est encore utile quelquefois d'en déterminer l'époque; à ce sujet, je ne rappellerai point ce que j'ai dit des changemens qu'éprouvent de mois en mois le col, le corps et le fond de l'utérus; je me contenterai de remarquer que pour se former une idée juste de ces changemens, de ceux du col surtout, il importe souvent de toucher autrement qu'on ne le fait habituellement. D'abord, il ne faut pas entendre par *col*, la seule portion de la matrice qui fait saillie dans le vagin, mais bien toute la partie cylindrique du sommet de l'ovoïde utérin, sorte d'appendice qu'on ne sent en entier qu'en refoulant avec le doigt le cul-de-sac vaginal, au centre duquel se trouve le museau de tanche; en second lieu, chez les femmes qui ont eu des

enfans, on doit faire abstraction de l'épaisseur de ses lèvres; enfin, lorsque l'utérus est oblique en avant et que le bassin n'est pas très-large, l'orifice peut être tellement élevé, que, pour l'atteindre, il faille que le bord radial de l'indicateur soit tourné en arrière, ou que le périnée soit déprimé d'une manière quelconque, pendant qu'avec l'autre main, appliquée sur l'hypogastre, on repousse le fond de la matrice vers la colonne vertébrale. D'autres fois, particulièrement quand le détroit supérieur est très-ample, le col regarde directement la face antérieure du sacrum ; alors pour le toucher on est obligé de porter le doigt presque horizontalement en arrière, et de le recourber ensuite en avant en forme de crochet; sur d'autres femmes, on rencontre dans la moitié supérieure de l'excavation une tumeur arrondie, et dans la partie postérieure de laquelle le col paraît être creusé obliquement, à l'instar des uretères dans l'épaisseur des parois de la vessie. A l'aide de toutes ces précautions un accoucheur instruit pourra dire, à quinze ou trente jours près, quel est le terme de la grossesse; mais il serait dangereux d'oublier qu'il existe des causes d'erreur sans nombre, et que devant les tribunaux on ne doit jamais porter un jugement décisif, sans avoir préalablement acquis la certitude mathématique du fait sur lequel on se prononce.

346. *Grossesse composée.* On a dû naturellement penser que l'utérus est plus volumineux, quand il contient deux ou plusieurs fœtus, que lorsqu'il n'en renferme qu'un seul. Aussi a-t-on donné comme signes de grossesse composée la plupart des phénomènes qui tiennent à la pression et au refoulement des parties

molles du bassin et de l'abdomen. Mais tout ce qu'on a dit à ce sujet n'éclaire que très-vaguement la question : les varicosités, l'infiltration, l'œdématie, le gonflement, la gêne dans les mouvemens des membres pelviens, l'engorgement des grandes lèvres, la dyspepsie, la difficulté d'uriner, de marcher, de respirer, de digérer, la forme elliptique ou aplatie de la poche des eaux, la faiblesse des contractions utérines, les lypothimies et les syncopes, le ventre plus large, plus arrondi, plutôt déprimé que saillant sur la ligne médiane, les mouvemens du fœtus qui se font sentir avec plus de force et de fréquence, et des deux côtés de l'abdomen en même temps, etc., manquent trop fréquemment dans la grossesse double pour qu'on leur accorde une grande confiance : d'ailleurs, tous ces signes se rencontrent rarement ensemble, et le plus grand nombre d'entr'eux peuvent exister quoiqu'il n'y ait qu'un enfant dans la matrice ; ce que l'on conçoit sans peine, au surplus, puisque le volume de l'organe gestateur peut être à la rigueur beaucoup plus considérable, dans quelques cas de grossesses simples, que dans d'autres où la gestation est évidemment double ou triple.

347. Baudelocque prétend que le toucher peut amener à des résultats plus satisfaisans. Il dit, par exemple, que dans le cas où le ventre est très-volumineux, s'il n'y a qu'un fœtus, le ballottement sera des plus faciles ; tandis que s'il y en a deux on aura de la peine au contraire à le déterminer, et qu'on peut sentir distinctement leurs mouvemens ou leurs parties les plus saillantes, à travers les parois de l'abdomen, sur plusieurs points à-la-fois. On peut ajouter

que l'auscultation devra faire entendre le bruit du cœur dans deux endroits, à quelque distance l'un de l'autre, et que si les battemens *dits placentaires* ont quelque valeur en accouchemens, on les percevra également sur deux points séparés.

348. La réunion de ces signes donnerait, sans aucun doute, la certitude que la femme est enceinte de deux ou d'un plus grand nombre d'enfans; mais leur absence est loin de former toujours un signe négatif de grossesse composée. M. Desormeaux cite un cas où le ballottement, des plus manifestes, coïncidait avec un très-fort développement du ventre, et dans lequel cet accoucheur habile ne put reconnaître qu'un seul fœtus, bien que l'œuf en renfermât deux. D'un autre côté, l'oreille ne peut pas distinguer les battemens cardiaques des deux fœtus, quand ils sont placés au-dessus ou au-devant l'un de l'autre, en sorte qu'il est le plus souvent impossible d'affirmer, avant l'accouchement, si la grossesse est simple ou double.

SECTION II.

De la Grossesse extra-utérine.

§. I. Grossesse ovarique.

349. Andry et les animalculistes qui, comme lui, ont cru que les corpuscules vivans du sperme traversent la trompe pour aller joindre l'ovule dans la glande séminale de la femme, n'ont point essayé de contester l'existence de la grossesse ovarique, et parmi les accoucheurs modernes il en est peu qui sou-

gent à la révoquer en doute ; Boëhmer a même pensé pouvoir la diviser en externe et en interne ; mais cette question me semble avoir été jugée trop légèrement, et mériter un nouvel examen.

350. De quelque manière, en effet, que la fécondation ait lieu, que ce soit par un *aura*, par un animalcule, ou par tout autre principe de la semence, il faut que les germes des deux sexes se mettent en contact ; ce contact ne peut s'effectuer sans que la coque de l'ovaire et la capsule de l'ovule se déchirent ; de façon que par cela seul qu'un ovule est vivifié, on ne peut plus admettre qu'il soit renfermé dans l'ovaire, à moins de croire avec Chaussier que le germe de l'homme ne parvient à celui de la femme que par absorption. On trouve un grand nombre d'exemples de grossesse de l'ovaire, dans les *Recueils scientifiques;* une infinité de médecins et d'accoucheurs de mérite ont dit en avoir rencontré dans leur pratique ; mais, quand on y réfléchit un moment, on ne tarde pas à s'apercevoir qu'aucune observation publiée jusqu'à présent, pas même celles de Littre et de Smith, ne prouve sans réplique qu'on ait réellement vu des grossesses ovariques. Il est si facile de confondre cette sorte de grossesse sur le cadavre avec la grossesse abdominale ; ceux qui en ont parlé donnent si peu de détails ; l'anatomie pathologique était alors si peu cultivée, qu'on ne peut véritablement tirer aucun fruit de ce qu'en ont dit les auteurs ; et tant que les modernes n'auront point démontré, le scalpel à la main, que quelquefois l'œuf siège positivement dans l'ovaire, et non dans les environs, la raison ordonne de ne pas admettre la grossesse ovarique.

351. J'ai appris, à mes propres dépens, combien il est facile de s'en laisser imposer sur ce point. En 1824 et 1825, je rencontrai des débris de conceptions extra-utérines sur quatre sujets ; j'enlevai les parties sexuelles avec le plus grand soin, et je crus avoir quatre faits en faveur de la gestation ovarique ; je les présentai à la Société philomatique, où quelques membres manifestèrent des doutes sur la possibilité du fait. MM. de Blainville et Serres voulurent bien assister à la dissection que j'en fis le lendemain. Nous acquîmes la certitude que trois de ces tumeurs étaient hors de la glande germifère ; nous éprouvâmes plus de difficultés pour la quatrième, qui ne dépassait pas le volume du pouce ; mais enfin, après avoir isolé la trompe, qui était saine, nous reconnûmes que le détritus de conception se trouvait contenu dans un sac particulier entre la couche péritonéale et la membrane propre de l'ovaire, qui en était entièrement distinct. Aucun des faits qu'on invoque pour faire admettre ce genre de grossesse n'a certainement été examiné avec plus de soin ; et certes, sans les objections et la présence d'un défenseur habile de l'opinion opposée, nous fussions restés convaincus que la tumeur avait son siége dans le parenchyme même de l'ovaire.

§. II. Grossesse abdominale (*péritonéale, venteuse, externe,* etc.).

352. En admettant que la fécondation se fait dans l'ovaire, il est tout simple que l'ovule vivifié tombe quelquefois dans le ventre, au lieu de s'engager dans la trompe ; en réfléchissant à la disposition anatomique des parties, on est même porté à croire que

cet accident ne doit pas être rare ; si la grossesse abdominale n'est pas plus fréquente, dit Bianchi, c'est que, sans doute, la très-grande majorité des germes qui s'échappent ainsi, meurent avant d'avoir pu se greffer sur la membrane séreuse qui les reçoit. Cependant quelques accoucheurs modernes ont prétendu qu'elle ne pouvait pas exister ; que le péritoine n'était pas assez vasculaire pour fournir au développement de l'œuf ; que, dans le cas où la dissection avait permis de constater que le fœtus et ses annexes étaient dans l'abdomen, il y avait eu primitivement grossesse tubaire ou utérine. Il est vrai qu'habituellement la trompe, l'ovaire et quelquefois une partie de l'utérus lui-même, sont comme perdus dans la tumeur, et qu'alors il serait imprudent d'affirmer que l'œuf n'a pas d'abord été renfermé hors de ce point ; mais il est incontestable aussi que dans plusieurs des cas publiés l'ovaire et le conduit séminal conservaient leur état normal, étaient complètement étrangers au sac qui contenait le fœtus. D'un autre côté, les médecins vétérinaires, plus à même que les accoucheurs de résoudre cette question, se sont entièrement décidés pour l'affirmative, en s'appuyant sur des faits nombreux et authentiques, observés depuis une trentaine d'années : d'ailleurs, la différence qui existe entre la structure du péritoine et celle de la matrice ne peut réellement servir de base à aucun argument valable ; l'ovule, comparable au bourgeon d'une plante, doué d'une vie encore très-obscure, est disposé de manière à se coller sur la première partie vivante où la nature le maintient. L'intérieur de la matrice ou de la trompe lui conviennent mieux sans doute, mais est-ce à dire

pour cela qu'il ne puisse jamais prendre racine ailleurs? Ainsi rien dans les lois de l'organisme ne s'oppose à ce qu'on admette une grossesse péritonéale ;
et je ne me serais pas même attaché à combattre l'o-
pinion contraire, si M. Dubois ne la défendait encore
en l'entourant de tout le poids de son imposante autorité.

353. La vésicule fécondée , bientôt recouverte
d'un velouté , semblable au velouté de la racine des
plantes , doit contracter rapidement des adhérences
avec la surface sur laquelle elle s'arrête ; les liquides
affluent en ce point, des phénomènes analogues à
ceux d'une inflammation locale très-circonscrite ne
tardent pas à s'établir, et un sac accidentel s'organise
autour du petit œuf, qui dès-lors est pour ainsi dire en
sûreté contre l'action des organes environnans.

§. III. De la Grossesse tubaire.

354. Plus commune qu'aucune des autres, la seule
que les partisans de la fécondation ovarienne n'aient
pas contestée , la grossesse de la trompe, n'a pu être
rejetée que par les auteurs qui ont cru que la vivification se faisait dans l'utérus ; mais on en possède maintenant un si grand nombre d'exemples, qu'il n'est
plus permis de conserver le plus léger doute à cet
égard. Sans parler de ceux qui se trouvent consignés
dans les œuvres de Bartholin , de Riolan, de Bianchi, etc., dans les dissertations de MM. Bry, de Bouillon , Bonis, de ceux dont il est fait mention dans
la *Revue médicale* (1826), le *Nuovo Giorn. dei lett.
ital.* (1825), d'un autre rapporté par M. Vallerand
(*nouv. Bibl. méd.* 1826), et d'une infinité d'autres

qui ont été consignés dans les *Recueils scientifiques*, *nationaux ou étrangers*, je dirai que j'ai vu, en 1816, sur le cadavre d'une femme morte à l'hôpital de Tours, un œuf bien complet au deuxième mois de son développement, exactement renfermé dans la moitié externe du tube de Fallope, dont la racine, le morceau frangé, le canal et toutes les autres parties étaient encore faciles à reconnaître. Chacun peut voir, dans le muséum de l'École de médecine, un modèle en cire, qui démontre mathématiquement la même chose. On conçoit, au reste, que dans cette espèce de grossesse le produit de la fécondation puisse se fixer sur tous les points du trajet de la trompe, mais que le plus souvent il s'arrêtera dans le pavillon, et qu'après un laps de temps assez court il doit être difficile de prononcer, au premier coup-d'œil, si la grossese est tubaire, plutôt qu'ovarique ou abdominale. On conçoit, en outre, que le conduit utérin, bientôt distendu, aminci, pourra se rompre et transformer la grossesse des trompes en grossesse péritonéale; en sorte que cette dernière peut être, en effet, primitive ou essentielle, et secondaire ou accidentelle; mais il est superflu de décrire avec Boëhmer une grossesse tubaire externe et une grossesse tubaire interne.

§. IV. De la Grossesse interstitielle.

La grossesse que M. Mayer a proposé de nommer *interstitielle*, n'a point été mentionnée par les anciens. Observée par Schmidt, Albers, Hederich, Carus, MM. Cliet, Bellemain et Lartet, Dance et Moulin, elle avait été étudiée avec quelque soin par MM. Mayer et Meckel en Allemagne; mais, en France, il en avait à peine été question, lorsque M. Breschet, auquel MM. Bellemain et Lartet abandonnèrent la pièce qui avait servi de fondement à leur observation, entreprit d'en rassembler tous les faits connus.

Ce n'est point entre le péritoine ou la tunique muqueuse et le tissu propre de l'utérus que se loge alors l'œuf, mais bien dans l'épaisseur même de la couche charnue. Cinq fois sur sept, on l'a trouvé du côté gauche, soit au dessus, soit en arrière, soit en avant, soit au dessous de la trompe, qui, dans aucun cas ne communiquait, assure-t-on, avec la cavité où le produit étoit renfermé. Il est certain au moins que dans celui que j'ai pu examiner avec M. Breschet, il n'y avait point de communication entre la cavité naturelle des organes génitaux et la poche anormale qui contenait le fœtus. M. Ménière a fait insérer aux *Archives générales de médecine*, des réflexions fort judicieuses sur la grossesse interstitielle; mais l'observation qu'il a recueillie en commun avec M. Dujardin ne me semble pas s'y rapporter. Dionis, Canestrini, Einsenman et Ramsbotham en ont relaté chacun une, qui semblent s'en rapprocher davantage.

On s'est vainement efforcé jusqu'ici de dévoiler le mécanisme de ce genre de grossesse; M. Breschet a supposé que l'ovule, près d'entrer dans la matrice, peut, s'il rencontre quelque obstacle, s'engager dans l'orifice béant d'un des canaux veineux qui s'ouvrent à l'origine des trompes, et se porter insensiblement dans l'épaisseur même des parois utérines. Mais ces orifices n'existant pas, l'explication tombe d'elle-même. D'un autre côté, en admettant qu'à la naissance les angles utérins, très-allongés, simulent en partie les cornes de la matrice ou les *aduterum* des quadrupèdes, M. Breschet présume que le passage étroit qui conduit alors dans le tube séminifère, peut, en s'oblitérant, forcer le germe à se dévier de sa route ordinaire. Mais s'il est vrai qu'une semblable disposition se rencontre quelquefois, j'ose au moins affirmer qu'elle est rare et n'entre point dans l'ordre normal ; ce n'est donc encore là qu'une hypothèse gratuite. Il doit en être de même du canal découvert par M. Baudelocque neveu, dans le côté de l'utérus, ainsi que des cavités anomales citées par Morgagni, Valsalva, etc. On peut avoir recours aux variétés anatomiques, il est vrai, aux maladies, aux anomalies, aux déviations de toute sorte, et faire mille suppositions ; mais le plus sage est d'avouer franchement que le mécanisme de la grossesse interstitielle est encore totalement inconnu.

§. V. Causes des Grossesses extra-utérines.

355. La densité, l'épaisseur contre nature de la coque de l'ovule ou des enveloppes de l'ovaire, l'adhérence trop forte du germe, sa situation trop profonde ou trop rapprochée du ligament de l'ovaire, l'oblitération, la paralysie, le spasme, la mauvaise direction, l'excès ou le défaut de longueur, l'engorgement, le mouvement antipéristaltique de la trompe, le boursoufflement et les ulcérations de sa membrane muqueuse, l'endurcissement de son pavillon, de l'une ou de plusieurs de ses franges, le resserrement de son orifice externe, toutes les altérations et les anomalies que peut présenter ce canal,

soit dans sa conformation, soit dans sa situation, une déchirure de l'utérus, invoquée par Boehmer, Bianchi et Weinkneicht, peuvent bien avoir produit quelquefois la grossesse extra-utérine; mais il est certain que, sous ce rapport, la science ne possède guères que des probabilités. Astruc a cru que les femmes non mariées étaient plus fréquemment affectées de ce genre d'accident que les autres. Kruger, qui partage cet avis, prétend que l'ovule reste dans l'ovaire, s'arrête dans la trompe ou glisse dans le péritoine, parce que la frayeur, la crainte, l'indignation, en saisissant les femmes d'une manière subite, au moment des plus vives jouissances; ou peu de temps après, impriment à tout l'organisme un trouble qui doit retentir jusque dans les organes sexuels. Une observation de M. Lallemant, puis une seconde de Baudelocque, semblent venir à l'appui de l'opinion d'Astruc : effectivement, chez les deux femmes qui en font l'objet, la conception extra-utérine paraît s'être effectuée à l'instant d'une violente frayeur que produisit le souvenir d'un oubli chez l'une, et chez l'autre un bruit inattendu, qui leur firent craindre d'être surprises en flagrant délit; mais comme on n'a rien noté de semblable dans les autres cas, on ne peut considérer cette explication que comme une hypothèse assez plausible.

356. Ceux qui veulent que la fécondation se fasse dans la matrice, rejettent nécessairement toutes ces manières de voir et ne peuvent se rendre compte des grossesses extra-utérines qu'en imaginant un mouvement rétrograde au moyen duquel l'ovule se reporterait de l'utérus dans la trompe, etc. Les assertions

de Planchon, qui affirme que dans les premières semaines de la conception les trompes sont légèrement
dilatées, une observation des plus curieuses, rapportée par Patune, et dans laquelle il est dit que le
cordon ombilical d'un fœtus renfermé dans le pavillon
frangé venait s'insérer sur un placenta globuleux dans
la cavité même de la matrice, sont des faits rares et
qui auraient besoin d'être rencontrés de nouveau
pour donner quelque poids à de pareilles conjectures.

§. V. Signes et terminaisons de la Grossesse contre nature.

357. La persistance des règles, les douleurs hypogastriques plus vives, les nausées, les vomissemens
plus fréquens, ainsi que plusieurs autres symptômes
fâcheux, invoqués comme signes de la grossesse extra-
utérine, l'accompagnent en effet quelquefois ; mais
comme ils manquent encore plus souvent, et qu'il
n'est pas très-rare de les remarquer dans la grossesse
naturelle, leur existence est par cela même de très-
peu de valeur. Si les seins ne subissent pas de changemens, ne sécrètent pas de fluide laiteux, si le
ventre est inégal, si le développement de cette partie
est plus rapide, se fait principalement sur le côté ;
si les mouvemens du fœtus se font sentir plus tôt, et
à travers des parois en apparence fort minces ; si
l'utérus reste peu volumineux, dans quelques grossesses extra-utérines, le contraire arrive dans un plus
grand nombre encore, et souvent on rencontre une
ou plusieurs de ces irrégularités dans la grossesse
simple elle-même.

Toutefois, s'il est vrai que la matrice augmente
quelquefois de volume en pareil cas, il l'est égale-

ment que les changemens qu'elle éprouve alors sont rarement assez marqués pour faire croire à l'existence d'une grossesse naturelle de quatre à cinq mois. Si donc la tumeur abdominale s'est élevée de bonne heure au-dessus du détroit marginal et qu'on la trouve dans l'une des fosses iliaques ; si elle paraît bosselée, variqueuse, et que des pulsations s'y fassent ressentir ; s'il est facile d'apprécier les saillies et les mouvemens du fœtus, bien que les parois du ventre conservent à-peu-près leur épaisseur naturelle, pendant que d'un autre côté on reconnaît par le toucher que le poids et le volume de l'utérus ne sont pas ou que très-légèrement accrus, que le col n'a pas sensiblement perdu de sa longueur, quoiqu'il ait changé de position, de direction, de densité et même de forme, il est évident que la grossesse est contre nature.

358. Cependant on conçoit que si l'œuf s'est fixé dans l'excavation pelvienne ou sur un point quelconque de la périphérie de l'organe gestateur ; que s'il s'est arrêté très-près de la racine d'une trompe, ou dans l'épaisseur même des parois utérines, tous ces signes pourront, à la rigueur, ne pas exister, et la grossesse contre nature être facilement confondue avec la gestation ordinaire. Dans ces cas, l'utérus se gonfle, se ramollit, subit la plupart des changemens qui caractérisent la bonne grossesse, sa cavité se remplit d'une matière concrescible, amorphe, sorte de membrane caduque, ou de couche *anhiste*, observée par Bertrandi, Chaussier, etc. La forme du ventre et les mouvemens du fœtus n'offrent rien de particulier ; le ballottement lui-même n'est pas toujours impossible à déterminer.

359. En général, les organes sexuels s'éloignent

peu de leur état naturel, quand le kyste fœtal n'est pas dans la trompe et ne contracte pas d'adhérences avec la matrice. A ce sujet, l'observation recueillie par M. de Bouillon ne doit être considérée que comme une exception peu commune. Ensuite, il est rare que le col se raccourcisse beaucoup et que son orifice s'entr'ouvre d'une manière très-prononcée; on le trouve beaucoup plus bas, ou plus haut, plus en avant, en arrière ou de côté, que ne semble l'indiquer l'époque présumée de la grossesse.

360. Au demeurant, ni les signes rationnels, ni les signes sensibles, ne suffisent pour faire reconnaître la grossesse extra-utérine jusqu'à la fin du troisième mois. A dater de cette époque, il sera le plus souvent possible, à l'aide de quelques-uns d'eux, ou de tous ensemble, d'établir un diagnostic presque certain; leur témoignage fera tout au moins naître des soupçons assez forts pour fixer l'attention du praticien.

361. Quant aux signes distinctifs des différentes espèces de grossesses *extra-utérines*, je ne pense pas qu'il soit utile d'en parler ici; leur connaissance ne serait d'aucune application; tous ceux qui ont été mentionnés sont d'ailleurs trop incertains pour mériter la moindre confiance : puisque, même sur le cadavre, on peut à peine décider, à l'aide du scalpel, si l'œuf a son siége dans la trompe ou l'ovaire plutôt que dans le péritoine, il serait en quelque sorte ridicule de vouloir en obtenir la certitude sur la femme vivante.

La grossesse extra-utérine se termine habituellement avant le cinquième mois; Tumbull, Baudelocque, MM. Arnault, Novara, Delisle et quelques autres l'ont néanmoins vue se prolonger beaucoup plus loin, et jusqu'au terme de la gestation ordinaire : ces auteurs, le premier surtout, mentionnent même une circonstance fort remarquable ; c'est qu'alors il se déclare, à la fin, une espèce de travail, des douleurs intermittentes, quelquefois assez fortes, un commencement de dilatation du col, un écoulement de quelques mucosités, d'un fluide sanguinolent, et, ce qui a paru plus étonnant encore, des contractions très-manifestes de la matrice ou du kyste fœtal. A la rigueur, on conçoit une partie de ces phénomènes dans la grossesse tubaire ; la trompe étant composée des mêmes élémens que l'utérus, il est tout naturel qu'elle jouisse des mêmes propriétés ; mais dans les grossesses abdominales, on ne peut expliquer les contractions du kyste qu'en admettant qu'il s'est développé des fibres charnues dans ses parois, aux dépens de la couche cellulaire élastique qui double le péritoine du bassin.

362. *Terminaison.* La seule grossesse interstitielle laisse entrevoir la possibilité d'extraire le fœtus par les voies naturelles ; le calibre de la trompe, son peu de dilatabilité ne permettent pas même d'y songer dans aucune des autres espèces ; sous ce rapport, la grossesse *extra-utérine* est donc toujours dangereuse, et pour la mère et pour l'enfant : ses terminaisons naturelles sont la mort du fœtus et la rupture du kyste.

363. *Mort du fœtus.* Il est rare que le fœtus continue de vivre au-delà du deuxième ou du troisième mois ; après sa mort, qui arrive par défaut de nutrition, ou par inflammation de sa coque, tantôt le liquide amniotique, ainsi que toutes les autres parties

fluides de l'œuf sont résorbées, l'enfant se durcit, se pétrifie, ou se transforme en gras de cadavre, le kyste se resserre, s'épaissit et devient fibreux, fibro-cartilagineux, ou même osseux, et le tout se résout en une tumeur solide, qui peut rester dans l'abdomen indéfiniment, sans compromettre les jours de la femme. Dans d'autres cas, le sac se transforme en un véritable foyer purulent, le fœtus se décompose, se dissout, se putréfie, et alors le kyste ne tarde pas à contracter des adhérences avec les parties qui l'entourent, de manière à s'ouvrir bientôt dans la vessie, le cœcum, le colon, l'intestin grêle, le rectum, ou directement au-dehors, à travers les parois du ventre ou le périnée, si ce n'est immédiatement dans le péritoine. Quelquefois l'œuf se remplit tout simplement d'un liquide, tantôt plus, tantôt moins épais et transparent, de couleur jaune, brune, grise ou rougeâtre, mais non purulent, se change en un kyste où l'on a trouvé jusqu'à cent cinquante livres de matières liquides au milieu desquelles flottent les débris du fœtus, ainsi que Vassal en rapporte un exemple.

Le premier cas est le plus heureux de tous; c'est à lui qu'il convient de rattacher le plus grand nombre de ces prétendues grossesses qui ont duré deux, quatre, dix, quinze, vingt, trente, et même quarante ans; le second est toujours accompagné ou suivi de symptômes graves : l'inflammation se propage aux parties voisines, fait naître une fièvre violente, et amène plus ou moins rapidement une terminaison fatale; plus souvent la malade tombe dans l'étisie, parce qu'une suppuration abondante l'épuise; quelquefois aussi toutes les parties du fœtus sortent les unes après les autres ; le sac se vide peu-à-peu, se déterge, revient sur lui-même ; la suppuration se tarit graduellement, et la plaie finit par se cicatriser, ou du moins par se réduire à l'état d'un ulcère fistuleux, plus gênant que dangereux.

364. Toutes les espèces de grossesses extra-utérines peuvent se terminer par le déchirement de l'œuf et du sac qui lui sert de matrice ; la grossesse interstitielle, si l'on en croit M. Mesnière, et la grossesse abdominale en ont offert des exemples ; mais c'est la grossesse tubaire, qui finit le plus souvent de cette manière : quoique très-extensibles, les parois de la trompe sont trop minces cependant pour fournir à l'aggrandissement du kyste au-delà du troisième ou du quatrième mois. Tantôt la rupture se fait tout-à-coup, et semble être l'effet d'un effort, d'une chute, etc. ; tantôt, au contraire, elle s'opère et se prépare avec lenteur, par l'amincissement mécanique, le ramollissement, ou quelque autre altération d'un point de la poche fœtale. Dans tous les cas, s'il ne s'est point établi d'adhérences conservatrices, l'eau de l'amnios, le fœtus et le sang qui coule des bords de la déchirure, passent sur-le-champ dans la cavité péritonéale ; des lipothymies, des syncopes, des convulsions, incessamment renouvelées, des douleurs atroces, enlèvent souvent la malheureuse femme en quelques heures ; d'autres fois, la résistance vitale cède moins promptement ; une péritonite des plus violentes se déclare, et la mort survient le deuxième, le troisième ou le quatrième jour. Enfin, dans quelques cas rares, la nature, convenablement secourue, résiste aux premiers dangers de ce redoutable orage, et l'inflammation,

en se prolongeant, permet aux matières épanchées de s'accumuler en un foyer plus circonscrit, et de donner naissance à un véritable abcès, qni peut encore laisser quelque espoir de sauver la malade.

365. *Traitement.* L'impossibilité de reconnaître avec certitude la grossesse contre nature dans les premiers mois de son existence, fait qu'on pense rarement à y remédier avant la naissance des symptômes qui annoncent la mort du fœtus ou la rupture de ses enveloppes; d'ailleurs, la puissance de l'art est tellement restreinte en pareil cas, que les secours qu'il serait possible d'employer sont presque aussi dangereux par eux-mêmes que les terminaisons naturelles du mal. La gastrotomie, remède unique qu'on ait à proposer, ne compte encore aucun succès; une seule fois, dans l'observation publiée par M. de Bouillon, la femme a survécu dix-huit jours; la nature abandonnée à elle-même est, au contraire, parvenue plusieurs fois à triompher de tous les accidens. Néanmoins, les craintes de Levret et de Sabattier, relatives à l'hémorrhagie, à la suppuration, à la blessure du péritoine, sont évidemment exagérées; *à priori*, la gastrotomie semblerait même devoir être bien moins souvent fatale qu'on ne le pense généralement.

366. D'un autre côté, si on n'est pas en droit d'invoquer l'expérience en sa faveur, on ne doit pas oublier que, pratiquée en désespoir de cause, comme on l'a fait jusqu'ici, il n'est pas surprenant qu'elle n'ait point empêché la mort. Je pense donc, avec M. Desormeaux, que si on y avait recours de bonne heure, lorsque le cortége formidable des symptômes

inflammatoires n'est pas encore développé , avant que la péritonite ne constitue par elle-même une maladie mortelle, on sauverait un assez grand nombre de femmes. On a soutenu qu'en tous cas elle ne devrait pas être mise en usage avant le septième mois de la grossesse, à moins qu'il ne fût certain que le fœtus est mort, et le kyste ouvert dans le péritoine ; qu'autrement on sacrifierait sans avantage pour la mère un enfant qu'on aurait peut-être pu conduire jusqu'à terme et obtenir vivant. Ce raisonnement n'est d'aucune valeur ; l'opération doit offrir des chances de succès d'autant plus nombreuses, que la grossesse est moins avancée ; ici, la vie future du fœtus est trop peu probable pour qu'on puisse en tenir compte et la mettre en balance avec celle de la mère. Après sept mois l'enfant étant viable , la raison et l'humanité veulent qu'on la pratique sans hésiter. Quand même l'accoucheur n'arriverait qu'après la rupture du kyste, il devrait encore ouvrir les parois de l'abdomen à l'instant même : avec l'opération la mort n'est que trop probable , mais sans l'opération elle est à-peu-près certaine.

367. Quand la gastrotomie n'est pas ou n'est plus applicable, on doit se borner à faire la médecine des symptômes, à modérer l'intensité de la phlegmasie , à prévenir, autant que possible, la formation du pus, à favoriser la production d'adhérences qui puissent circonscrire l'épanchement, à soutenir, ou bien à diminuer les forces, au moyen du régime ou des émissions sanguines, selon que les phénomènes de réaction ou d'épuisement sembleront le nécessiter ; on aide à la sortie des lambeaux de l'œuf qui se présen-

tent dans le vagin, la vessie, le rectum; on ouvre les abcès s'il s'en forme; on s'oppose à la stagnation du pus ou des matières décomposées; en un mot, on met à contribution, tour-à-tour et selon les indications, les bains, les injections, les lavemens, une diète sévère, un régime analeptique, les saignées générales ou locales, le repos ou l'exercice.

ARTICLE II.

DE LA FAUSSE GROSSESSE.

368. Des observations sans nombre prouvent que diverses maladies peuvent faire croire à l'existence de la grossesse chez des femmes qui ne sont pas enceintes, et réciproquement. « Une femme du faubourg Saint-Marceau était enceinte, dit M. Desormeaux; d'effrontés charlatans prononcent qu'elle est hydropique, lui plongent un trois-quarts dans l'abdomen, et cette malheureuse succombe quelques jours après!.... Je fus appelé en consultation près d'une dame, pour décider s'il fallait pratiquer l'opération césarienne; la malade était affectée d'une péritonite dont elle guérit, et d'un squirrhe de l'ovaire dont elle mourut! » Contre des erreurs aussi grossières il est inutile d'invoquer les règles de l'art; mais il est des cas tellement obscurs, que le patricien le plus instruit peut réellement s'y méprendre. M. Lefebvre a fait voir dans sa thèse, que les animaux eux-mêmes offrent assez souvent de semblables anomalies.

369. La rétention des menstrues, l'hydropisie ascite ou enkystée, la tympanite, les polypes, les squir-

rhes, les cancers de la matrice, des tumeurs développées dans l'ovaire, la trompe ou le bassin, et d'autres lésions encore, produisent souvent le plus grand nombre des signes rationnels, et même plusieurs des signes sensibles de la grossesse. Cependant il faudrait être bien distrait ou bien peu exercé, pour qu'un examen un peu attentif ne permît pas d'éviter l'erreur dans presque tous ces cas.

370. Qui pourra confondre les symptômes du squirrhe du col et les ulcères de l'utérus, avec les phénomènes de la gestation, après avoir touché la femme? L'existence d'un polype n'est-elle pas le plus souvent accompagnée d'hémorrhagie? Permet-elle jamais le ballottement, et peut-elle faire croire aux mouvemens spontanés de l'enfant? La marche des accidens, l'état du col, etc., sont-ils en aucun cas semblables à ce qui a lieu dans la grossesse?

371. L'accumulation de sang, de sérosité ou de gaz dans l'organe gestateur pourrait à la rigueur en imposer à ce point. On peut voir à ce sujet le Mémoire que vient de publier Mme. Boivin. Mais si la matrice est remplie par *du sang*, ou bien si la personne n'a jamais été que très-difficilement réglée, le toucher prouve que l'hymen est imperforé, que le vagin, ou quelques autres parties des organes génitaux ne sont pas dans l'état de conformation normale; si c'est une femme mariée, ou dont les menstrues n'avaient pas offert d'anomalie jusque-là, en général, il existe en même temps des indices plus ou moins nombreux de maladie, qui éclairent le diagnostic; en outre, les mouvemens du fœtus ne s'y rencontrent jamais.

372. Dans le cas d'*hydromètre*, on a les mêmes ressources, et l'affection locale est accompagnée d'une altération si profonde dans l'état général de la santé, que la méprise devient par cela même presqu'impossible quand on y réfléchit un peu.

373. Dans la *tympanite* utérine, la matrice peut acquérir un volume considérable, mais elle reste très-légère, le ballottement n'existe pas, et la percussion du ventre détermine une résonnance qui dissipe aussitôt toutes les incertitudes.

374. L'*hydropisie enkystée*, les tumeurs fibreuses ou squirrheuses, tout développement anormal de l'ovaire ou des annexes de la matrice, pourraient tout au plus être confondus avec la grossesse extra-utérine, puisque le col ne subit alors que de très-légers changemens ; encore l'absence des signes positifs de la présence d'un enfant, l'état général et la marche des accidens suffiront-ils toujours pour empêcher d'affirmer qu'il y a, et souvent pour porter à soutenir qu'il n'y a pas gestation.

375. Quant à l'*ascite*, à la tympanite péritonéales, à l'épanchement de pus ou de sang dans l'abdomen, aux tumeurs encéphaloïdes, fibreuses, scrophuleuses, stéatomateuses, ou de toute autre nature, aux nombreuses lésions des organes contenus dans le ventre, ce sont autant de maladies ou de symptômes de maladies, qui ne ressemblent à la grossesse que par la distension de l'abdomen, qu'elles produisent, et par quelques autres signes moins concluans encore. Si le péritoine est distendu par des gaz, la percussion le fera reconnaître à l'instant; dans l'ascite, le liquide, en se portant vers les points les plus déclives, d'après les

lois de la pesanteur, donnera au ventre une forme trop facile à distinguer de celle qui appartient à la grossesse, pour qu'on puisse confondre ces deux états, et la différence est encore plus grande dans toutes les autres affections que je viens de nommer.

376. Le groupe de symptômes connu sous le titre de *grossesse nerveuse* ou hystérique, est peut-être ce qui en a le plus souvent imposé sous ce rapport. On le remarque plus particulièrement aux approches du retour d'âge, ou chez les femmes non mariées, irritables et très-nerveuses, chez celles qui, ayant perdu leurs premiers enfants, sont vivement tourmentées du désir d'en retrouver de nouveaux, celles qui sont restées veuves pendant plusieurs années et croient être encore fécondes avec un second mari. Les menstrues se suppriment, des nausées, des dégoûts, des changemens dans les seins, dans la digestion, et quelquefois tous les signes rationnels de la grossesse, surviennent; le ventre se gonfle, et parfois la femme va jusqu'à soutenir qu'elle sent le fœtus remuer avec force : il y a plus, même, c'est que des accoucheurs habiles ont pu partager leur erreur. Selon M. Orfila, le professeur Dubois n'aurait pas craint d'avouer qu'il s'y est trompé lui-même.

377. Une dame, âgée de trente-huit ans, n'ayant pas eu d'enfant depuis douze ans, et qui aurait donné tout au monde pour devenir mère avec l'homme qu'elle s'était associé, me fit appeler, en 1823, pour prévenir un avortement dont elle se croyait menacée. Selon elle, sa grossesse datait de quatre mois; le volume du ventre et de nombreux phénomènes sympathiques semblaient venir à l'appui de son dire; elle

avait senti remuer, et le léger écoulement sanguin qui l'épouvantait avait été provoqué par un exercice violent. Au bout de deux jours ses craintes furent calmées ; mais elles reparurent deux mois plus tard. De nouvelles espérances leur succédèrent encore. Le terme désiré avec tant d'ardeur arriva ; les douleurs du travail survinrent ; une sage-femme instruite se rendit près de la malade, qui était au comble de la joie : trois jours se passent au milieu de souffrances assez vives, sans que l'accouchement paraisse avancer ; on me fait prévenir : je touche, et je trouve le col ainsi que la totalité de l'utérus dans l'état naturel. Je prononçai qu'il n'y avait point de grossesse ; on se mit en colère ; je fus congédié, et quatre jours après j'appris que le ventre était tombé, qu'il n'était rien sorti des parties sexuelles, et que la santé de cette dame était rétablie.

378. Ici, comme dans tous les cas du même genre, l'exploration de l'organe gestateur aurait suffi pour détruire l'illusion dès le cinquième mois ; mais la malade chérissait tellement son erreur qu'elle ne voulut point se laisser toucher, et d'autant moins qu'elle ne conservait pas l'ombre du doute sur son état.

Je ne traite point ici de la grossesse môlaire ni de la grossesse hydatique, parce que la môle et les hydatides de l'utérus n'étant que des produits de conception dénaturée, font naître les mêmes phénomènes que la grossesse proprement dite, et déterminent toujours l'avortement.

ARTICLE III.

DE LA GROSSESSE EU ÉGARD AU SEXE DU FŒTUS.

§. 1er. Est-il possible de reconnaître le sexe du fœtus pendant la grossesse ?

379. Quand on réfléchit aux raisons puissantes et variées qui doivent entraîner l'homme à chercher dans l'avenir ce qui peut servir ou gêner ses intérêts et ses passions, le désir de connaître le sexe d'un enfant encore renfermé dans le sein maternel n'a rien que de très-légitime. La femme qui devient enceinte manque rarement d'attacher l'idée d'un plus grand bonheur à l'un des sexes qu'à l'autre. Dans les conditions les plus communes de la vie sociale, le mari lui-même est souvent tourmenté des mêmes inquiétudes. Qu'on joigne à ce sentiment si général les craintes d'une famille entière, menacée de s'éteindre par défaut d'enfans mâles ; les alarmes de tout un peuple, les projets divers qui se croisent chez toutes les nations unies par les liens de la civilisation, quand la dynastie régnante d'un grand empire n'a plus d'espoir que dans l'être qui n'est pas encore né, et l'on comprendra les efforts qu'on a faits de tout temps pour satisfaire la curiosité publique à ce sujet.

380. On a consulté tour-à-tour les astres, les dieux, les devins et les sorciers : à Rome, Livie eut la patience, en se faisant aider par ses femmes, de compléter l'incubation d'un œuf de poule avec la chaleur de ses mains, persuadée que s'il sortait un mâle de cet œuf, l'enfant qu'elle portait elle-même serait un

garçon, et que le règne d'Auguste pourrait être ainsi continué. Les Égyptiens, les Indiens, comptaient sur l'état du ciel ou sur la nature des constellations au moment de la fécondation ; les Grecs et tous les peuples de l'ancien monde ont invoqué les phases de la lune, etc. Mais il n'est malheureusement aucun de ces aruspices qui n'ait trompé l'ignorante crédulité des pauvres humains.

381. Fondés sur le principe contestable que l'embryon mâle se développe plus tôt que l'embryon femelle, Aristote prétend, ainsi qu'Hippocrate et beaucoup d'autres auteurs anciens, que la femme sent remuer plus tôt quand elle porte un garçon, et plus tard quand c'est une fille. Partant de la même idée, on a transporté à la mère la force relative du fœtus ; on a dit qu'elle se sentait plus de vigueur, d'activité, de gaîté, de contentement, que ses yeux étaient plus vifs, sa figure plus colorée, son pouls plus grand, plus fréquent, ses digestions plus faciles ; que toutes ses fonctions, en un mot, s'exécutaient plus librement quand elle devait accoucher d'un enfant mâle, que quand elle était enceinte d'une fille ; qu'une raie brune ou noire sur la ligne médiane du ventre, une force plus grande, une coloration plus vive, les mamelons plus relevés, le sein plus dur, plus tendu, les battemens des carotides plus forts, les veines plus grosses à droite qu'à gauche, annonçaient la présence d'un garçon ; qu'en se levant ou en marchant la femme avance ou le genou ou le pied droit le premier ; que la matrice est inclinée à droite, que les urines sont habituellement chargées, qu'elles déposent un sédiment briqueté, si c'est un enfant mâle, et qu'on ob-

serve des phénomènes contraires quand le fœtus est du sexe féminin.

382. Je ne pense pas devoir combattre sérieusement les raisons sur lesquelles les physiologistes et les médecins ont appuyé ces assertions; je n'aurais pas même cru devoir en faire mention si elles n'avaient fait naître une foule de préjugés répandus dans le vulgaire, préjugés qu'exploitent les charlatans et que l'accoucheur le plus habile est souvent obligé de ménager quand il ne peut les détruire. Je me contenterai de faire remarquer qu'on a rencontré et qu'on rencontre tous les jours, aussi bien et pas plus pour un sexe que pour l'autre, les divers phénomènes que je viens d'énumérer; que ce qui passe pour indiquer un garçon, Osiander soutient, en s'appuyant sur des chiffres, l'avoir plus souvent observé chez les femmes qui ne mettaient au monde que des filles, et qu'aucun de ces nombreux signes, établis *à priori*, d'après des notions fausses, n'a jamais été confirmé par l'observation exactement suivie des faits. Tout ce qu'on peut dire à cet égard, c'est que certaines femmes, éprouvent, quand elles portent un garçon, des symptômes tellement distincts de ceux qu'elles ressentent quand elles sont enceintes d'une fille, qu'il leur est difficile de s'y tromper; mais alors ce sont tantôt les signes attribués à la grossesse du sexe mâle, qui annoncent la présence d'une fille, et réciproquement; le plus souvent c'est un mélange de phénomènes propres aux deux sexes opposés, qui revient toujours avec les mêmes caractères, pour le même sexe; en sorte que ces particularités purement individuelles, applicables seulement à quelques sujets, et d'ailleurs assez rares, ne

peuvent être de quelque utilité qu'aux seules femmes qui en sont l'objet.

383. Les commères disent que si la première conception a lieu dans le croissant de la lune, il en résulte un garçon, et que si c'est dans le déclin de cet astre, au contraire, la femme accouchera d'une fille ; quelques autres, non moins habiles, admettent que l'enfant sera du même sexe que celui du dernier accouchement, si la lune n'a pas changé dans les trois jours qui ont immédiatement suivi celui-ci ; enfin, quelques accoucheurs, s'en rapportant franchement au hasard, s'enquièrent d'abord de ce que veut la famille ou la femme, et promettent tout bonnement ce que l'on désire d'obtenir. Il est plus prudent, je crois, de faire tout le contraire : si l'on demande une fille, promettez un garçon, *et vice versâ*. La raison est que si vous vous trompez, la femme, heureuse d'avoir le sexe après lequel elle soupirait, pardonne aisément votre méprise et se contente de rire aux dépens de votre prétendu savoir. Si vous rencontrez juste, au contraire, malgré leur chagrin, les parens sont forcés de vanter vos connaissances.

384. Voici, au surplus, un moyen immanquable : puisque nos ancêtres faisaient tant de miracles avec la lune, nous pouvons bien aussi tenter un peu la puissance de cette merveilleuse planète. Si donc on est contraint de pronostiquer le sexe du fœtus avant sa naissance, on peut se contenter d'affirmer qu'il sera semblable à celui de l'enfant dernier né, si la lune n'a pas changé pendant les neuf premiers jours de la couche, et que ce sera le contraire dans le cas opposé : en effet, si l'événement confirme la sentence

il n'en faut pas davantage ; si le sexe qu'on n'atten-
dait pas arrive au contraire, il suffit de retourner en
arrière, pour voir que la supputation avait été mal
faite ; que si la lune n'a pas changé de nature, elle a
du moins changé de phase, ce qui revient au même ;
chacun sent que de cette manière l'erreur est impossible, puisque les phases lunaires se renouvellent tous
les sept jours. Il y a bien sans doute un peu d'esco-
barderie dans une pareille conduite ; mais, pourvu
qu'on ne lui accorde pas plus de valeur qu'elle n'en
mérite réellement, en agissant ainsi on satisfait tout le
monde et l'on ne fait de mal à personne.

§. II. Est-il possible de créer tel ou tel sexe à volonté ?

385. Le désir de connaître d'avance le sexe du
fœtus a bientôt fait naître une des questions les plus
piquantes de la physiologie. On s'est demandé si
l'homme pouvait, à l'aide d'influences connues, déterminer la production d'un sexe plutôt que celle de
l'autre ; et ce point de la science, déjà discuté du
temps d'Hippocrate, fixe encore actuellement l'attention de plusieurs naturalistes.

386. En s'appuyant, on ne sait trop sur quel
motif, si ce n'est sur cette grande idée que le côté
de la force appartient à l'être le plus fort, le père
de la médecine avance que dans les animaux et
dans l'espèce humaine l'ovaire et le testicule droits
fournissent les germes mâles, tandis que les germes
femelles viennent des glandes séminales gauches ; sans
jamais avoir été adoptée généralement, sans avoir
jamais été fortifiée par une seule expérience directe,
cette opinion des Anciens a traversé les siècles, ce-

pendant, et compte encore de nos jours quelques partisans, même parmi les médecins instruits. Toutefois, en admettant le fait, une difficulté très-grande resterait à surmonter pour en faire l'application. Comment attirer dans la matrice la matière séminale des glandes droites plutôt que des glandes gauches, et réciproquement? Chez les quadrupèdes, il serait possible à la rigueur d'enlever aux uns la glande prolifique droite, aux autres la glande prolifique gauche; mais quel homme consentirait à se procurer la faculté de procréer un garçon plutôt qu'une fille, aux dépens d'une pareille mutilation? Un autre expédient était évidemment nécessaire; et Millot a sérieusement conseillé aux conjoints de se tenir sur le côté où se trouve le germe du sexe qu'on veut obtenir, pendant la copulation fécondante. On pourrait, jusqu'à un certain point, pardonner aux Anciens, qui croyaient que l'utérus de la femme était bicorne comme celui des brutes, de s'être rangés à cet avis, d'avoir cru que la semence de l'ovaire droit s'arrêterait peut-être dans la corne droite, si les deux individus prenaient la précaution de se placer sur le côté correspondant lors du coït; mais au dix-neuvième siècle des conjectures semblables ne sont que ridicules et ne méritent pas la peine d'être réfutées.

387. Au surplus, il est actuellement démontré que la base de cette hypothèse est entièrement fausse; Legallois a fait couvrir des femelles de lapin auxquelles il avait enlevé l'un des ovaires, ce qui ne les a pas empêchées d'engendrer des fœtus de sexes différens; pour l'espèce humaine, sans invoquer les observations d'hommes qui, après avoir perdu l'une des

glandes génitales, n'en ont pas moins produit des garçons et des filles, je relaterai deux faits décisifs à ce sujet. Une femme mourut, il y a quelques années, à la Maternité de Paris ; elle était mère de dix à douze enfans des deux sexes, et cependant ses organes sexuels étaient disposés de telle sorte qu'il n'y avait qu'un ovaire et une trompe, attachés à l'angle d'un utérus, réduit lui-même à l'une de ses moitiés. Dans l'observation recueillie par MM. Jouvet et Garnier, et communiquée à l'Académie par M. Ollivier (d'Angers), on voit que la femme était accouchée cinq fois ; qu'elle avait eu quatre garçons et une fille ; que les quatre premières grossesses semblaient s'être effectuées dans le sinus utérin gauche, et la cinquième et dernière seulement dans celui du côté droit. Enfin, tous les naturalistes savent que chez les animaux où l'utérus est complètement bilobé, la même corne est souvent remplie en même temps par des fœtus mâles et par des fœtus femelles.

388. En faisant justice de ces suppositions, les physiologistes n'ont cependant pas renoncé à l'espoir de connaître un jour les conditions qui font qu'un sexe se forme plutôt qu'un autre. Déjà M. Bory-de-Saint-Vincent a émis l'opinion hardie que certaines particules organiques étaient susceptibles de passer presque avec la même facilité à l'état de végétal ou d'animal. M. Edwards a cru remarquer que les molécules de plusieurs conferves et autres êtres de nature douteuse pouvaient être transformées à volonté en individus de l'un ou l'autre règne organique. Enfin, on a fait connaître en 1825, à la Société Philomatique, des recherches qui tendraient à faire

croire qu'en modifiant d'une certaine manière les influences sous lesquelles s'opèrent la fécondation et la
reproduction entière des insectes, on parvient à faire
naître tantôt des mâles et tantôt des femelles.

389. Les anciens agronomes étaient convaincus,
et les gens de la campagne pensent encore, que si le
vent du nord souffle, si la saison est plutôt sèche et
froide que chaude et humide, lorsque les chèvres,
les brebis et les vaches sont conduites aux mâles, le
part fournira moins de femelles que si la conception
a lieu sous l'influence d'un état opposé de l'atmosphère. Ils sont persuadés, en outre, que, pour avoir
une plus forte proportion de mâles, rien n'est plus
avantageux que de faire couvrir les femelles par le
sujet le plus vigoureux de l'espèce. Aussi ont-ils soin
de choisir le bouc, le bélier, le taureau ou l'étalon le
plus actif, le plus fort, le plus jeune et le plus robuste qu'ils peuvent rencontrer.

390. Ces traditions viennent, en outre, d'être
soumises au creuset de l'expérience, et pleinement
confirmées par les recherches intéressantes de M. Gi-
rou de Bussaringue. Les observations de ce cultivateur
philanthrope ont été faites en grand sur les chevaux,
les vaches, les moutons, les oiseaux, etc., pendant
plusieurs années consécutives, et, à ce qu'il paroît,
avec le plus grand soin. Or, elles tendent à prouver
que plus le mâle est vigoureux lors de la fécondation,
plus on a de chances d'obtenir des mâles. Par exemple,
dans un troupeau de brebis, les premières couvertes
donnent moins de mâles que celles qui viennent immédiatement après, et celles-ci bien plus que celles
de la dernière moitié, parce que le bélier ne semble

jouir de toute son énergie prolifique qu'après un certain nombre de copulations, et qu'ensuite il s'épuise et perd peu-à-peu ses forces.

391. On peut encore appeler d'autres raisons au secours de ces premières données : les pigeons, les tourterelles, les perdrix, et tant d'autres oiseaux qui s'unissent deux à deux pour chaque saison des amours, produisent à-peu-près le même nombre de mâles et de femelles. Les gallinacées, les poules de nos basses-cours, au contraire, les oies, les canards, les dindons, etc., où le même mâle suffit à plusieurs femelles, fournissent beaucoup plus de poulettes, de dindes, de cannes et d'oies proprement dites, que de coqs, de dindons, de canards et de jars ; tandis que les chiennes, les chates, les louves, qui se laissent ordinairement approcher par plusieurs chiens, etc., engendrent plus de mâles que de femelles. Enfin dans l'espèce humaine, on croit avoir aussi remarqué que là où la polygamie est permise, comme en Perse et en Turquie; il naît plus de filles que de garçons; et qu'en Europe, où cet usage n'est pas toléré, on voit en général le contraire, ou du moins que la proportion des deux sexes est à-peu-près égale.

En conséquence, il devient probable que la nature des sexes est déterminée par celui des deux époux dont la puissance prolifique, soit absolue, soit relative, est la plus forte à l'instant de la conception. De nombreuses recherches sont encore nécessaires, il est vrai, pour transformer cette proposition en vérité mathématique; mais, si jamais elle venait à être confirmée par des observations authentiques et bien faites, il est évident que l'art de procréer les sexes à volonté ne serait plus une chimère, et qu'on ne devrait pas perdre l'espérance de pouvoir prédire aux femmes enceintes qu'elles accoucheront plutôt d'un garçon que d'une fille. Mais il est douteux qu'en adoptant la marche et le langage de M. Mayer, on arrive jamais à quelque chose de satisfaisant sur ce point intéressant de physiologie.

§. III. De l'Influence des saisons et de la fortune publique sur la production des sexes et la proportion des conceptions.

392. Une question importante, qui découle naturellement de la précédente, serait de savoir si, dans les pays pauvres ou les années de disette, et dans les provinces où les habitans sont naturellement faibles, oisifs et malheureux, le sexe féminin l'emporte sur le sexe masculin : pour la résoudre, il faudrait compulser les registres de l'état civil des peuples qui se trouvent dans les conditions les plus opposées ; ce travail, que divers modernes sont sur le point d'entreprendre, M Bailly l'a déjà exécuté pour la ville de Celles, et il en résulte que la proportion des filles se trouve sensiblement plus forte dans ce canton stérile et pauvre que celle des garçons. Cependant M. Villermé, qui s'occupe avec une ardeur si louable de ce genre de statistique, et qui a fait des observations beaucoup plus en grand, n'est point arrivé aux mêmes conclusions ; il a vu que dans la Sologne et autres départemens malheureux il naît proportionnellement autant de garçons que dans les villes les plus opulentes et les plus agréablement situées ; que les paysans et les montagnards si misérables de l'Écosse, réduits à se nourrir de pommes de terre ou

de haricots, procréent autant d'enfans mâles que les riches habitans des environs de Londres.

Après tout, s'il est exact de dire que la fortune ou la misère n'ait pas d'influence marquée sur la proportion des sexes, il n'y a pas lieu d'en être tant surpris, puisqu'alors l'homme et la femme sont placés dans les mêmes conditions. Cela prouve seulement que la force absolue n'est pas ici la condition essentielle, sans diminuer en rien l'importance de la force relative des conjoints.

393. Il n'est personne qui n'ait remarqué que les naissances sont plus nombreuses dans certains temps, dans certains pays, et plus rares dans d'autres; mais on n'avait point encore essayé de donner l'explication de ces anomalies apparentes, ni de prouver qu'elles eussent quelque chose de fixe dans leurs répétitions. M. Villermé s'est chargé de ce double soin: dans un Mémoire lu à l'Académie des Sciences, il annonce que, sur un total de 7,651,437 naissances ramenées à 12,000, 1,093 ont eu lieu en janvier, 1,136 en février, 1,117 en mars, 1,057 en avril, 1,000 en novembre, 981 en décembre, 981 en septembre, 964 en octobre, 965 en mai, 927 en août, 896 en juin, et 884 en juillet, et que, par conséquent, la fréquence proportionnelle des conceptions est loin d'être la même pour tous les mois de l'année.

394. M. Villermé, se fondant toujours sur des chiffres, passe successivement en revue, de la même manière, l'influence qu'exercent les fêtes et les réjouissances publiques, les premiers temps du mariage, les jeûnes et les privations, la température, le degré de latitude, le régime végétal ou animal, la prospé-

rité, la civilisation, la liberté, la misère et les cala-
mités des peuples sur le nombre des fécondations, et
démontre qu'il naît beaucoup plus d'enfans sous un
beau ciel, dans les contrées où les arts, l'industrie,
le commerce et les sciences fleurissent, où l'atmosphère est saine et la terre fertile, que dans les conditions opposées; que là famine et les années de disette surtout amènent des changemens extraordinaires
dans les mouvemens de la population, etc.

Pour ce qui est de la faculté de créer à volonté de
beaux enfans, des enfans d'esprit et sans passions, je
ne puis que renvoyer à la *Callipédie* de Cl. Quillet,
à la *Mégalanthropogénésie* de M. Robert, ou bien au
Traité de la philopédie.

CHAPITRE IV.

De l'OEuf humain.

395. L'œuf humain est constitué, ainsi que celui des autres mammifères, par le fœtus et ses annexes.

ARTICLE PREMIER.

DES ANNEXES DU FŒTUS.

396. Les dépendances de l'enfant se composent des membranes, du placenta et du cordon, des vésicules ombilicale et allantoïde et du liquide amniotique.

SECTION PREMIÈRE.

Des Membranes.

La coque de l'œuf est formée par trois couches concentriques, la caduque, le chorion et l'amnios.

§. I. De la Membrane caduque ou de connexion.

397. La membrane caduque, *membrana decidua, cellulosa, sinuosa, spongiosa,* membrane *commune, préexistante,* membrane de *connexion* ou *conjonctive, épichorion,* etc., est tellement évidente à toutes les époques de la gestation, qu'elle a dû être observée par tous les anatomistes qui ont étudié avec quelque soin les secondines humaines. Aussi Arétée en parle-t-il déjà d'une manière assez claire sous le nom de *couche poreuse ;* Fabrice, sous celui de *sub-*

stance membraneuse du placenta ; G. Fallope, sous le titre de *substance charnue,* etc. ; Spigel, sous celui de *portion épaisse et charnue du chorion ;* Ruysch, sous le nom de *chorion velouté ;* Rouhault, Littre, Hoboken, sous celui de *chorion ;* Haller, sous celui de *chorion externe,* de *chorion fongueux ;* enfin, Needham, Diémerbroeck, Northwyck, comme Hoboken, Rouhault et Littre, l'ont décrite sous le nom de *chorion,* tandis qu'ils donnent le titre d'*allantoïde* au véritable chorion ; mais ces descriptions obscures n'étaient guère propres qu'à gêner les recherches des observateurs, et ne peuvent, en aucune manière, être comparées à celle qu'en a donnée W. Hunter.

398. *Formation.* L'imprégnation détermine dans l'utérus une excitation spécifique, promptement suivie d'une exhalation de matière coagulable, qui se concrète et se transforme bientôt en une espèce d'ampoule, remplie d'un liquide transparent et légèrement rosé. En contact avec toute l'étendue des parois de la cavité utérine, cette sorte de vessie ou de membrane se prolonge quelquefois dans l'origine des trompes, et toujours dans la partie supérieure du col, sous la forme de cordons pleins et concrets; jamais elle n'est percée naturellement.

399. L'ovule, après avoir parcouru la trompe, déprime nécessairement la membrane caduque pour se glisser entre elle et l'utérus, à la surface interne duquel il finit par se coller; dès ce moment, la membrane préexistante se trouve formée de deux portions: l'une, très-grande, tapissant tout l'intérieur de la matrice, à l'exception du point qui est en contact avec le germe, porte le nom de *caduque utérine*

ou externe ; l'autre, très-petite, déprimée par la moi-tié inférieure de la vésicule fécondée qu'elle enve-loppe, constitue la caduque *réfléchie, interne,* ou l'*épichorion.* L'étendue de la première augmente en même proportion que celle de l'utérus, et l'agran-dissement de la seconde suit, de toute nécessité, l'accroissement du germe. Aussi la cavité qui les sé-pare, et qui n'est autre que la cavité déformée de l'ampoule primitive, est-elle d'autant plus considérable qu'on s'éloigne moins des premiers temps de la ges-tation.

400. La caduque utérine conserve une assez grande *épaisseur,* surtout aux environs du placenta, jusqu'à la fin de la grossesse ; l'épichorion, au contraire, s'amincit insensiblement, et de telle sorte, qu'à l'é-poque de l'accouchement il est quelquefois d'une té-nuité extrême.

L'une, en s'enfonçant dans l'autre, finit par la tou-cher, un peu plus tôt ou un peu plus tard, vers le troisième ou le quatrième mois, par exemple ; ensuite ces deux feuillets restent dans un état de contiguité plus ou moins parfaite jusqu'à l'expulsion du délivre, sans jamais se confondre, néanmoins, quoi qu'en aient dit Hunter et tous ceux qui, depuis lui, ont traité le même sujet. On voit donc que cette mem-brane se comporte relativement à l'ovule, comme la plèvre relativement au poumon, comme la mem-brane séreuse du péricarde relativement au cœur.

401. La *face externe* de la caduque est inégale et poreuse, en contact avec l'intérieur de l'utérus, et recouvre le chorion jusqu'à la circonférence du pla-centa, mais ne se prolonge point sur la face spon-

gieuse de ce corps : dans le premier sens , ses adhérences sont faibles, n'ont lieu que par l'intermède de
filamens muqueux très-faciles à rompre et qui ne sont
certainement ni des vaisseaux, ni des nerfs ; dans le
second l'union est beaucoup plus intime, et d'autant
plus que le développement de l'œuf est plus avancé.
Pendant les deux premiers mois, en effet, il est assez
facile encore d'extraire l'ovule de la portion de sac
que lui forme l'épichorion ; tandis que , dans la suite ,
les nombreux filamens qui couvrent habituellement
le germe, contractent des adhérences tellement solides avec la caduque réfléchie , qu'il devient de plus
en plus difficile d'opérer cette séparation sans déchirure.

402. La surface *interne*, étant baignée par un liquide , quoique raboteuse , est lisse cependant et
comme tapissée d'une pellicule extrêmement fine.
Lorsque le liquide a disparu et que la couche réfléchie est en contact avec le feuillet utérin, cette face
revêt bientôt les caractères de la précédente. Le *liquide* qui remplit la cavité de la caduque, en tenant
ses deux lames écartées, est parfois tout-à-fait limpide, mais le plus ordinairement il est rougeâtre,
filant, semblable à du verre fondu ou mieux à du
blanc d'œuf, et paraît être composé d'une forte proportion d'eau, d'albumine et de gélatine.

403. *Circonférence.* A l'endroit où la caduque se
replie pour envelopper l'œuf, elle forme un cercle
qui offre d'abord l'aspect d'un simple repli plus ou
moins régulièrement arrondi, mais qui se transforme
ensuite peu à peu en un bord mince et tranchant,
et finit par se continuer d'une manière plus ou

moins évidente avec le pourtour de la masse placentaire.

Ce point de l'histoire de la membrane de connexion est un de ceux sur lesquels j'ai le plus insisté en 1824, et c'est un de ceux cependant sur lesquels il semble être resté le plus de doutes dans l'esprit des observateurs.

404. Hunter, Baillie, Wrisberg, Krummacher, Blumenbach, Stein, MM. Lobstein et Meckel, Béclard, etc., ont bien admis les deux lames de la membrane caduque, mais en persistant à croire que le placenta ne se fixe à l'utérus qu'après les avoir traversées.

405. Chaussier et M. Dugès pensent, au contraire, que l'utérus est d'abord tout simplement rempli de lymphe ou d'albumine coagulable; que le petit œuf, en arrivant de l'ovaire, s'enfonce au milieu de cette substance et s'en enveloppe; que les villosités du chorion sont obligées de se confondre avec elle pour former le placenta, et que, par suite du développement de la matrice, la membrane caduque, d'abord simple, finit par se bifolier. Mais je possède maintenant tant de faits en faveur de la doctrine établie plus haut, que je ne puis partager en rien l'opinion de ces divers auteurs.

406. *Structure.* Ruysch, Haller, les deux Hunter, M. Lobstein, et tous ceux qui ont traité de la membrane caduque avec quelques détails, prétendent y avoir rencontré des vaisseaux, même en grand nombre, et que par conséquent elle est organisée. Je crois, au contraire, qu'elle n'est organisée à aucune époque de la grossesse. Il est si facile de se convaincre de son

état inorganique, en l'examinant sur un délivre frais, que j'ai peine à comprendre comment cette remarque a pu échapper aux observateurs attentifs dont j'ai parlé, et à tous ceux qui les ont suivis.

En l'étudiant avant la fin du deuxième mois de son existence, on voit qu'elle est molle, souple, spongieuse, qu'elle jouit d'une grande élasticité, se déchire avec une extrême facilité et ne renferme aucun vestige d'élémens organiques ; qu'elle n'est que contiguë à l'utérus, et ne tient au chorion que par le moyen du velouté qui recouvre habituellement l'ovule.

A la fin de la grossesse, elle conserve la même mollesse, la même élasticité : elle est toujours d'un gris rougeâtre, facile à réduire en lambeaux ; ses adhérences à l'utérus n'ont pas changé, seulement son feuillet épichorion s'est considérablement aminci par suite de la distension mécanique qu'il a subie; sa composition est en tout semblable à ce qu'elle était d'abord ; en un mot, depuis l'instant de sa formation, jusqu'à sa sortie des organes sexuels, la caduque ne m'a jamais paru pouvoir être considérée autrement que comme une simple couche inorganique ; pourtant, je puis affirmer l'avoir examinée avec soin sur plus de quatre cents produits venus à terme ou par avortement.

407. Il est vrai que quelquefois elle est tachetée de points rougeâtres, étoilés, ou de stries sanguines qui auront pu faire croire, dans certaines circonstances, à l'existence de vaisseaux dans son épaisseur ; on y voit bien aussi, surtout à sa face interne, une pellicule extrêmement fine qui en aura plus d'une fois

imposé pour une lame celluleuse ; enfin , assez fréquemment encore, elle semble être formée de fibres
placées à côté les unes des autres ou même diversement entrecroisées ; mais ces taches, ces stries de
sang, n'indiquent pas plus ici la présence de vaisseaux
que quand on les rencontre à la surface des concrétions membraniformes que rendent les enfans atteints
du croup, etc.

408. Si cette membrane était réellement organisée, si elle était le siége d'une véritable circulation,
conçoit-on qu'elle ne contractât aucune adhérence,
qu'elle ne se confondît pas d'une manière intime avec
les surfaces interne de la matrice et externe du chorion qu'elle tapisse pendant neuf mois? Enfin, pour
trancher la question, il doit suffire de rappeler que
les caractères de cette singulière membrane sont
tout-à-fait semblables, au moment de la parturition,
à ce qu'ils étaient dans le principe de la grossesse,
époque à laquelle personne n'a prétendu y remarquer
de trame organique.

409. Si donc la membrane caduque n'est point une
membrane organisée ; si elle est tout simplement une
couche *adventive*, comme l'appelle M. de Blainville,
ou le produit d'une concrétion opérée dans l'utérus,
le nom de membrane *anhiste* (1), que je propose de
lui imposer, et qui équivaut à celui de membrane
inorganique, me paraît être le seul qui puisse lui être
utilement appliqué.

410. *Usages.* Je ne m'arrêterai point à combattre
l'opinion de ceux qui pensent que la membrane *anhista*

____

(1) De ιστος, *tela*, tissu, et de l'*a* privatif.

sert à nourrir l'embryon pendant les premières semaines de son existence ; il doit suffire de faire remarquer que le cordon ombilical est toujours inséré sur la portion de l'ovule qui n'est point enveloppée par cette concrétion, pour démontrer qu'elle est étrangère à la nutrition des premiers linéamens du fœtus. Son usage est de maintenir la vésicule fécondée sur un point quelconque de la cavité utérine. On peut objecter, je le sais, que chez les animaux l'œuf se fixe et se maintient aussi solidement que chez la femme, et aussi bien lors des grossesses extra-utérines que dans la grossesse naturelle ; mais, chez les brutes, la surface de l'ovule et la forme des parties qu'il doit traverser sont loin d'être en tout comparables à ce qu'on observe dans l'espèce humaine. Les cornes utérines chez les femelles d'animaux, à la différence de la matrice dans la femme, ne se dilatent point assez pour que le germe qui les parcourt ou s'y fixe, ne puisse pas toujours être en contact avec les différens points du cercle auquel il correspond dans l'un de ces tubes organisés. Ensuite, quand le produit de la fécondation se développe accidentellement dans le péritoine, la trompe ou les parois même de l'utérus, il reste également contigu aux parois de la cavité qu'il s'est appropriée ; en sorte que la membrane caduque, telle que je la conçois, n'est aucunement nécessaire dans ces deux circonstances, et que son absence, alors, ne prouve pas du tout que, relativement à la gestation ordinaire, elle n'ait point les usages que je viens de lui assigner.

La membrane anhiste me paraît encore avoir pour but de circonscrire le placenta et de déterminer le lieu de son insertion ; mais je renvoie l'examen de ce point de doctrine à un autre article.

411. *Analogie.* Ceux qui ont adopté l'opinion de Hunter ont avancé que la membrane caduque n'existait que chez la femme, et ils ont eu raison, en ce sens que nulle part on ne la trouve avec les caractères qu'elle présente dans l'espèce humaine ; mais si, laissant de côté l'idée d'une analogie complète, on se contente d'en rechercher les élémens plus ou moins modifiés dans les autres animaux vertébrés, on reconnaît bientôt que, chez presque tous, elle est remplacée par une couche également inorganique. Ainsi, dans les reptiles ophidiens, son analogue est un simple enduit muqueux ; chez les batraciens, elle est représentée par une couche semblable, mais beaucoup plus épaisse ; chez les oiseaux, c'est la coquille calcaire qui en tient lieu, quoi qu'en ait dit M. Dutrochet, et comme l'avait déjà soutenu M. Cuvier ; enfin, dans les mammifères, il existe, à-peu-près dans toutes les espèces, à la surface externe du chorion, une lamelle tantôt presque fluide, tantôt assez consistante au contraire, et d'une épaisseur considérable, tantôt d'une couleur verdâtre ou jaunâtre, qui remplace la caduque.

§. II. Membranes propres de l'œuf.

A. *Du Chorion.*

412. Pour qu'il ne soit plus permis de confondre à l'avenir le chorion avec aucune autre membrane, il suffira de se rappeler ce que je viens de dire de la membrane caduque, et qu'il constitue la première

tunique organisée ou solide de l'œuf en allant de la matrice au fœtus, ou la seconde en se portant de l'embryon vers l'utérus.

413. *État primitif.* Dans un produit de dix à douze jours, le chorion offre les apparences d'une hydatide velue ou d'une petite vésicule transparente; sa surface externe, libre de toute adhérence, est comme fongueuse ou chagrinée dans toute son étendue; son intérieur est rempli d'un liquide clair et séreux.

414. Sur des produits de trois à quatre semaines le chorion n'est point lisse sur ses deux surfaces, comme l'ont avancé, par erreur, une foule d'auteurs recommandables. Jamais, quelque soin que j'y aie apporté, je n'ai remarqué qu'il fût lisse en dehors, ni opaque, ni velu à son intérieur. A quinze jours, à trois semaines, à un mois comme à deux, j'ai toujours trouvé sa face externe couverte du même duvet, sa face interne, régulière et polie, sa transparence ni plus ni moins prononcée qu'à toute autre époque de la gestation.

415. *Granulations et villosités.* On pense généralement que le duvet qui recouvre le chorion est de nature vasculaire; mais, dès l'année 1823, j'osai m'élever contre cette hypothèse. Ce qui prouve que les filamens du chorion ne sont pas des vaisseaux, c'est qu'on les observe avant que les canaux sanguins du cordon soient reconnaissables. C'est que, jusqu'à la sixième semaine, chaque flocon est au moins aussi volumineux qu'un des vaisseaux ombilicaux; en sorte que 'ceux-ci n'étant qu'au nombre de trois, il est difficile qu'ils donnent naissance à ceux-là, qui se trouvent au nombre de plusieurs centaines; c'est

que ces villosités, toutes indépendantes les unes des autres, sont régulièrement éparses sur toute la périphérie de l'ovule, tandis que le cordon et le placenta n'ont de rapport qu'avec un point de cette vésicule ; c'est que, malgré les efforts sans nombre d'une infinité d'anatomistes habiles, personne n'a réellement démontré qu'ils fussent creux plutôt que concrets, vasculaires plutôt que des filamens celluleux solides ; enfin c'est qu'examinés à la loupe, on voit qu'ils forment de simples spongioles aréolaires et non pas des conduits perméables.

416. La persistance *anormale* ou le développement contre nature des renflemens dont il vient d'être question m'a conduit à penser que les hydatides en grappes de l'utérus ne sont pas des vers vésiculaires, comme on le croit généralement, mais bien le produit d'un œuf avorté, dont les petits corps gangliformes ont pris un accroissement qui ne leur est pas ordinaire. Je possède un grand nombre de pièces qui viennent à l'appui de cette manière de voir; j'en ai montré quelques-unes à M. Desormeaux, et tout récemment encore, M. Delange, médecin à Falaise, m'a fait parvenir un produit dont l'examen ne peut pas laisser le moindre doute à cet égard. En cela, au surplus, mon opinion est encore fortifiée par les observations d'Albinus, de Wrisberg, de Reuss, de Sandifort, et même par celles que vient de publier Mme Boivin.

417. Jusqu'à trois, quatre ou cinq semaines de la grossesse, la *surface interne* du chorion est en contact avec une lamelle très-fine, faisant partie d'un corps particulier, que je nommerai provisoirement sac ré-

ticulé. De cette époque à six semaines ou deux mois elle n'est plus séparée de l'amnios que par une substance vitriforme parfaitement transparente. Dans l'état normal, cette surface ne contracte jamais d'adhérence intime avec aucun organe capable de changer ses apparences naturelles.

418. Selon Needham, J. Fabrice, Noorthwyck, Harvey, Lacourvée, Hoboken, Littre, Rouhault, etc., l'épaisseur du chorion est considérable; mais l'erreur de ces anatomistes tient évidemment à ce qu'ils ont confondu le chorion et la membrane caduque sous le même titre.

J'ai étudié le chorion soit à terme, soit aux autres époques de la gestation, sur un grand nombre de produits, et mes dissections m'ont toujours permis de reconnaître qu'il est partout transparent et mince, sur le placenta comme ailleurs. C'est un fait, au reste, que chacun peut facilement constater, en prenant la précaution de laisser macérer dans l'eau un délivre naturel, afin d'en séparer plus aisément le feuillet réfléchi de la caduque. Alors, en effet, les apparences du chorion sont exactement les mêmes dans toute son étendue; de manière que la thèse de Phil. Béclard et le Manuel anatomique de M. Meckel renferment plusieurs erreurs évidentes à ce sujet.

Hewson, après beaucoup d'autres, a soutenu que le chorion est formé de plusieurs feuillets, qui, s'appliquant de bonne heure les uns contre les autres, finissent par n'en plus constituer qu'un seul; que le placenta résulte du dédoublement et de l'épaississement de ces lames, dont les vaisseaux ombilicaux reçoivent partout une gaîne, etc. Mais j'ai déjà fait voir, en 1824, que la cause probable de cette supposition tient à la présence d'une couche concrète, lamelleuse, qui enveloppe effectivement les racines vasculaires du placenta et sépare ce dernier corps de la face externe du chorion. Aujourd'hui je puis ajouter que si Ruysch, Haller et tant d'autres ont pensé que le chorion est constitué par un nombre variable de feuillets, c'est qu'ils n'en avaient point encore séparé la membrane caduque ; mais je ne comprends pas comment MM. Chevreul, Maygrier et Dutrochet ont pu reproduire cette ancienne idée.

A quinze jours, à trois semaines, comme à deux mois, etc., le chorion est simple dans l'espèce humaine, et si, plus tard, il s'y adosse d'autres lames, elles appartiennent à des corps qui n'ont point encore été décrits, et qui ne peuvent, sous aucun prétexte, être considérés comme une de ses dépendances.

419. Hippocrate a prétendu que les membranes du fœtus naissent de l'ombilic. Harvey a dit que le chorion, l'amnios et le cordon ne sont qu'un prolongement du ventre de l'enfant, et Burton, défendant la même opinion, s'exprime encore plus positivement à ce sujet. Moi-même j'ai rapporté des observations, en 1824, à l'appui d'une pareille hypothèse. Dans le même temps, un anatomiste italien, M. Mondini, vint aussi la fortifier à l'aide de recherches et de raisons particulières. M. Roux avance que le chorion, après avoir enveloppé le cordon, se continue avec le derme du fœtus. On a dû remarquer que c'est aussi l'avis de M. Chevreul. Enfin M. de Blainville paraît professer depuis long-temps une opinion semblable.

Mais le chorion fait déjà partie de l'ovule au moment de la fécondation ; les parois abdominales ne se développent qu'après le rachis ; avant l'apparition de la peau, le chorion offre les mêmes caractères et la même forme qu'il offrira plus tard ; donc le chorion et la peau sont deux parties indépendantes l'une de l'autre.

420. On ne peut rapporter le chorion ni au derme, ni aux muscles, ni aux aponévroses, ni au péritoine ; seulement il est difficile de révoquer en doute sa nature celluleuse, et de nier son analogie avec les membranes séreuses, dont il offre, d'ailleurs, tous les caractères tant physiques que physiologiques. Renferme-t-il des nerfs, des vaisseaux lymphatiques, sanguins, exhalans, inhalans ?

Ces deux derniers ordres de canaux n'ayant guère été admis dans les corps animés que sur la parole des physiologistes, de Bichat surtout, qui ne les a jamais vus, il est de la bonne philosophie de rejeter leur existence, sans discussion, jusqu'à ce qu'on l'ait démontrée au moyen de preuves plus concluantes. Il en est de même des lymphatiques que l'imagination seule de Schrœger et de quelques autres me semble avoir rencontrés dans le chorion. Quant aux nerfs, je crois pouvoir avancer, sans faire injure à Chaussier, MM. Ribes, Home et Bauer, qu'ils y sont aussi étrangers que les exhalans et les vaisseaux lymphatiques.

421. La question relative aux *vaisseaux sanguins* mérite beaucoup plus d'attention. Admis par une foule de savans du premier mérite, et d'après un certain nombre de preuves ; rejetés par d'autres auteurs non moins habiles et par suite de considérations non moins

puissantes, il devient, par cela même, fort difficile de fixer son opinion à leur égard.

Lorsqu'on cherche à séparer la couche anhiste réfléchie de la face externe du chorion, on aperçoit bientôt un nombre indéterminé de filamens qui vont de l'une à l'autre de ces deux lames, et sont d'autant plus multipliés qu'on se rapproche davantage de la circonférence placentaire ou de l'origine de la grossesse. Mais ces filamens, que Sandifort et plusieurs autres ont pris pour des vaisseaux, ne sont autre chose que des vestiges du *tomentum* villeux de l'ovule et non des canaux dans lesquels il se fait une circulation sanguine quelconque. Le chorion existe avant l'embryon; il est, à part le point qui doit supporter le placenta, complètement séparé de l'utérus par une couche inerte; les vaisseaux ombilicaux et placentaires n'apparaissent dans le nouvel être qu'à partir du moment où l'ovule se fixe à la surface interne de la matrice; c'est donc dans l'aire circonscrite par la réflexion de la membrane anhiste seulement, que les villosités du chorion peuvent permettre aux vaisseaux de se développer.

422. Le chorion se retrouve dans tous les *animaux* vertébrés, mais avec des modifications telles, que plusieurs physiologistes n'ont pu, jusqu'à présent, tomber d'accord sur sa nature : dans les reptiles batraciens, il forme, comme chez la femme, la coque de l'ovule; dans les sauriens, il offre déjà une épaisseur bien plus grande et beaucoup plus de solidité, quoiqu'il ait les mêmes rapports avec les organes de la femelle. Dans les ophidiens, il constitue cette membrane si dense et si difficile à rompre qui en

forme la coque ou l'enveloppe externe. Chez les oiseaux, le chorion est beaucoup plus éloigné du vitellus, et ne se forme réellement qu'après plusieurs autres lames. C'est lui qui tapisse la face interne de la
coquille calcaire, et que l'on connaît sous le nom de
membrane de la coque. Enfin, dans les mammifères,
comme dans l'espèce humaine, il supporte le placenta ou les cotylédons, et n'est séparé de la matrice
ou de ses cornes, dans le reste de son étendue, que
par une couche inorganique, d'épaisseur et de consistance variables.

B. De l'Amnios.

D'après tous les observateurs, l'amnios encore désigné par les épithètes d'*amiculum*, d'*agnelette*, d'*au-
relia*, de *charta virginea*, etc., est la membrane la
plus interne de l'œuf humain; lisse, transparent, séparé du fœtus par le liquide du même nom, il adhère légèrement au chorion à l'aide de filamens ou de
lamelles muqueuses qui recouvrent sa face externe.

423. Sur un produit de *dix* à *douze jours* que je
dois à l'obligeance de Mme La Chapelle, produit qui
n'avait que quatre lignes de diamètre, j'ai vu, à l'intérieur du chorion, un petit sac transparent, en haut
duquel le microscope laissait apercevoir un corpuscule opaque et blanchâtre. Ce petit sac représentait-
il l'amnios? le point blanc constituait-il l'embryon?

Sur un ovule de *douze* à *quinze jours*, qui me fut
donné par M. Bermond de Bordeaux, j'ai trouvé,
fixée sur un point de la cavité du chorion, une petite
poch transparente d'environ trois lignes.

Sur un troisième ovule d'environ *trois semaines*,

et que je dois encore à l'extrême complaisance de
M. Bermond, l'amnios représentait une vésicule de
trois à quatre lignes de diamètre, et se trouvait
comme plaqué à la surface interne du chorion.

Sur un quatrième produit d'une *vingtaine de
jours*, des plus complets, et que voulut bien me
donner Mme. Charonnet, en avril 1823, l'ovule,
isolé du feuillet réfléchi de la membrane anhiste,
n'avait que huit à dix lignes; l'amnios, excessivement fin et blanchâtre, n'était séparé de l'embryon
que par un espace d'une ligne et demie, et, après
s'être réfléchi sur la racine du cordon ombilical, semblait se continuer, sans aucune ligne de démarcation,
avec la surface du petit fœtus, d'ailleurs bien conformé.

Sur un ovule d'environ *un pouce de diamètre*, âgé
de trois semaines à un mois, et que me donna
Mme Lebrun, l'amnios formait une petite poche séparée de l'embryon par une couche peu épaisse de
liquide, et qui laissait la plus grande partie du cordon
à découvert dans la cavité du chorion.

Dans un œuf que j'ai reçu de M. Fournier, chirurgien des écuries du Roi, œuf qui, d'après le dire
de la femme et la capacité du chorion, devait être âgé
de deux mois et demi à trois mois, mais qui, d'a-
près les dimensions de l'embryon, ne paraissait avoir
que *quatre à cinq semaines*, l'amnios formait une
poche trois à quatre fois moins grande que le chorion, et se réfléchissait sur le cordon à une ligne et
demie de sa racine, pour lui former une gaîne jusqu'au ventre. Cet amnios offroit d'ailleurs tous les
caractères de l'état normal.

Sur un produit de *six* à *sept semaines*, donné par Mme Lachapelle, l'amnios, presqu'aussi grand que le chorion, commençait à se réfléchir en forme d'entonnoir sur le cordon, à six lignes en dehors de l'ombilic, où il arrivait après avoir enveloppé les vaisseaux, le pédicule du sac vitellin, le renflement intestinal, etc.

Sur un autre œuf, un peu *plus âgé* que le précédent, et qui me fut apporté par M. Morisse, chirurgien-accoucheur de Paris, l'amnios était encore séparé du chorion par un espace considérable, s'appliquait sur le cordon pour l'engaîner à partir du lieu où le prolongement de la vésicule ombilicale venait s'y implanter, et se prolongeait jusqu'au ventre, où toutes les apparences portaient à croire qu'il se continuait avec l'épiderme.

Sur un sujet de *huit* à *neuf semaines*, que me donna M. Boulon d'Abbeville, la surface externe de l'amnios touchait, pour ainsi dire, le chorion, et enveloppait la totalité du cordon qui, très-long et déjà tourné en spirale, renfermait encore la masse intestinale dans l'un de ses renflemens.

Sur un produit de *trois mois*, au moins, très-complet, qui m'a été procuré par M. Morisse, vingt-quatre heures après que la femme l'eut rendu, l'épiderme était si complètement isolé des diverses parties du fœtus, par une couche épaisse de sérosité légèrement trouble, qu'on aurait pu l'en dépouiller avec la plus grande facilité. La même chose s'observait d'un bout à l'autre du cordon ; seulement, ici la pellicule était rapprochée des vaisseaux dans quatre points différens, ce qui donnait lieu à quatre étranglemens et à quatre vésicules placés à égale distance ; mais les adhérences de l'amnios sur les collets de la tige ombilicale, et celles que l'épiderme avait conservées sur quelques parties des membres, n'en permettaient pas moins de remarquer la plus parfaite continuité entre toutes ces lamelles.

424. Il suit de semblables notions, que pendant les quinze premiers jours de la gestation l'amnios n'a de rapports immédiats qu'avec l'extrémité embryonnaire du cordon ombilical, sur lequel il se replie un peu plus tard, pour lui former une gaîne et se mettre en contact avec la surface interne du chorion ; que cette disposition se maintient, sauf quelques exceptions, jusqu'à ce que les parois abdominales soient complètement développées ; que jusques-là il n'y a aucune continuité entre la membrane agnelette et l'épiderme, mais qu'ensuite cette continuité est difficile à contester.

425. Il en résulte aussi que l'amnios est loin de toucher la face interne de la tunique veloutée à toutes les périodes de la grossesse, ainsi qu'on le croit assez généralement, et que ces deux membranes sont, au contraire, séparées l'une de l'autre par un espace considérable, pendant un temps variable.

Cet *espace*, d'abord très-grand relativement à la cavité du chorion, beaucoup plus grand que le sac amniotique lui-même, pendant tout le cours du premier mois, diminue graduellement, ensuite, en proportion de l'agrandissement de l'amnios, et de manière qu'à deux mois il égale à-peu-près celui qui sépare l'embryon de son *agnina*; enfin l'accroissement disproportionnel de cette dernière membrane finit par le faire disparaître presqu'en totalité, et de telle sorte que vers le quatrième ou le cinquième mois il faut, en général, soupçonner qu'il existe pour le reconnaître.

426. Il est inutile de revenir sur ce que j'ai dit de la non-existence des vaisseaux dans le tissu propre du chorion, pour démontrer qu'ils manquent bien plus certainement encore dans l'amnios : rien, en effet, ne conduit à les admettre dans cette dernière lame ; jamais elle n'est recouverte de villosités comme la première ; jamais elle n'a de liaison intime avec aucun organe vasculaire, et tout ce qu'ont avancé les auteurs à ce sujet se réduit, dans le fait, à de simples assertions ou bien à de pures suppositions.

Les observations consignées dans cet article, prouvant jusqu'à l'évidence que l'amnios n'est formé que d'une seule couche aux diverses époques de la gestation, je ne m'arrêterai pas à combattre ceux qui ont pensé qu'il était constitué par plusieurs feuillets dans le principe de son développement.

§. III. De l'Eau de l'amnios.

427. Outre le fœtus et le cordon, la membrane agnelette renferme un liquide, connu sous le nom d'*eaux de l'amnios*, ou de *liquide amniotique*.

428. Dans l'origine, ces *eaux* ne forment qu'une couche peu épaisse ; ensuite leur quantité proportionnelle augmente très-rapidement jusque vers la fin du deuxième mois, époque à laquelle la membrane interne de l'œuf se met en contact avec le chorion : à trois mois, le poids du liquide amniotique l'emporte encore de beaucoup sur celui du fœtus ; mais à terme,

le fœtus l'emporte considérablement à son tour sur
le poids du fluide dans lequel il nage. Lors de l'accouchement, en effet, il n'y a en général que de
dix à trente onces d'eau dans l'amnios. Cependant il
ne serait pas exact de dire avec Mme. Boivin et plusieurs autres, que la quantité de ce liquide diminue
d'une manière absolue, depuis le milieu de la gros-
sesse jusqu'au moment de l'enfantement. Il est certain, au contraire, qu'elle augmente jusqu'à la fin,
mais seulement dans des proportions moindres qu'au
commencement de la gestation.

Sous ce rapport, on observe d'ailleurs de nombreuses variétés: au lieu d'une livre, il peut en exister deux, quatre et même dix livres, ou bien à peine
quelques onces; son abondance est généralement en
raison inverse de la vigueur, du volume, de la force
du fœtus et de la constitution robuste de la femme.
En sorte qu'un fœtus de cinq livres, par exemple, nagera dans deux, trois ou quatre livres d'eau, tandis
qu'on n'en trouve que trois ou quatre cuillerées autour d'un enfant de huit à neuf livres.

429. Son *odeur* nauséabonde, fade, offre, au dire
de quelques auteurs, une certaine analogie avec celle
du sperme; au total, elle est à-peu-près semblable
à celle qui s'exhale du ventre des animaux qu'on
égorge: onctueuse, un peu plus consistante que l'eau
pure, l'eau de l'amnios est claire comme de la sérosité simple, ou de couleur légèrement citrine ou
verdâtre; ordinairement transparente, elle est assez
souvent lactescente, trouble, mêlée de flocons albumineux, gris, jaunes ou noirâtres; sa saveur est à-la-
fois douceâtre et légèrement salée; dans certains cas

elle est âcre et astringente au point de rider la peau
des doigts de l'accoucheur, quand il les tient au-delà
de quelques secondes dans le vagin ou dans la matrice.

430. Il ne paraît pas qu'elle contienne plus de matière animale dans la première que dans la dernière moitié de la grossesse, et, sous ce rapport, les remarques
d'Harvey, La Courvée, Ruysch et Osiander me semblent tout-à-fait fautives ; sa composition chimique
ne laisse pas que d'être assez compliquée, et n'a
guère été étudiée, du reste, que dans les animaux.
MM. Vauquelin et Buniva y ont trouvé : eau 98,8 ;
albumine, sels de soude et de chaux, 1,2 ; M. Ber-
zelius prétend qu'elle renferme de l'acide fluorique ;
Scheèle dit y avoir observé de l'oxigène libre ; M. Geof-
froi Saint-Hilaire y admet de l'air atmosphérique à
l'état de mélange ; mais MM. Lassaigne et Chevreul
ont reconnu plus tard que ce que l'un d'eux avait
d'abord pris pour de l'air, n'était autre chose qu'un
gaz composé d'acide carbonique et d'azote.

431. L'eau de l'amnios, ainsi que l'a très-bien dit
Van-den-Bosch, diffère, quant à sa nature chimique,
de tous les autres liquides du corps. Les acides,
l'alcool, l'ébullition ne la coagulent que très-difficilement, ou même pas du tout : les uns y soupçonnent la
présence d'un acide libre ; d'autres, un alcali ; mais il
faut bien que l'une de ces deux opinions soit inexacte,
car les acides ne restent point, comme on sait, en
rapport avec les alcalis, sans donner bientôt naissance
à quelques sels. De tout ce qui précède on doit
conclure que la composition du liquide amniotique
réclame des analyses nouvelles.

432. Fondés sur quelques expériences de Monro, qui, poussant de l'eau tiède par les vaisseaux utérins, a vu ce liquide transsuder à la surface interne de l'amnios; sur ce que, d'après Haller, les eaux s'imprègnent de l'odeur, de la couleur et de la nature même des substances médicamenteuses ou nutritives qu'on fait prendre à la femme; sur l'existence de prétendus vaisseaux entre la matrice et la coque de l'œuf, la plupart des physiologistes ont admis que le liquide amniotique était fourni directement par la mère. D'autres ont cependant soutenu le contraire, et croyent avec Scheèle, Winslow, Van-den-Bosh, M. Lobstein, qu'il vient principalement du fœtus, des vaisseaux placentaires en particulier; Chaussier, Béclard, Meckel, semblent professer une opinion mixte, et avoir eu pour but de concilier les deux hypothèses ci-dessus énoncées.

433. Ceux qui rapportent l'eau de l'amnios au fœtus en ont placé la *source* tantôt dans la sueur, la transpiration insensible ou la sécrétion urinaire, tantôt dans des glandes ou des corps particuliers du placenta, et d'autres fois dans les vaisseaux que Needham, Fabrice, Ruysch et Haller disent avoir observés entre les lamelles de l'amnios; quelques-uns, parmi les anciens, en ont fait un *colliquamentum* venant de la semence, etc. Ceux qui l'attribuent aux organes de la femme ont tout simplement dit que ce liquide était versé par exhalation dans l'intérieur de l'œuf.

434. Je ne pense pas qu'il soit utile de réfuter une à une ces diverses opinions; je me contenterai de rappeler qu'il n'existe aucun lien vasculaire entre l'utérus

et les membranes; que la tunique veloutée est séparée de cet organe par une couche inorganique, la membrane caduque, et que, pendant plus d'un mois, l'amnios ne touche pas même la face interne du chorion, pour faire voir que le liquide en question ne prend pas sa source immédiate dans la matrice; il doit suffire de faire remarquer aussi que sa quantité proportionnelle est trop grande dans le premier temps de la grossesse, pour qu'on puisse songer à le faire naître du fœtus directement.

Tout prouve que l'eau de l'amnios est le produit d'une transsudation ou d'une simple exhalation, comme la sérosité des plèvres, du péricarde, du péritoine ou de l'arachnoïde, comme l'humeur synoviale des gaînes tendineuses ou des articulations, et que cette perspiration n'a nullement besoin de canaux particuliers pour s'effectuer, que c'est un phénomène de pure imbibition vitale; les matières filantes, l'aspect trouble, les flocons jaunes ou verdâtres qu'on y rencontre quelquefois ne lui appartiennent en aucune manière, et ne sont autre chose que des parcelles de méconium ou de l'enduit séparé du fœtus, ou bien de la substance vitriforme, et des vésicules qui existent primitivement entre les membranes.

435. Ses *usages* sont 1°. de favoriser les mouvemens passifs ou actifs de l'enfant, qui, sans l'eau de l'amnios, serait pressé de toutes parts dans l'utérus, et ne pourrait pas se développer; 2°. de permettre l'isolement des membres et de leurs différentes parties, d'empêcher les doigts de rester en contact et de se coller entr'eux, de s'opposer à l'adhésion des

avant-bras, des jambes et des cuisses avec la poitrine
ou l'abdomen, comme il est arrivé dans un cas cité
par M. Morlanne, où l'on voit que le fœtus vint ainsi
collé, six semaines après l'écoulement des eaux; 3°. de
mettre l'enfant à l'abri des chocs et des secousses
que peut éprouver la mère, et la matrice en particu-
culier, de protéger cet être délicat contre toute espèce de compression, de lui former une espèce de
bain tiède qui favorise la circulation des fluides, et
de lui donner la facilité de céder aux lois de la pesanteur, d'avoir toujours la tête tournée vers le col
utérin; 4°. de maintenir les membranes écartées, de
soutenir la dilatation de la matrice, d'exercer une
douce pression sur le cordon et la périphérie du fœtus;
5°. au moment du travail, de donner lieu à la poche
amniotique, véritable segment de sphère, qui, en
s'engageant par degrés dans le col, en favorise singulièrement la dilatation; 6°. après la rupture des membranes, de lubrifier les organes génitaux, de les as-
souplir, et rendre, par là, le passage de la tête plus
facile et moins douloureux; 7°. enfin, de rendre les
manœuvres beaucoup plus simples et moins dangereuses quand on est obligé de porter la main dans la
matrice.

SECTION II.

Des Vésicules de l'Embryon.

§. I. De la Vésicule ombilicale.

436. La vésicule ombilicale est un organe que les
anciens n'ont pas connu, dont les modernes ont beau-

coup parlé, soit pour mettre son existence hors de doute, soit, au contraire, pour la rejeter parmi les anomalies ou les altérations pathologiques, mais qui n'a point encore été décrit d'une manière assez exacte pour que les physiologistes aient pu s'en former une idée nette.

Albinus est le premier auteur qui l'ait réellement observée, et qui l'ait fait dessiner; si différentes personnes ont cru en retrouver quelques notions dans les ouvrages d'une époque plus reculée, cela tient à ce que les mêmes anatomistes ne l'ayant vue qu'un très-petit nombre de fois, on s'est très-fréquemment mépris sur ses caractères.

437. C'est à tort, par exemple, que M. Lobstein, Béclard et M. Meckel en font remonter la connaissance à Needham, à Diemerbroëck, ou seulement à Ruysch; en prenant pour type celle qu'a décrite M. Lobstein, MM. Oken, Dutrochet, Béclard, Meckel, Bojanus, etc., ont avancé que la vésicule ombilicale est d'abord appuyée sur le devant du rachis de l'embryon; qu'elle peut avoir de quatre à six lignes de diamètre, lors de sa plus grande largeur; que ses dimensions l'emportent sur celles de l'embryon, dans le principe de son existence. Or, s'il est vrai que plusieurs des assertions émises à ce sujet soient exactes, il ne l'est pas moins que ce qu'a observé M. Lobstein ne peut pas en donner la preuve; car l'œuf qu'il a fait figurer n'étant très-certainement pas dans l'état naturel, toutes les données qui ont pu résulter de l'examen d'un pareil produit ne peuvent être d'aucun poids dans la science.

Une autre figure de la vésicule ombilicale, dans l'espèce humaine, se trouve annexée au Mémoire de M. Meckel; mais il faut ou que le dessin ait bien mal rendu la pièce originale, ou que le produit ait subi quelque altération ; car ce n'est point ainsi que se rencontrent habituellement disposés le sac vitellin, l'embryon lui-même et ses enveloppes à la fin de la quatrième semaine.

Parmi tous les dessins qui ont été cités par les auteurs, sans en excepter celui de M. Dutrochet, je n'en connais que deux qui représentent incontestablement la vésicule ombilicale à l'état naturel, dans les six ou huit premières semaines de la grossesse; ce sont ceux d'Albinus et de Sœmmering, encore laissent-ils beaucoup à désirer, le premier surtout, sous une foule de rapports.

438. Quoi qu'il en soit, les observations nombreuses que j'ai recueillies me permettent d'affirmer que l'œuf humain renferme constamment, jusqu'à la huitième semaine de son évolution, une vésicule semblable ou à-peu-près semblable à celles qui ont été notées par Albinus, Sœmmering, MM. Meckel, Dutrochet, etc.; que, si nombre de naturalistes ne l'ont pas rencontrée, c'est qu'ils la cherchaient sur des produits dont elle avait disparu, soit par suite des progrès naturels de la grossesse, ou de la rupture des membranes au moment de l'avortement, soit par suite d'une affection morbide quelconque, ou d'une décomposition de quelqu'une des parties qui entrent dans la contexture de l'œuf, ou bien enfin parce qu'ils n'avaient pas assez l'habitude de ce genre de recherches pour

la découvrir toujours quand même elle eût véritablement existé.

Sur un total d'environ cent trente produits, examinés avant la fin du troisième mois, je n'ai rencontré que trente fois la vésicule ombilicale dans un
état qu'on peut appeler naturel. De ces trente vésicules, j'en ai fait dessiner dix, et j'en possède encore
un certain nombre qui se sont assez bien conservées
dans l'alcool.

439. La vésicule ombilicale est un petit sac pyriforme, arrondi ou sphéroïde, qui, vers le quinzième
ou le vingtième jour de la fécondation, offre le *volume* d'un pois ordinaire, c'est-à-dire de deux à quatre lignes de diamètre. Il est probable qu'elle acquiert ses plus grandes dimensions dans le courant
de la troisième ou de la quatrième semaine ; du moins,
au-delà d'un mois l'ai-je toujours vue plus petite.
J'avouerai qu'avant la fin de la première quinzaine
je n'ai eu l'occasion d'en examiner qu'une seule, mais
qui était, aussi, moins volumineuse. Quand elle est
réduite au volume d'une graine de coriandre, ce qui
arrive, en général, vers la cinquième, la sixième ou la
septième semaine, elle cesse ordinairement de diminuer ; alors elle s'aplatit, et ne disparaît ensuite qu'insensiblement ; quelquefois on ne la trouve plus dès le
troisième mois, tandis que, dans d'autres circonstances, on la rencontre encore sur des produits de quatre, cinq et six mois.

440. Elle est incontestablement *située* entre le
chorion et l'amnios. Si j'ai soutenu le contraire en
1824, c'est que je l'avais confondue avec un corps
vésiculeux qui lui ressemble, jusqu'à un certain point,

mais qui, dans le fait, en est très-différent, ainsi que j'aurai occasion de le faire voir par la suite.

441. Jusqu'à trente ou quarante jours elle est habituellement enveloppée dans le corps réticulé ou la couche vitriforme; plus tard, elle se colle et s'applique, ou à la surface externe de l'amnios, ou sur la face interne du chorion. Il semblerait alors que l'une ou l'autre de ces deux membranes la renferme entre ses feuillets; c'est même ainsi qu'elle se rencontre le plus souvent, quoique je l'aie parfois trouvée entièrement libre sur des œufs de deux et même de trois mois.

442. Les caractères du *pédicule* qui l'attache à l'embryon varient selon l'époque de la grossesse : jusqu'à la fin du premier mois et dans l'état normal, je ne l'ai point vu présenter moins de deux ni plus de six lignes de longueur; à cette période de son développement, il offre souvent jusqu'à un quart de ligne d'épaisseur, et subit, en se confondant avec la vésicule, une sorte d'épanouissement infundibuliforme. Du côté de l'abdomen, il ne s'élargit pas, mais ne se rétrécit pas non plus d'une manière bien sensible. Sa continuité avec le tube intestinal ne peut plus être révoquée en doute actuellement chez l'homme. Avant que les parois de l'abdomen soient complètement formées, il est comme divisé en deux portions par l'amnios, qu'il semble avoir traversé ou perforé. L'une de ces portions se trouve entre le rachis et le lieu qu'occupera par la suite l'ombilic; l'autre reste à l'extérieur, entre l'amnios et la vésicule.

443. Après le premier mois, ce canal s'allonge, devient de plus en plus fin; sa portion ombilicale se

perd dans le cordon , cesse de pouvoir être suivie jusque dans le ventre ; sa longueur peut aller jusqu'à un demi-pouce, un pouce, et même jusqu'à un pouce et demi. Toutes les fois que j'ai trouvé la vésicule à une plus grande distance de la racine du cordon, cela dépendait évidemment de ce que son pédicule s'était rompu ; par suite de tractions que les membranes exercent naturellement sur elle, quand ces diverses parties contractent de bonne heure des adhérences un peu fortes les unes avec les autres. Selon que cette rupture s'opère plus tôt ou plus tard, que les adhérences sont plus fortes ou plus faibles, que la grossesse est plus ou moins avancée, on trouve le sac vitellin plus ou moins éloigné du cordon ombilical, ou, si l'on veut, plus ou moins rapproché de la circonférence placentaire.

444. Jusqu'à vingt ou trente jours cette tige est incontestablement creuse, puisque sur deux sujets il m'a été possible de faire passer le liquide de la vésicule dans l'intestin sans rien rompre ; d'où il suit que les objections de MM. Emmert, Hœchstetter, Cuvier, etc., restent sans valeur, en tant au moins qu'on voudrait en faire l'application à l'homme. Elle s'oblitère à une époque qui ne m'a pas paru être constamment la même ; en général, cependant, on peut dire qu'à cinq semaines elle n'est plus perméable, et que son occlusion se fait de l'ombilic vers la vésicule, à mesure que le cordon se complète.

445. Les *parois* de la poche vitelline sont fortes, résistantes, assez épaisses et très-difficiles à déchirer ; elles ne m'ont jamais paru plus fragiles que les autres

17*

membranes de l'œuf, à moins qu'elles n'eussent été amincies auparavant par un travail morbide, ou mécaniquement. Lisses et régulières, quand la vésicule est pleine, elles se rident ou se plissent, au contraire, quand ce petit corps est vide. Leur couleur est ordinairement jaunâtre, mais peut-être cette teinte dépend-elle du liquide qu'elles renferment ; leur transparence n'est pas parfaite non plus, ce qui peut bien tenir à la même cause.

446. Ceux qui ont observé la vésicule ombilicale chez les brutes, et qui ont admis sa continuité avec les intestins, prétendent qu'elle doit être formée *de trois lames*. Selon M. Dutrochet, il en est de même dans l'espèce humaine ; mais ce n'est là, que je sache, jusqu'ici qu'une simple assertion avancée sans preuve. Toujours est-il que pour la vésicule, je n'ai pu, dans aucune circonstance, y reconnaître plusieurs membranes ; que son pédicule, en particulier, est homogène et non lamellé. De manière qu'on peut bien admettre, je crois, dans cet appareil, une surface séreuse et une surface muqueuse, mais non une *membrane* séreuse et une *membrane* muqueuse, encore moins une *tunique* musculeuse ; d'ailleurs, ce n'est qu'à une époque beaucoup plus avancée de la vie que ces distinctions de tissus s'opèrent, même dans les organes où elles seront le plus tranchées par la suite. (166)

447. Quoi qu'il en soit, *des vaisseaux* artériels et veineux s'y distribuent visiblement ; j'en ai observé non seulement dans l'épaisseur des parois du canal vitello-intestinal, mais encore dans celles de la vési-

çule elle-même, deux fois dans celle-ci, plus de vingt fois dans celui-là. Dans le premier cas, je les ai vus former un très-beau réseau, des ramifications arborescentes extrêmement faciles à suivre, sans aucune préparation particulière et même à l'œil nu. Dans le second, ils se réduisent à deux troncs, très-fins du côté de la vésicule, de plus en plus gros à mesure qu'ils se portent vers l'abdomen.

448. Ces vaisseaux connus sous le nom de *vaisseaux omphalo-mésentériques*, mériteraient mieux le titre de *vitello-mésentériques*, ou tout simplement celui de *vitellins*. D'après mes propres observations, ils n'iraient point se rendre, comme on l'a dit, dans le tronc de la veine et de l'artère mésaraïques supérieures ; j'ai toujours remarqué qu'ils s'abouchaient avec l'une des branches de second ou de troisième ordre de ces gros canaux, avec celles, en particulier, qui vont se distribuer au cœcum. Je les ai souvent suivis de la cavité abdominale, à travers l'anneau de l'ombilic, jusqu'à un, deux et même trois pouces dans le cordon, sur des produits de six semaines, de deux et de trois mois ; seulement, à ces différentes époques, ils finissent par disparaître et se perdre dans le tissu spongieux de la tige ombilicale, avant d'arriver à la vésicule. Plusieurs fois je suis parvenu à les injecter, et alors ils avaient le volume d'un gros cheveu ; en général, leur finesse est assez grande, néanmoins, pour qu'il soit très-facile de les rompre quand on les cherche sans y apporter les plus minutieuses précautions.

449. Puisque je les ai observés sur un ovule, en même temps que le pédicule du sac vitellin dont ils

étaient parfaitement distincts, on devra, il me semble, les considérer dorénavant comme destinés à porter et à reprendre, dans les parois de la vésicule et de son conduit, les matériaux qui servent à la nutrition et aux usages particuliers de ce curieux appareil; et non pas à transporter dans la circulation générale la substance vitelline.

De nombreuses raisons, tirées de l'analogie, ont conduit à comparer la matière vitelline au jaune ou à la substance du vitellus des oiseaux. Sur la vésicule ombilicale la plus volumineuse, la seule peut-être que j'aie observée où cette matière fût dans l'impossibilité d'avoir éprouvé le moindre changement, elle était d'un jaune pâle très-prononcé, opaque par conséquent, de la consistance d'une émulsion un peu épaisse et différente, sous tous les rapports, de la sérosité ainsi que des autres fluides connus de l'organisme. Sur d'autres, je l'ai trouvée quelquefois plus liquide et plus claire, d'autres fois plus jaune et plus épaisse; dans plusieurs, elle était composée d'un ou de deux petits grumeaux concrets, ressemblant d'une manière remarquable à du jaune d'œuf cuit et flottant au milieu d'un fluide très-peu coloré; en somme, sa couleur est analogue à celle que présentent les parois de la vésicule elle-même, après la sixième semaine de son développement. On doit admettre, en conséquence, que c'est une substance nutritive, une sorte d'huile en grande partie semblable à celle qui constitue le fluide vitellin du poulet.

450. Les usages de cet appareil sont donc évidemment relatifs à la nutrition des premiers linéamens

du fœtus ; il fournit au développement de l'embryon
jusqu'à ce que le cordon et les vaisseaux ombilicaux
soient formés, ou plutôt jusqu'à ce que l'ovule soit
exactement appliqué à la surface interne de la matrice ; alors de nombreux matériaux passent des parties de la femme à celles de l'œuf, et la vésicule ombilicale ne tarde pas à devenir inutile. Dans cette hypothèse, l'appareil dont je parle ne serait que tem-
poraire et créé dans le but de donner le temps à la
nature d'établir, avec sa lenteur et sa régularité ordinaires, des moyens permanens de nutrition dans
l'œuf des mammifères. Depuis le moment de la fécondation jusqu'au temps où l'ovule se trouve en contact immédiat avec la face interne de l'utérus, le
produit de la conception humaine est presque en tout
semblable à l'œuf des oiseaux : libre et indépendant
comme celui-ci de toutes les parties de la mère, il
faut qu'il porte en lui-même de quoi se suffire ; qu'il
renferme une substance quelconque aux dépens de
laquelle le développement de l'embryon puisse s'effectuer, de la même manière qu'il faut au poulet, renfermé dans sa coque, un corps qui puisse servir à son
évolution. Seulement chez l'un cet arrangement n'est
que passager, tandis que dans l'autre il persiste jusqu'à l'éclosion ; mais cette différence tient à ce que,
dans le premier, l'incubation se fait à l'intérieur d'un
organe vivant, d'un organe qui peut distribuer en
abondance des matières alibiles au jeune produit qu'il
renferme, au lieu que chez le second tout se passe
dans l'atmosphère, hors des parties de l'animal adulte.

§. II. De l'Allantoïde.

451. L'allantoïde a été admise et rejetée tour-à-tour dans l'espèce humaine, depuis qu'on cultive l'anatomie jusqu'à nos jours, et maintenant encore la plupart des auteurs s'accordent à en rejeter l'existence. Tous ceux qui l'ont décrite, en effet, en ont simplement parlé d'après l'analogie, ou bien ont pris pour elle un organe avec lequel il importe de ne pas la confondre.

C'est la vésicule ombilicale elle-même que M. Lobstein a décrite pour l'allantoïde ; M. Dutrochet s'éloigne encore bien plus de la vérité en prenant pour telle la pellicule inorganique qui tapisse l'intérieur de la membrane caduque. Lacourvée, Hoboken, Diumerbroëck, Hales, Neufville, Littre, Rouhault, etc., affirment l'avoir observée à toutes les périodes de la grossesse ; quelques-uns l'ont même figurée ; mais toutes leurs observations se rattachent à une première erreur ; c'est le chorion, confondu avant eux avec la membrane anhiste, qu'ils ont décrit à la place de l'allantoïde.

452. Sur un œuf d'environ vingt jours, et que je dois à l'obligeance de M. le docteur Terreux, l'espace qui sépare l'amnios du chorion, d'ailleurs très-considérable, comme il doit l'être dans le premier mois de la gestation, était presque exactement rempli par une substance fongueuse d'un jaune rouillé, d'autant moins épaisse qu'on approchait davantage du point d'insertion de la tige ombilicale, tandis qu'elle dépassait plusieurs lignes dans le point diamétralement opposé. Malgré cette grande épaisseur il me

fut impossible de la diviser en plusieurs lames ; elle ne semblait être formée que par une infinité de fila-mens et de lamelles, disposées sans ordre, de ma-nière à constituer une sorte de magma réticulé. En la pressant avec l'aiguille à dissection, j'en fis sortir quel-ques parcelles d'une matière blanchâtre et pulpeuse ; en la détachant du chorion, je reconnus qu'elle y tenait à l'aide de filamens très-fins et très-fragiles ; que son adhérence à l'amnios et au sac vitellin était moins régulièrement établie ; enfin qu'elle enveloppait aussi le cordon, sur lequel l'amnios ne s'était pas encore replié, et qu'elle pouvait être suivie jusqu'au ventre de l'embryon, aussi loin que le pédicule de la vési-cule ombilicale.

453. Il est rare, excessivement rare, de pouvoir examiner des produits aussi complets ; M. Hénoque m'en a procuré un, cependant, qui l'était encore davan-tage. Cet œuf, de trois à quatre semaines, très-ré-cent, n'avait subi aucune déformation ni déchirure ; immédiatement au-dessous du chorion il existait une toile d'un blanc mat, extrêmement fine, presque aussi facile à rompre que la rétine. Malgré toutes les précautions elle se déchira, par le fait de la seule pression que j'exerçais sur un autre point de l'ovule en divisant le chorion. Elle était remplie d'une subs-tance émulsive ou crêmeuse, d'un blanc très-légère-ment jaunâtre, qui tendait à s'échapper en grumeaux homogènes. Sa face interne donnait naissance à des filets et des lamelles, à des prolongemens sans nombre qui s'entrecroisaient dans toutes sortes de sens à l'ins-tar de ce qui a lieu dans la rate, la glande séminale, les corps caverneux et ainsi qu'on l'admet pour la

membrane hyaloïde de l'œil. Ces filamens allaient gagner, en traversant la matière blanche demi-liquide,
une seconde lamelle qui touchait sans intermédiaire
toute la périphérie de l'amnios, de la vésicule ombilicale et de son pédicule. Des lambeaux isolés, flot-
tans et lavés, de ce sac, m'offrirent une transparence
presque parfaite et beaucoup moins d'épaisseur que
l'amnios.

454. En somme, ce nouvel organe constituait ici
une poche à doubles feuillets, moulée sur la cavité
du chorion, emboîtant la vésicule ombilicale et l'amnios, à la manière des membranes séreuses, formant
à l'intérieur un véritable réseau à mailles larges et
inégales, dans lequel était logé le fluide émulsif.
Ses deux feuillets, écartés de plus de trois lignes dans
un point, se rapprochaient de plus en plus en se portant vers la racine du cordon ombilical ; près du
ventre, ils semblaient se confondre l'un avec l'autre ;
mais leur extrême ténuité ne m'a pas permis de
m'assurer avec quel organe abdominal ils se continuaient.

Suis-je en droit de conclure actuellement que ce
corps était bien l'allantoïde? Il est vrai que je ne
suis point parvenu à démontrer sa communication
avec la vessie; mais cette communication n'a pas été
mieux démontrée dans les reptiles et même dans
plusieurs mammifères; au surplus, la vessie elle-
même était encore si grêle ou si peu développée sur
ce sujet, que je n'ai pas la certitude de l'avoir distinguée; ensuite, puisque, d'une part, le sommet du
réservoir de l'urine se porte naturellement jusqu'au
cercle de l'ombilic, et que, de l'autre, j'ai suivi le

sac réticulé, de la racine du cordon jusqu'à ce même anneau, il était impossible d'approcher plus près du but sans y arriver, de rendre plus probable cette continuation sans la démontrer.

Sur des embryons plus avancés j'ai maintes fois suivi l'ouraque dans le cordon ombilical, où je l'ai vu s'effiler, se transformer en tissu poreux et se terminer, soit dans l'un des renflemens quand ils existaient encore, soit dans le tissu gélatineux de la tige placentaire, après six, huit lignes, un pouce ou quinze lignes de trajet. J'ai vu plus : sur un œuf de cinq à six semaines, le prolongement vésical venait se perdre dans la couche vitriforme, qui remplace à cette époque le corps poreux de l'ovule; j'avouerai cependant qu'ayant insufflé de l'air dans la vessie, je n'ai pu réussir à faire pénétrer ce gaz dans l'ouraque, qui a toujours conservé les caractères d'un filament solide.

455. Depuis la cinquième semaine de la conception jusqu'à la fin de la grossesse, il existe entre le chorion et l'amnios une couche transparente, incolore, ou d'un jaune légèrement verdâtre; cette couche, au lieu d'être de la sérosité simple, est lamellée à la manière du corps vitré; elle diminue d'épaisseur en raison du développement des autres membranes; la quantité de fluide que renferment ses mailles est, au contraire, en raison inverse des progrès de la gestation; en s'amincissant, elle finit par ne plus former qu'une couche homogène et pulpeuse, par se transformer en un simple enduit gélatineux ou muqueux, qui disparaît lui-même en totalité chez beaucoup de femmes avant l'époque de l'accouchement; plusieurs de ses lamelles

se confondent à la surface externe de l'amnios, principalement aux environs de la racine du cordon ombilical ; la même chose arrive, mais plus rarement pour le chorion, ce qui explique comment il se fait que la vésicule ombilicale observée après la sixième semaine de son développement, est très-souvent comme encadrée dans les feuillets de l'amnios ou du chorion ; cette matière occupe la place du corps réticulé, et, comme ce dernier, se continue avec la substance gélatineuse du cordon. Mais est-elle indépendante du sac poreux qui la précède, ou bien n'en est-elle qu'une modification ? Cette dernière version me paraît, sinon certaine, du moins extrêmement probable.

456. Pour acquérir des notions plus étendues sur le corps en question, les naturalistes pourront recourir avec avantage à l'anatomie comparée ; car j'ai trouvé entre l'allantoïde des reptiles ovipares et le corps réticulé de l'œuf humain la plus exacte ressemblance.

Dans les mammifères, j'ai observé, même au terme de la gestation, que l'ouraque, après avoir traversé le cordon ombilical, s'épanouit en une toile lisse, poreuse et comme criblée, qui finit par s'unir d'une manière intime avec la face correspondante des membranes entre lesquelles elle est naturellement placée. C'est dans cette membrane criblée qu'on rencontre, à d'autres époques, des pelotons de matière grasse concrète, semblables aux *hippomanes* des chevaux ; et comme la vessie vient s'ouvrir dans son intérieur, elle fait incontestablement partie de l'allantoïde.

Il existe donc entre le sac connu sous le nom d'*al-*

lantoïde, chez les mammifères, les oiseaux et les reptiles, et le corps réticulé que j'ai découvert dans l'œuf humain, les rapports les plus frappans de ressemblance et de nature.

457. En soutenant que l'allantoïde est destinée à contenir l'urine du fœtus, les naturalistes de tous les temps se sont principalement fondés sur sa communication avec la vessie, dans les brutes, sur la saveur salée du liquide qu'on y rencontre, et, d'après Daubenton, sur l'odeur urinaire répandue par ce liquide. Je ne pense pas que, même dans les vivipares, ces données suffisent pour faire admettre une pareille opinion; l'odeur urineuse est un caractère qui, certes, est trop fugace pour qu'on y attache une grande importance, et sur ce point, est-il bien certain que Daubenton ne se soit pas mépris? En second lieu, que prouve ici la saveur salée? ne la rencontre-t-on pas dans l'eau de l'amnios? n'est-ce pas de ce dernier liquide qu'elle avait été transmise à celui qui l'a présentée? quel rapport peut-il y avoir entre le fluide urinaire et la matière viscide, grasse, blanchâtre, que renferme l'allantoïde des bisulques; entre l'urine et cette masse blanche, féculente et réticulaire, contenue dans l'allantoïde du poulet vers le dixième jour de l'incubation; entre l'urine et le fluide laiteux et floconneux que j'ai rencontré dans l'œuf de la couleuvre? Non, assurément; contenir de l'urine n'est pas le seul, n'est pas même le principal usage de l'allantoïde.

Pour ce qui est de l'homme, que le corps réticulé soit l'analogue de l'allantoïde ou qu'il forme un organe différent, **qu'il communique par le moyen d'un canal avec la vessie ou qu'il en soit indépendant**, il me paraît impossible de songer à établir le moindre rapprochement entre la substance qu'on y rencontre et le liquide urinaire.

Ses fonctions, comme celles de la vésicule ombilicale, se rattachent, selon moi, à la nutrition des premiers temps du germe. Peut-être sert-il au développement de quelque organe en particulier, de quelque appareil spécial; à ce sujet on peut faire mille conjectures; mais dans la crainte de m'égarer dans le champ des suppositions, j'aime mieux attendre de nouveaux faits. Je me contenterai de faire remarquer que la face interne des lambeaux que j'en ai renversés était couverte d'une couche adhérente de la matière crémeuse contenue dans son intérieur; que, vue au microscope, elle avait une apparence villeuse, et que, d'après cette double particularité, il est probable que la substance du corps réticulé est sécrétée par ses propres parois. Ce serait, au surplus, un argument en faveur de l'opinion de Harvey, de Jœrg et d'Oken, relativement au fluide de l'allantoïde des animaux. Je dirai encore que cette matière conserve son aspect crémeux, floconneux, ses apparences d'une huile émulsive, ses caractères de substance nutritive, jusqu'à ce que l'ovule soit bien fixé dans la matrice, et qu'ensuite elle disparaît très-rapidement en faisant place à la couche albumineuse qui doit persister jusqu'aux derniers temps de la grossesse. Je ne parle point ici d'une troisième vésicule, décrite dans l'*Isis*, par M. Pockels, sous le nom de ré-

sicule érytroïde, parce que je ne l'ai point observée, et parce que je crois que l'auteur s'est mépris sur ce qui la concerne.

SECTION III.

Du Cordon et du Placenta.

§. I. Du Cordon ombilical. (*Funiculus umbilicalis.*)

458. Le cordon ombilical est une tige qui attache le ventre du fœtus aux membranes de l'œuf, depuis le commencement jusqu'à la fin de la gestation.

459. Sa *longueur,* quoique variable, est en général la même, cependant, ou un peu plus considérable que celle de l'enfant, à l'époque de la naissance, c'est-à-dire de quinze à vingt pouces. Denman, L'Héritier, MM. Morlanne et Maygrier ont parlé de cordons qui avaient jusqu'à quatre, cinq et six pieds; on en a vu d'autres qui n'avaient que quelques pouces, qui permettaient même au placenta de toucher immédiatement le fœtus ; mais ces dimensions extrêmes sont rares, et quelques-unes des observations qui les constatent auraient besoin d'être renouvelées.

460. Tantôt plus *gros,* tantôt plus *grêle,* il offre ordinairement le volume du petit doigt. A cet égard, ses anomalies, bien plus apparentes que réelles, tiennent à ce que le tissu spongieux qui entre dans sa composition est gorgé de fluides, ce qui constitue les cordons *gras,* ou presque entièrement desséché au contraire, et alors le cordon est *maigre.* Cependant elles peuvent dépendre aussi des variétés d'épaisseur absolue de ses vaisseaux ou de leur gaîne.

461. Quoique lisse et poli, à la manière des surfaces séreuses, le cordon ombilical de l'homme n'en présente pas moins très-fréquemment des *nodosités*, de différens genres, sur lesquels je dois m'arrêter un instant : parfois ce sont de véritables *nœuds*, simples ou composés; plus souvent ce sont des replis, des anses vasculaires, soit des artères, soit de la veine; les premiers se' remarquent surtout quand le cordon est très-long, sont dus aux mouvemens du fœtus, s'effectuent de la même manière que les anses ombilicales, qu'on trouve très fréquemment autour du cou, des membres ou de toute autre partie de l'enfant, au moment de la parturition, et ne sont même, on peut le dire, que le résultat définitif de cette dernière disposition.

Les seconds, connus de tout temps, sont, selon Harvey, plus souvent formés par la veine que par les artères; par les artères que par la veine, au contraire, d'après les recherches de Hobokenus et les miennes; produits par la plicature d'un ou de plusieurs de ces vaisseaux, à la manière des nœuds variqueux des autres parties du corps, il peut en exister un seul ou plusieurs sur le même cordon. Rhodion, Avicenne, parmi les anciens, et les commères de tous les temps prétendent que, par la quantité de ces nœuds, leur éloignement, leur rapprochement et leur couleur, on peut indiquer le nombre et le sexe des enfans que la femme est encore destinée à mettre au monde, l'intervalle qui doit séparer chacun de ses accouchemens, etc. Ces prétentions ridicules, enfantées par la superstition de nos pères, ne méritent sans doute pas d'être combattues sérieusement, mais on les rencontre encore trop souvent dans le public pour que j'aie cru devoir les passer sous silence. Quoiqu'elles n'aient jamais été accusées de troubler la circulation omphalo-placentaire, on conçoit néanmoins que, si ces tortuosités étaient très-nombreuses et serrées, que si elles se présentaient sous des angles très-aigus, le cours du sang pourrait se trouver plus ou moins gêné dans ses propres vaisseaux par leur présence.

462. Le point du ventre qui donne *insertion* au cordon ombilical est d'autant plus éloigné de la poitrine ou d'autant plus rapproché du pubis que la grossesse est moins avancée. A la naissance, il correspond en général, selon Chaussier et M. Bigeschi, au milieu de l'espace qui sépare le vertex de la plante des pieds. C'est au centre du placenta qu'il se termine ordinairement; mais, quelquefois aussi, on le voit se fixer très-près de la circonférence de ce corps : dans le premier cas, les branches qui le composent divergent en s'épanouissant dans la coque de l'œuf; dans le second, il n'est pas rare de le voir ramper entre les membranes, plus ou moins long-temps avant de se perdre dans le parenchyme placentaire. D'un volume égal dans toute son étendue chez quelques sujets, il est chez d'autres beaucoup plus grêle près de sa racine qu'aux environs de l'abdomen, et réciproquement.

463. *Développement.* C'est, fondés sur de fausses analogies, des données hypothétiques ou des observations inexactes, que les auteurs ont avancé qu'il ne commençait à être distinct qu'après le premier mois de la gestation. Les embryons les plus jeunes que j'aie

disséqués avaient un cordon ombilical. J'en conserve plusieurs qui n'ont que quinze jours ou trois semaines, qui n'ont que trois à quatre lignes de dimension et chez lesquels il existe déjà de manière à les égaler, à les surpasser même en longueur. En m'appuyant sur des faits très-nombreux, je crois pouvoir établir, comme règle générale, qu'à toutes les époques du développement de l'œuf la longueur du cordon est à-peu-près semblable à celle du fœtus ou la dépasse un peu.

Jusqu'à la fin de la troisième semaine il est grêle et cylindrique ; un peu plus tard, depuis la quatrième jusqu'à la septième, la huitième, ou même la neuvième semaine, il acquiert un volume proportionnel considérable, présente des bosselures, des vésicules ou des renflemens, que je n'ai trouvés décrits nulle part, qui sont au nombre de deux, trois ou quatre, et séparés par autant de collets ou rétrécissemens. Dans le cours du troisième mois il perd de son volume, par suite de l'affaissement de ses bosselures ; enfin à partir de là, il ne cesse plus de croître, en proportion des autres parties du fœtus, jusqu'à la fin de la grossesse.

464. Sa *composition* est loin d'être la même à toutes les époques de son évolution. Dans le principe, il n'est réellement formé que par un petit cylindre solide auquel l'amnios ne fournit point encore de gaîne. Dès la cinquième semaine, il renferme de plus le conduit de la vésicule ombilicale, les vaisseaux vitellins, et une portion de l'ouraque ou de l'allantoïde et des intestins ; toutes ces parties ne tardent pas à se trouver contenues dans une sorte d'étui commun constitué par l'amnios. Mais, vers deux

mois, le canal digestif est rentré dans le ventre, l'ouraque, le conduit vitellin et ses vaisseaux sont oblitérés, de manière qu'à trois mois comme à neuf la tige ombilicale n'est plus formée que par les deux artères et la veine du même nom, par la gélatine de Warthon ou le tissu spongieux de Rouhault, et par la gaîne amniotique.

465. Diemerbroëck, Wrisberg, Schrœger et Michaëlis ont admis des vaisseaux lymphatiques dans le cordon ; MM. Chaussier, Darr, Reuss, etc. , croient y avoir trouvé des nerfs qui allaient se rendre dans le plexus solaire ; mais il est probable que ces auteurs s'en seront laissé imposer par quelques vestiges de l'ouraque, des vaisseaux ou du canal vitellins , etc. Du moins n'ai-je jamais pu parvenir à vérifier leurs assertions, quelque soin que j'y aie mis, et en cela mes recherches sont d'accord avec celles de MM. Lobstein et Meckel.

466. Bien que dans l'homme il n'y ait ordinairement qu'une veine ombilicale, on cite des exemples cependant où il y en avait deux, comme dans une foule de mammifères. D'autres fois, au lieu de deux artères on n'en rencontre qu'une seule ; j'ai observé un cas de ce genre, et M. Blandin en a déposé un second dans le muséum de la Faculté.

Ces vaisseaux ne sont visibles que dans la première quinzaine du second mois de la conception, et ne se contournent en spirale qu'après la disparition des renflemens du cordon, c'est-à-dire à partir de la septième ou huitième semaine. La cause de cette torsion m'a paru fort simple : elle dépend des mouvemens de rotation que peut exécuter le fœtus dans l'intérieur de l'amnios, et se fait de gauche à droite dix fois sur douze, d'après M. F. Meckel et mes recherches particulières. Sur certains sujets, le cordon est roulé dans un sens près du placenta, et dans une direction opposée du côté du ventre de l'enfant; quelquefois la spirale n'existe pas du tout; le plus souvent elle forme une véritable corde, et c'est de là, sans doute, qu'est venu le mot de *cordon*. Tantôt les trois vaisseaux tournent sur un axe idéal; d'autres fois c'est la veine qui s'est contournée sur les artères; mais, en général, ce sont les artères qui se contournent sur la veine.

467. Il est tout-à-fait inexact de dire avec Hoboken, Reuss et quelques autres anatomistes, qu'il existe des valvules dans la veine ombilicale; une dissection attentive m'a cent fois convaincu du contraire. Rouhault avait déjà remarqué que cette veine a des dimensions doubles de celles de chaque artère.

La gaîne commune qui les enveloppe reste transparente jusqu'à deux mois environ, et, pendant cette période, permet de les voir très-distinctement dans son centre; ensuite elle devient de plus en plus opaque à mesure que la grossesse avance. J'ai déjà dit qu'elle n'existait pas dans l'origine; on la voit se former par degrés entre le premier et la fin du second mois, en marchant de l'embryon vers la racine du cordon, et de la manière suivante : l'amnios, d'abord beaucoup moins grand que le chorion, comme percé d'une ouverture circulaire, pour laisser pénétrer dans l'abdomen le pédicule de la poche vitelline et les vaisseaux ombilicaux, se réfléchit ensuite sur la tige ombilicale à mesure que l'œuf grossit, et de manière à ne constituer une gaîne complète aux vaisseaux du cordon, qu'au moment où les deux tuniques du fœtus sont en contact l'une avec l'autre.

468. Quoique ces vaisseaux ne se séparent et ne se divisent, en général, qu'en arrivant au placenta, on aurait tort d'en conclure néanmoins que le contraire n'a jamais lieu. Leur isolement peut s'opérer à la distance d'un, de deux, de quatre pouces de la face interne du chorion, et même tout près de l'abdomen du fœtus. Alors leurs premières divisions, divergeant à l'instar des rayons intérieurs d'un parasol, ne tombent que sur des points assez rapprochés de la circonférence du placenta. Des exemples de cette espèce ont été cités et figurés par différens auteurs. J'en ai vu un dans les mains de M. Deneux, et moi-même j'en ai possédé deux. Les observateurs qui, comme Van-der-Wiel, Schurig, etc., ont cru qu'un seul fœtus pouvait avoir plus d'un cordon ombilical, ont probablement été trompés par cette anomalie, car il est à-peu-près certain qne des cordons véritablement doubles n'ont jamais existé.

469. On trouve dans les recueils scientifiques des faits qui tendent à prouver que le ventre n'est pas le seul point sur lequel le cordon ombilical puisse se fixer; qu'on l'a vu s'insérer sur la poitrine, le cou, les membres, etc. Mais aucune de ces observations n'est de nature à entraîner la conviction; toutes doivent être accueillies avec la plus grande réserve, car elles mettent bien plutôt en évidence la crédulité des auteurs que la réalité de ce qu'ils voulaient démontrer. Cependant il existe à Bruxelles, dans le muséum anatomique d'un savant de cette ville, un fœtus qui a le cor-

don ombilical inséré sur le crâne, et que M. J. Cloquet a pu examiner. Si je pouvais parler de choses que je n'ai pas vues, je dirais que, dans ce cas, le cordon anormal appartenait primitivement à un second fœtus, qu'il ne s'était attaché qu'accidentellement au crâne, que le cordon naturel n'en existait pas moins, et que la racine de ce cordon crânien ne pénétrait point au delà des tégumens. J'ai observé moi-même un sujet qui aurait pu faire naître des idées semblables à celles que je combats. Un fœtus monstrueux venu à sept mois et que je dois à l'obligeance de Mme Jagu, avait le cordon ombilical tellement disposé, qu'au premier coup-d'œil il semblait en avoir quatre, deux qui partaient du ventre, et les deux autres de la poitrine. Mais c'était tout simplement le cordon naturel replié plusieurs fois, et qui avait contracté, par les angles de ses replis, des adhérences avec les membranes de l'œuf ainsi qu'avec la peau du fœtus.

§. II. Du Placenta. (*Hepar uterinum.*)

470. Le *placenta*, ainsi nommé par Fallope, parce qu'il a la forme d'un gâteau aplati, est cette partie de l'œuf qui se trouve en contact immédiat avec les organes de la mère, et qui se continue par sa circonférence avec la membrane caduque repliée. Il n'existe que dans les animaux mammifères, où il présente des formes très-variées. Dans le chien, c'est une zone complète qui entoure la totalité du chorion; le placenta des ruminans est multiple, et s'offre aux regards de l'observateur sous l'aspect de masses inégales et pédiculées. Dans les rongeurs, il est constitué par une plaque circulaire, formée de deux couches, jus-

qu'à un certain point dissemblables. Sur le cheval, il se réduit à une simple couche rougeâtre et granulée, qui recouvre toute l'étendue du chorion. Dans l'espèce humaine, où je dois surtout l'étudier, c'est un corps mollasse et spongieux, aplati, circulaire, ovalaire ou réniforme; sa largeur, ordinairement de six à huit pouces, est quelquefois moindre et d'autres fois plus considérable. Son épaisseur est aussi très-variable, et, en outre, fort inégale dans ses différens points; généralement d'un pouce à un pouce et demi vers le centre, elle va en diminuant jusqu'à sa circonférence, qui ne présente souvent que quelques lignes, mais qui est parfois, sur un ou plusieurs points, plus épaisse que le centre lui-même.

Puisque ses diamètres ont de six à huit pouces, il est inutile de dire que sa circonférence doit avoir de dix-huit pouces à deux pieds.

471. L'une de ses faces, la face *fœtale, interne, lisse, vasculaire, membraneuse*, etc., regarde le fœtus, est tapissée par le chorion, qui lui adhère, et par l'amnios, qui peut toujours en être enlevé à l'aide de simples tractions. En s'épanouissant sur elle, les divisions principales des vaisseaux du cordon y forment un très-beau réseau divergent.

472. Son autre face, *externe, utérine*, vue dans la matrice ou sur l'œuf entier, est poreuse et comme fongueuse, mais régulière; on n'y voit ni rainure, ni orifice de sinus; elle présente seulement quelques légères saillies; la membrane anhiste ne la recouvre point; une simple pellicule la tapisse et en réunit les diverses bosselures.

Quand le délivre est hors de la matrice, au contraire, cette face est extrêmement inégale ; on y remarque des lobes de volumes variés, séparés par des rainures plus ou moins profondes ; et cela, parce que, pour détacher et chasser le placenta, l'utérus, en roulant ce corps sur lui-même, a déchiré le feuillet mince et inorganique qui cachait l'intervalle de ses nombreux cotylédons.

Six fois j'ai pu l'observer en place, et dans aucun cas je n'ai pu y découvrir de sinus ni d'ouvertures qui eussent le moindre rapport avec ce que les auteurs ont décrit sous ce nom. Il est probable que les observateurs s'en seront laissé imposer à ce sujet par des ouvertures et des espèces d'excavations accidentelles, qu'on y rencontre assez souvent, mais qui tiennent à ce que la pellicule dont il était question tout-à-l'heure, étant lacérée çà et là, il devient facile de pénétrer dans les rainures placentaires comme dans autant de cavernes.

Au terme de la grossesse, la circonférence du placenta se continue, sans ligne de démarcation bien tranchée, avec le double feuillet de la membrane caduque ; et c'est là, sans doute, ce qui a fait croire que la première de ces parties de l'œuf n'était qu'une portion épaissie de la seconde.

473. Arantius, Hoboken, Warthon, Ruysch, Malpighi, et beaucoup d'autres auteurs anciens, Wrisberg, Reuss, MM. Lobstein, Meckel, etc., parmi les modernes, ont fait de nombreux efforts pour dévoiler la *nature* ou la *structure* du placenta. On pourrait penser qu'à cet égard la science n'a plus rien à désirer ; mais, en parcourant les ouvrages les plus estimés sur cette matière, on ne tarde pas à se désabu-

ser, à s'apercevoir que vingt opinions diverses ont encore leurs antagonistes et leurs défenseurs.

Warthon, combattu par Arantius, a dit, un des premiers, que le placenta est formé de deux moitiés, l'une utérine ou maternelle; l'autre membraneuse ou fœtale. Si Warthon et ceux qui ont admis cette division du placenta n'ont pas pris pour point de départ l'œuf des rongeurs, je ne vois rien dans les apparences du délivre humain qui puisse expliquer leur erreur, reproduite d'ailleurs par beaucoup de modernes.

Il suffit de jeter un coup-d'œil sur la surface poreuse d'un placenta quelconque, pour être bientôt convaincu qu'une de ses moitiés n'est point restée adhérente à la matrice; de remarquer que cette surface est lisse et couverte d'une lamelle mince, notée par ceux mêmes qui admettent les deux couches placentaires, pour voir que ce fait n'existe pas, qu'il ne peut pas même exister, etc.

474. Cette *membranule*, qui revêt la face fongueuse du placenta, admise par Arantius, Littre, Hunter, MM. Lobstein, Chaussier, Meckel, et presque tous les anatomistes modernes, rejetée par Ruysch, Mery, Rouhault, etc., me semble avoir été généralement mal comprise : les uns ont pensé, contre l'opinion de Wrisberg, qu'elle n'était qu'une portion fort amincie de la membrane caduque; plusieurs vaisseaux la sillonnent, d'après la plupart des observateurs; beaucoup d'auteurs veulent qu'elle passe d'un lobe du placenta sur l'autre, sans pénétrer dans leur intervalle; un plus grand nombre prétendent au contraire qu'elle s'enfonce en même temps entre les cotylédons, entre chaque faisceau, entre chaque fila-

ment vasculaire, auxquels elle formerait une sorte de gaîne. Enfin, il en est qui croient à son existence pendant tout le cours de la gestation, tandis que beaucoup d'autres disent ne l'avoir rencontrée que dans les trois ou quatre derniers mois.

Tant que le placenta ne forme point encore une masse compacte, c'est-à-dire jusqu'à la douzième semaine environ, il n'y a pas vestige du feuillet en question; dès que les groupes tomenteux du chorion sont agglomérés en entier, il se manifeste comme pour voiler leur sommet, et bientôt on le voit se continuer et se confondre avec le cercle de réunion du double feuillet de la membrane anhiste.

Il ne renferme très-certainement pas de vaisseaux, et l'idée d'un sinus veineux circulaire, qui, au dire de certains anatomistes, existe au pourtour du placenta, ne peut être que le fruit d'une observation inattentive.

Le feuillet utéro-placentaire se comporte ici comme l'arachnoïde sur le cerveau; au niveau des saillies et des bosselures, son adhérence est intime; au lieu que vis-à-vis des anfractuosités interlobaires on peut toujours l'isoler sous la forme d'une lamelle fine et transparente; à l'instar de l'arachnoïde, encore, il reste à la surface et ne pénètre point, en général, dans le parenchyme. Sa nature est semblable à celle des pellicules qui enveloppent, immédiatement après leur formation, presque toutes les concrétions fibrineuses. Ce n'est point un tissu; en le plaçant dans l'eau, il se détruit, se dissout au bout de quelques jours avec la même facilité que toutes les autres concrétions membraniformes.

475. Une couche de dépôt, beaucoup plus épaisse, plus fragile et moins régulière que la précédente, entoure tous les troncs vasculaires; c'est elle qui a fait croire que les vaisseaux du placenta se ramifiaient dans l'épaisseur même de la caduque ; que le chorion était composé de plusieurs feuillets ; que la membrane anhiste envoyait une lame sur la surface externe, et une autre sur la face fœtale du gâteau placentaire, et que la pellicule si mince de ce dernier se repliait entre toutes les fibriles de ses lobes et lobules. Les lamelles dont elle est composée me paraissent être le produit concrété d'une exsudation particulière de la matrice, du chorion et de ses faisceaux tomenteux. Sous ce rapport, elles ont quelque analogie avec la membrane caduque ; mais elles en diffèrent en ce qu'elles ne sont évidentes que long-temps après l'arrivée de l'œuf dans l'utérus, tandis que l'ampoule anhiste se forme immédiatement après la fécondation ; en ce que l'une jouit d'une grande souplesse et d'une certaine élasticité, tandis que les autres sont sèches, dures, et se brisent presque aussi facilement que le verre.

476. Les corps *glanduleux*, auxquels Blancardi, Malpighi et Littre attribuaient des fonctions importantes dans le placenta, ne sont plus admis par personne ; ces anatomistes s'en étaient probablement laissé imposer par les granulations primitives et naturelles du chorion. Malgré les assertions de Warthon, de Cruikshank, Mascagni, Wrisberg, de Michaëlis, de Schrœger, on est à-peu-près d'accord actuellement pour ne point y admettre non plus de vaisseaux *lymphatiques*. Il en est de même pour les *nerfs*, que Verheyen,

Chaussier, MM. Ribes, Home et Bauer disent y
avoir vus.

477. Cependant le docteur Lauth a publié tout récemment un travail qui tend à prouver que des filamens lymphatiques, d'un genre particulier, en très-
grand nombre, vont du placenta à la matrice. Il est
vrai qu'en séparant avec précaution l'œuf de l'utérus,
on aperçoit une infinité de petits fils blanchâtres extrêmement faciles à rompre ; mais il est certain aussi
que de pareils filets se remarquent également lorsqu'on sépare la caduque des surfaces qu'elle tapisse,
l'amnios du chorion, etc., que ce sont de simples
tractus gélatineux ou muqueux, et non des vaisseaux
de quelque nature que ce soit, ni des nerfs, ni même
des filamens cellulaires.

478. Les *vaisseaux sanguins* forment donc l'élément
fondamental du placenta ; ces vaisseaux ne sont que
l'épanouissement ou les ramifications de ceux du cordon
ombilical, ne se développent, comme ceux du cordon,
qu'après la troisième semaine, par intus-susception et
graduellement. Avant cette époque, le velouté du chorion n'en renferme pas, et ce velouté peut être comparé
jusque-là au chevelu de la racine des plantes. Il renferme, en effet, des spongioles, des radicules, des filamens articulés analogues à ceux qui ont été décrits par
MM. de Candolle, Correa et Dutrochet ; s'il prend
des fluides dans ce qui l'entoure, c'est à la manière
des végétaux qu'il s'en imbibe, qu'il les absorbe. Les
canaux vasculaires s'y forment plus tard comme dans
les tissus nouveaux. D'abord beaucoup plus fins que
les radicules au centre desquels ils siégent, ces canaux

ne semblent pas en parcourir toute la longueur, même
à une époque assez avancée de leur développement.
Je les ai injectés à trois et à quatre mois avec de l'alcool coloré en rouge, avec de la gélatine, de l'essence
de térébenthine, etc. Je les ai ensuite examinés au
microscope, et bien que la matière se ramifiât en capillaires plus fins que ceux de la choroïde, elle s'ar-
rêtait cependant toujours à une assez grande distance
de l'extrémité des ramuscules villeux. De même que
le tomentum primitif, cette portion non injectable
m'a toujours paru dépourvue de canal central, de
nature spongieuse, et n'absorber que par imbibition.

Les cordonnets, les filamens solides et blancs
qu'on trouve dans le placenta, même après l'accouchement, et qui se fixent sur le chorion, ne sont pas
des vaisseaux oblitérés, comme l'affirment trop positivement les auteurs contemporains : ils n'ont jamais
été creux, et sont restés ce qu'ils étaient dans le principe ; semblables à ceux qui unissent le feuillet réfléchi de la membrane anhiste à la tunique villeuse,
ils appartiennent à quelques branches primitives du
chevelu de l'ovule, dans lesquelles les vaisseaux ne se
sont pas développés (1).

Les capillaires veineux paraissent-ils avant les

(1) Cette opinion, je l'ai soutenue dès l'année 1823 (*Archiv. gén. de
Méd.*, 1824), et n'ai pas cessé de la professer depuis dans mes cours pu-
blics d'accouchemens. J'ai donc lieu d'être surpris de voir MM. Breschet et Raspail, qui l'ont confirmée récemment par des expériences
microscopiques, essayer de se l'attribuer ou de la rapporter à Carus,
qui n'en a parlé qu'en 1827 ; M. Breschet aurait dû se souvenir,
cependant, qu'en examinant à la loupe dans son cabinet, au mois de
février 1824, les granulations du chorion, nous la discutâmes ensemble, et qu'alors il n'était pas de mon avis.

capillaires artériels? est-ce le contraire? Les assertions de Béclard, de Meckel, de M. Lobstein, etc., relatives à ce point d'anatomie, ne sont rien moins que concluantes : ayant toujours rencontré des rameaux artériels en même temps que des rameaux veineux, je suis porté à croire que ces deux ordres de canaux apparaissent simultanément ; et comment pourrait-il en être autrement? Si le sang vient par l'un, ne faut-il pas qu'il retourne par l'autre?

En se séparant de la face externe du chorion, chaque faisceau vasculaire n'est jamais composé que d'une veine et d'une artère, qui se contournent déjà en spirale ; bientôt le tronc se divise en deux branches de chaque espèce ; puis les branches en deux rameaux, les rameaux en deux ramuscules ; en sorte que ces ramifications dycotomiques vont presque jusqu'à l'infini : pressées les unes contre les autres et réunies entr'elles au moyen de la couche couenneuse, ces divisions et subdivisions produisent un lobe ou cotylédon du placenta. Dans les animaux ruminans, la vache en particulier, ces lobes, très-éloignés les uns des autres, forment autant de placentas séparés.

Tous les vaisseaux d'un lobe communiquent les uns avec les autres, mais les expériences de Wrisberg, que j'ai répétées, prouvent qu'en général ils ne communiquent point avec ceux du lobe voisin.

479. Si quelques-uns de ces lobes s'écartent des autres, se trouvent à quelque distance du disque placentaire, ils donnent naissance à un petit placenta particulier, et c'est assurément là ce qui a plus d'une fois fait croire à l'existence de deux placentas pour un seul fœtus. Chacun d'eux se colle à ceux qui l'entourent,

comme les différens lobules d'un même cotylédon se collent entr'eux, et leur adhésion, opérée dès le quatrième mois, peut encore être détruite à terme, sans a moindre difficulté ; ainsi disposés, ils constituent le parenchyme du placenta, de façon que ce parenchyme est formé en entier par des vaisseaux, des filamens solides, des granulations et une matière couenneuse qui tient le tout aggloméré, mais non par une trame cellulaire analogue à celle des autres organes.

480. Reuss a fait figurer, Albinus avait déjà noté, et MM. Dubois et Biancini disent avoir injecté des artères et probablement aussi des veines qui passent de la matrice au placenta, *et vice versâ*; j'ai cherché, mais en vain, ces *vaisseaux utéro-placentaires*, sur un grand nombre de sujets, et l'état des parties m'a convaincu que s'ils existent quelquefois, ils doivent manquer plus souvent encore. Toutes les fois que j'ai pu examiner l'œuf dans la matrice, après le troisième mois, je puis assurer que sa surface, ainsi que celle de l'utérus, était lisse dans toute son étendue, et qu'aucun vaisseau ne servait à maintenir ces deux parties l'une avec l'autre; les savans que je viens de citer auraient-ils été trompés par quelque anomalie, une disposition pathologique, ou par quelques fausses apparences? Me serais-je trompé moi-même? L'avenir et de nouveaux faits peuvent seuls résoudre cette question que j'abandonne aux observateurs.

Développement. Tous les anatomistes ont parlé de la formation du placenta, mais il n'y en a qu'un trèspetit nombre qui l'aient étudiée d'une manière suivie, même depuis que Hunter a mieux fait connaître la membrane caduque. On a dit que l'ovule étant arrivé dans la matrice, il s'élevait sur sa face externe des villosités ramifiées qui traversaient la couche anhiste, pour se mettre en contact avec l'organe ges- tateur, et que le placenta se formait ainsi ; que ces vil- losités, d'abord régulièrement éparses sur toute la périphérie de l'ovule, ne tardaient pas à se grouper, à se rassembler sur l'un de ses points, pendant que partout ailleurs il devenait de plus en plus lisse et transparent ; qu'on ne distinguait le placenta qu'à partir de la fin du second mois ; qu'alors il couvrait les deux tiers ou au moins la moitié de l'œuf, et que sa largeur relative était d'autant moindre que la gros- sesse était plus avancée , etc.

581. Voici ce qu'on observe : après avoir glissé entre la surface interne de l'utérus et la caduque, après s'être fixée sur l'organe qui doit la renfermer jusqu'à l'ac- couchement, la vésicule villeuse se trouve nécessai- rement en contact avec lui par une de ses moitiés , tandis que l'autre déprime la membrane anhiste. Dès ce moment il reste un disque de l'ovule, qui n'est pas séparé des surfaces vivantes par une couche couen- neuse, et c'est là que le placenta se développe : ce n'est que par là qu'il est possible au germe de puiser dans la matrice les principes de son alimentation, semblable, sous ce rapport, au végétal renfermé dans un vase qui ne communique avec le sol que par une ouverture circonscrite.

On voit donc que le placenta naît, en quelque sorte, avec l'arrivée de l'ovule dans la matrice et non pas simplement après les deux premiers mois de la ges- tation ; que ses dimensions, relativement à celles de l'œuf, sont à-peu-près les mêmes depuis le commencement jusqu'à la fin de son développement ; qu'il est inexact de dire, par conséquent, qu'à deux mois il couvre plus de la moitié du chorion, tandis que plus tard il n'en couvre plus que le tiers, le quart, etc. Je suis autorisé à penser qu'il s'accroît constamment dans les mêmes proportions que le point de la matrice avec lequel il est immédiatement en contact ; de manière que sa largeur, lors de la parturition, dépend des dimensions de l'utérus ou de celles du point de l'ovule laissé à découvert par la caduque au commencement de la gestation.

482. Il est bien connu que le placenta *s'attache* tantôt au fond, tantôt en avant, en arrière ou sur les côtés, et quelquefois sur le col de la matrice ; mais jusqu'à présent on n'a que très-rarement cherché la cause de ces anomalies. En disant qu'il se fixe sur le point le plus vasculeux de l'utérus, on émet une assertion vide de sens ; car, en accordant que l'ovule soit d'abord entièrement caché dans le centre de la caduque, comme plusieurs auteurs l'ont prétendu et le prétendent encore, qui peut apprendre aux villosités que la matrice est mieux disposée dans tel sens que dans tel autre pour les recevoir ? Puisque l'observation démontre que ces villosités recouvrent d'abord la vésicule en entier au lieu de se développer sur un seul de ses points, pourquoi le placenta n'occuperait-il pas d'une manière plus ou moins égale toute la surface de l'œuf au lieu de n'en recouvrir qu'un cinquième ?

Si Osiander, Stein et quelques autres y avaient mûrement pensé, ils n'auraient sans doute pas avancé que l'insertion du placenta dépend de la pesanteur spécifique de l'ovule fécondé , et, par conséquent , de l'attitude prise par la femme immédiatement après la fécondation. En effet , deux remarques suffisent pour détruire ce système : 1°. l'ovule vivifié n'abandonnant la trompe qu'au bout de huit jours , il est évident que l'attitude de la femme est indifférente jusque là, dans la question actuelle ; 2°. quel que soit le temps qu'on veuille bien accorder à ce germe pour se porter de l'ovaire à l'utérus, il est clair qu'il trouve la femme plus souvent debout que dans toute autre position , et que si l'idée d'Osiander était exacte , l'insertion du placenta sur le col, au lieu d'être très-rare, devrait être, au contraire, la plus commune de toutes.

483. Je crois avoir trouvé une explication beaucoup plus naturelle de ce phénomène et j'ose la soumettre à l'examen des naturalistes ; en entrant dans la matrice, l'ovule rencontre nécessairement l'ampoule anhiste, et ne peut aller plus loin sans la décoller ; or si l'adhérence de cette ampoule est la même dans toute son étendue, la vésicule suit sa direction primitive, glisse le long du fond de la matrice qui, à l'aide de la caduque, semble prolonger le canal d'une des trompes jusqu'à celle du côté opposé, ou bien elle s'arrête en sortant du conduit séminal, et alors c'est à l'un des angles utérins que se fixe le placenta. Si l'adhérence est plus forte en haut qu'en bas, on conçoit que l'ovule puisse descendre plus ou moins près du col; si c'est en avant, il se portera en arrière, et ainsi des autres points. Cette hypothèse est d'ailleurs confirmée par l'observation directe : sur trente-quatre femmes, mortes enceintes ou récemment accouchées à l'hôpital de Perfectionnement, l'examen des parties m'a fait

voir que vingt fois le centre du placenta devait correspondre à l'orifice, trois fois en avant, deux fois en arrière et trois fois au-dessous, de l'une des trompes, et six fois seulement vers le fond de l'utérus.

Le *mode d'union* du placenta avec la matrice est un autre point qui a beaucoup occupé les physiologistes : Northwyck, Astruc, Haller, Mery, Baudelocque ont cru que les gros canaux veineux de l'utérus se continuaient sans interruption avec ceux du placenta.

Warthon, Reuss, et un grand nombre de modernes pensent que le point de la matrice, en contact avec l'œuf dans le commencement de la gestation, devient fongueux ; que ces fongosités, qui constituent le placenta utérin, s'entremêlent, s'unissent avec celles du chorion et qu'il en résulte une adhérence intime, que la matrice doit déchirer pour l'expulsion du délivre.

Il paraît même que le professeur Dubois se fonde sur cette rupture pour soutenir que la fièvre de lait est une véritable fièvre traumatique.

Selon Stein, les lobes du placenta s'impriment dans la matrice comme un cachet dans de la cire d'Espagne, et les ramifications de ses vaisseaux s'implantent dans les vaisseaux plus gros de l'utérus, presque comme les racines d'un arbuste s'implantent dans la terre. Asdrubali pense que le placenta tient à la matrice comme la chair d'une pêche tient à son noyau. Leroux avait soutenu que c'était à la manière d'une sangsue qui s'attache à la peau ; d'autres ont dit que cette union est semblable à la greffe d'un arbre, qu'elle se fait par le moyen d'un tissu cellulaire accidentel, de vaisseaux particuliers, etc., etc.

19*

484. Ce que j'ai dit plus haut de la structure et de la face externe du placenta prouve, il me semble, qu'aucune de ces hypothèses n'est rigoureusement exacte. Je répéterai, avec Mme Boivin, que chez plusieurs femmes mortes enceintes, la membrane qui couvre et unit les lobes du placenta m'a paru être le seul lien qui existât entre ce corps et l'utérus. J'ai remarqué de plus que l'adhérence de l'œuf était la même partout, qu'on peut la détruire avec le manche du scalpel, sans la moindre difficulté, sans rompre autre chose que des tractus muqueux analogues à ceux qui existent entre l'amnios et le chorion, entre la couenne croupale et la membrane qui l'a produite. L'erreur des auteurs à ce sujet tient évidemment à ce qu'on a rarement l'occasion d'observer l'œuf dans la matrice, et surtout à ce que chez les femmes mortes peu de jours après la couche, la surface interne de ce dernier organe reste boursouflée et comme fongueuse dans la portion qui correspondait au placenta.

485. *OEufs doubles.* Ce que j'ai dit jusqu'à présent des diverses parties de l'œuf doit me dispenser d'entrer dans de grands détails relativement aux grossesses doubles. Si deux ovules arrivent chacun par une trompe, ou s'ils se fixent à une certaine distance l'un de l'autre, dans l'utérus, ils auront chacun un placenta, un chorion, un amnios et même quelquefois un épichorion distincts jusqu'à une certaine époque de la grossesse. S'ils avaient, au contraire, déjà contracté quelque adhérence entre eux avant d'abandonner le tube de Fallope; s'ils restent très-rappro-

chés l'un de l'autre dans la matrice, il peut arriver qu'un seul feuillet de la caduque les recouvre, que leurs villosités, ainsi que leur chorion, se confondent de très-bonne heure. Alors, la cloison qui résulte de leur adossement peut se déchirer et faire que les deux fœtus se trouvent renfermés, lors de leur naissance, dans une seule et même coque, comme les recueils scientifiques en offrent nombre d'exemples, et comme Mme Boivin en a tout récemment fait connaître un des plus authentiques. Cependant une pareille disposition devient fort rare ; car, dans les délivres doubles, il m'a toujours été possible de suivre le chorion et l'amnios jusqu'à la cloison intermédiaire, où ces deux membranes se confondaient plus ou moins promptement, et d'une manière plus ou moins intime. En général, les vaisseaux des deux placentas ne communiquent point les uns avec les autres, pas plus que les vaisseaux des divers lobes d'un même placenta ne communiquent entre eux ; mais on comprend aussi que le contraire puisse avoir lieu quelquefois, ainsi que des faits bien observés semblent le démontrer.

ARTICLE II.

DU FŒTUS.

486. Les anciens conservaient le nom de γονή, semence, pendant les six premiers jours, au produit de la conception. Les neuf jours suivans, ils l'appelaient κύημα, puis embryon pendant douze jours ; ensuite ils se servaient du mot πεδίον, pour désigner le fœtus jusqu'au quarante-cinquième jour, et

ces quatre époques prétendues étaient caractérisées
par eux dans ces deux vers :

Sex in lacte dies, ter sunt in sanguine terni,
Bis seni carnem, ter seni membra figurant.

De nos jours on est généralement convenu de
donner au germe dépourvu de ses membranes le nom
d'*embryon* jusqu'au troisième mois de la grossesse, ou,
suivant quelques-uns, jusqu'à ce que ses différentes
parties soient distinctes les unes des autres ; on l'appelle *fœtus* ensuite tant qu'il reste dans l'utérus, et
c'est après la naissance seulement qu'on lui accorde
le titre d'*enfant*. Quoiqu'une pareille division soit entièrement arbitraire et difficile à justifier, je crois cependant devoir la respecter en partie dans ce travail.

SECTION PREMIÈRE.

Développement de l'Embryon et du Fœtus.

487. L'époque à laquelle l'embryon apparaît dans
l'utérus est encore environnée d'épaisses ténèbres, et
c'est en vain que depuis vingt siècles on cherche à
pénétrer le mystère qui l'entoure. Au sixième jour,
dit Hippocrate, la semence est transformée en une
bulle transparente, dans laquelle il s'élève quelque
chose de très-délié, qui est probablement le nombril.
Selon Haller et la plupart de ses élèves, l'embryon
n'est apercevable qu'après le quinzième ou le vingtième jour. Parmi les auteurs qui admettent, avec les
anciens, que la fécondation s'opère dans l'utérus, les
uns soutiennent que l'embryon se forme d'abord, et
que les membranes se développent ensuite ; les au-

tres, avec Hippocrate, Maupertuis, de Buffon, etc., prétendent que ce sont les membranes, au contraire, qui paraissent les premières ; mais aucun n'a pu déterminer le jour où l'embryon commence à pouvoir être aperçu. D'un autre côté, les ovaristes et les animalculistes sont d'abord loin de s'accorder entr'eux ; ensuite on ne voit pas que les preuves qu'ils invoquent à l'appui de leurs assertions soient beaucoup plus satisfaisantes que celles des partisans de l'ancienne hypothèse. Enfin, l'opinion de Haller, qu'on avait généralement adoptée comme la plus probable, vient d'être fortement ébranlée par la publication d'un fait qui a paru de nature à dissiper toutes les incertitudes ; je veux parler de l'observation recueillie par MM. Home et Bauer, de Londres.

Toutefois, la sensation produite dans le monde savant, par cette observation, me semble aussi extraordinaire que difficile à comprendre, et ne peut s'expliquer que par le vif besoin qu'on éprouve de sortir du vague qui règne encore dans la science, sur ce point intéressant d'histoire naturelle.

Comment, parce qu'une fille rentre malade chez ses maîtres, et meurt huit jours après dans les convulsions et le délire, on ose en conclure qu'elle est devenue enceinte le jour de sa sortie ; parce que les organes sexuels d'une femme dont les règles viennent de manquer ne sont pas dans l'état naturel, on croit pouvoir prononcer qu'il y a grossesse ! encore, en admettant ce dernier point, que rien ne prouve assurément, qui autorise à soutenir que le corpuscule, découvert au milieu d'une masse de lymphe coagulable, était un germe plutôt que toute autre chose ? que ceux qu'un semblable sujet intéresse se donnent la peine d'examiner eux-mêmes la note de M. Home, et les figures qu'il y a jointes (*Trans. philos.*, page 252, an 1817); qu'ils en pèsent toutes les circonstances, et qu'ils disent ensuite s'il n'y a pas lieu d'être étonné que des hommes tels que Béclard et M. F. Meckel aient cru devoir modifier leur opinion d'après une pareille observation.

488. Les expériences de R. de Graaff et de Nuck, répétées par Duverney, Haygton et Cruikshanck, ont dès long-temps démontré, si elles sont exactes, que le produit de la fécondation, chez les animaux, est une vésicule, et que cette vésicule met au moins quelques jours à se porter de l'ovaire dans la matrice. On ne sait pas, à la vérité, si le temps qui s'écoule entre la vivification du germe et son arrivée dans l'utérus est toujours le même chez le même animal, ni s'il a quelque chose de fixe dans les différentes espèces; seulement il paraîtrait que cette période est de trois jours pour les lapins, et, d'après MM. Prevost et Dumas, qui ont fait, dans ces derniers temps, de nombreuses recherches à ce sujet, de six à sept ou huit jours pour la chienne.

489. Straton, selon Macrobe, pense que le fœtus ne commence à présenter la figure humaine que vers le trente-cinquième jour, et qu'il est alors de la grosseur d'une abeille. Aristote veut qu'à quarante jours l'embryon soit de la grandeur d'une fourmi de la grande espèce; qu'on distingue ses membres et toutes ses parties, la verge même, si c'est un fœtus mâle. D'autres ont dit, avec moins d'exactitude, que l'embryon est vermiforme,

oblong, et renflé au milieu, du quinzième au vingtième jour. M. Orfila s'éloigne aussi beaucoup de ce
qui est dans la nature, quand il parle de l'état primitif du fœtus. Il en est de même de M. Meckel,
quand il avance, « que la partie qui paraît la première
» correspond presque exclusivement au tronc ; qu'on
» remarque seulement à sa partie supérieure une
» petite saillie, séparée du reste par une entaille, et
» dont l'épaisseur n'égale pas, à beaucoup près, celle
» de la portion moyenne du corps ; que l'embryon est
» presque entièrement droit, etc. » En reproduisant
les idées du célèbre anatomiste allemand, Ph. Béclard est tombé dans la même erreur ; M. Adelon n'a
pas rencontré plus juste, en admettant qu'à trois semaines l'embryon n'offre pas encore de traces de la
tête, et que le ventre apparaît sous la forme d'une
saillie conique appuyée sur la membrane interne de
l'œuf. Je ne sais pas non plus sur quel motif se fonde
Mme. Boivin, pour avancer qu'à « dix jours l'embryon
» n'est qu'un flocon grisâtre, semi-transparent, qui
» se liquéfie promptement, et dont la forme ne peut
» être déterminée. » Il est sûr encore qu'en le comparant à une semence de laitue, à un grain d'orge,
comme le fait Burton, ou bien à celle du marteau de
l'oreille, comme Baudelocque, on ne devait avoir
sous les yeux que des produits dénaturés.

§. I. De l'Embryon en général.

Avant la fin de la troisième semaine, l'embryon
ressemble d'une manière frappante à celui des ser-
pens, longueur proportionnelle à part. C'est une tige
courbée, formant un cercle presque complet, qui,

dans cet état, peut avoir deux à trois lignes de diamètre, mais qui en offrirait au moins quatre à cinq,
si elle était redressée. On peut la comparer à l'un
des animalcules figurés par MM. Prevost et Dumas,
aux animalcules du chien en particulier ; c'est-à-dire
que de ses deux extrémités, l'une est renflée et arrondie, tandis que l'autre se termine en forme de
pointe ; ce qui a fait croire à l'existence primitive
d'une queue dans l'espèce humaine. Creuse, demi-
transparente, cette tige paraît être remplie d'un liquide limpide, au milieu duquel on remarque, même
à l'œil nu, un filet opaque, blanc ou jaunâtre, qui
représente le système cérébro-spinal.

490. Des observations, recueillies en grand nombre
sur des embryons fort jeunes, me paraissent prouver :
Que le rachis est la partie fondamentale du corps ;
qu'il paraît avant tous les autres organes ; qu'il existe
seul pendant assez long-temps ; que sa forme ne diffère pas essentiellement de celle qu'il présente aux
autres époques de la vie intra-utérine ; que, jusqu'à
vingt et quelques jours, l'embryon n'est ni droit, ni
renflé au milieu ; que la tête et le cou forment au
moins la moitié de sa longueur ; que sa courbure est
d'autant plus rapprochée de celle d'un cercle, qu'il
est moins développé ; que les apparences de sa circonférence externe diffèrent très-peu dans le principe de ce qu'elles seront par la suite, tandis que son
contour intérieur ou sa concavité mérite la plus sérieuse attention par les changements qu'elle éprouve.

491. C'est sur cette face concave, en effet, que vont
apparaître successivement tous les organes ; d'abord
les diverses parties de la face, puis les membres, et

entre ceux-ci les viscères thoraciques et abdominaux. Rien n'est admirable comme ce développement; on dirait une véritable végétation ; la mâchoire
inférieure, les membres, la masse qui doit remplir
le ventre et la poitrine, croissent et proéminent en
avant, à la manière des bourgeons qui sortent d'une
branche d'arbre ou de l'aisselle d'une plante.

Le cercle rachidien se remplit ainsi peu-à-peu, le
front s'écarte du coccyx, les portions thoracique et
abdominale de la tige primitive sont alors forcées de
se redresser ; la tête reste toujours penchée sur la
poitrine, mais de manière, cependant, que le menton finit par prendre la place qu'occupait le front.
Le coccyx ne se rejette non plus en arrière que très-
tard ; c'est le développement du bassin et des membres pelviens qui le repousse dans ce sens, et par un
mécanisme des plus simples.

492. En voyant les portions latérales et antérieure
du corps ne se montrer qu'assez long-temps après la
tige vertébrale, j'ai été plus d'une fois tenté de croire,
avec MM. Tiedmann et Meckel, Serres et Geoffroy-
Saint-Hilaire, que l'évolution organique s'opère réellement des côtés vers la ligne médiane, et de dire,
avec M. Richerand, que l'embryon n'est d'abord qu'une
gouttière, dont les bords, en végétant de derrière en
devant, ne doivent se réunir, comme par une espèce
de suture, que sur la ligne médiane antérieure. Mais
une observation attentive et souvent répétée m'a forcé
d'abandonner cette hypothèse ; la ligne médiane de
la face et du cou ne m'a jamais présenté de vide ; je
l'ai trouvée aussi complètement fermée au vingtième
jour qu'au soixantième ; je n'ai point vu non plus

les organes thoraciques tout-à-fait à nu ; si la masse
aux dépens de laquelle ils semblent se développer
paraît n'être recouverte que d'une toile très-fine,
pour ce qui doit appartenir au ventre, les parois de
la poitrine n'en offrent pas moins leurs apparences
naturelles, dès qu'on la distingue.

§. II. De la Tête et des Organes des sens.

La *tête* forme, dans le commencement, une
sorte de massue très-allongée ; sa croissance ensuite
se maintient en rapport avec celle du reste du rachis ;
mais l'apparition de l'abdomen et du thorax semble
bientôt lui faire perdre une partie de son énorme volume. La face n'existant pas d'abord, non plus que
la poitrine, il n'y a vraiment pas de cou primitivement. A cinq semaines, la face est très-distincte du
crâne, et la tête, bien isolée du torse, n'offre plus
l'aspect d'un simple renflement pyriforme ; sa portion
crânienne permet encore, le plus souvent, de reconnaître, dans la vésicule qu'elle constitue, la disposition de l'encéphale. Sa portion faciale est déjà tout-
à-fait opaque.

493. *Bouche.* La bouche est le premier organe des
sens qu'on aperçoive : le plus jeune embryon que j'aie
observé me l'a présentée ; par conséquent, elle existe
au vingtième jour, et forme alors une ouverture extrêmement large, elliptique ou triangulaire ; la mâchoire supérieure étant très-saillante, pendant que
l'inférieure est au contraire très-courte, il en résulte
que la bouche de l'embryon humain ressemble singulièrement à celle de l'embryon de la couleuvre.

Les anatomistes n'ont jamais varié sur l'idée qu'ils

se sont faite du mode de formation de la lèvre inférieure ; tous ont pensé qu'elle était primitivement
composée de deux portions latérales qui finissaient
par se réunir sur la ligne médiane, comme les deux
pièces osseuses qui la supportent ; mais il n'en est
pas de même pour la lèvre supérieure. Tant qu'on a
cru que la mâchoire d'en haut ne renfermait que deux
os, la lèvre correspondante a paru ne devoir être
formée que de deux pièces. Depuis qu'on admet
un os inter-maxillaire, il est généralement convenu
que cette lèvre se développe au contraire par trois
parties, un tubercule médian et deux parties latérales,
qui, en se réunissant, donnent naissance aux deux
colonnes ou crètes naso-labiales. C'est à l'aide de
cette théorie que les auteurs modernes expliquent la
formation du bec-de-lièvre, simple ou double, qui,
selon eux, ne doit jamais se rencontrer sur la ligne
mitoyenne ; enfin, renchérissant encore sur ces divisions déjà trop multipliées, on a soutenu récemment que la lèvre supérieure se développe par quatre
points séparés. Je crois pouvoir affirmer que de pareilles idées n'ont pu naître que d'une observation peu
attentive ou trop rarement renouvelée. Dans le cours
de la période que j'examine, la lèvre inférieure commence à pouvoir être distinguée ; le menton en fait
proéminer la partie moyenne en avant ; mais son bord
libre, assez mince, n'est interrompu par aucune scissure, et représente un demi-cercle fort régulier ; plus
longue que la précédente, sa courbure est aussi plus
profonde ; mais, sur des embryons de six semaines,
et sur d'autres qui n'avaient que vingt et quelques

jours, j'ai trouvé le bord des deux lèvres parfaitement formé, et sans division aucune.

494. *Nez.* Il est inexact de dire que l'organe de l'olfaction ne peut être reconnu que vers la sixième ou la huitième semaine. A trente jours il est souvent possible de distinguer ses ouvertures antérieures, qui sont arrondies, se voient immédiatement au-dessus de la bouche, regardent directement en avant, et ressemblent à deux petites taches noirâtres. Seulement la saillie nasale, proprement dite, n'existe pas encore, non plus que la voûte naso-palatine. Il est vrai, cependant, que sur divers embryons de cinq à sept semaines les ouvertures du nez ne m'ont pas paru bien évidentes, tandis qu'une éminence assez prononcée en occupait déjà la place.

495. *Yeux.* L'organe de la vision paraît en même temps que la bouche, sinon plus tôt. Je l'ai reconnu sur des embryons dont la longueur ne dépassait pas quatre lignes, et jamais on ne le cherche en vain dans le cours de la quatrième semaine. Alors il est d'une simplicité surprenante, eu égard à ce qu'il doit être par la suite. Dépourvu de paupières, d'angles oculaires, d'appareil lacrymal, semblable à un disque circulaire d'une demi-ligne de diamètre, et légèrement convexe, le bulbe visuel n'est séparé de la surface du corps que par une rainure superficielle et très-étroite, qu'on n'aperçoit même qu'en la cherchant avec la pointe d'une aiguille. Deux taches semblent le constituer en entier : l'une, d'un blanc jaunâtre, en forme le centre ; l'autre, de couleur noire, offre l'aspect d'un cercle qui renfermerait la première

d'une part, et se continuerait de l'autre avec les tégumens. La tache centrale est d'abord beaucoup plus large que le cercle noirâtre qui l'entoure, mais en général celle-ci m'a paru l'emporter sur l'autre vers la fin de la sixième semaine. Le tout représente indubitablement la sclérotique, et la cornée transparente qui est encore complètement opaque, et semble ne différer de la nature des ongles que par sa couleur. On dirait vraiment une portion de peau ou d'épiderme qui se modifie en raison des besoins de l'organisme ; loin d'être dirigés en avant pendant cette période, les yeux sont, au contraire, fortement tournés de côté, comme dans la plupart des animaux quadrupèdes. Je n'ai pas besoin de dire qu'aucune saillie ne les sépare, ni ne les entoure, puisque les arcades orbitaires et la racine du nez ne sont pas encore apparentes.

496. *Oreilles.* L'oreille se manifeste aussi de très-bonne heure ; elle est reconnaissable à trente jours au plus tard, et ne subit pas de changement bien remarquable jusqu'à six ou sept semaines ; d'abord, elle se montre sous les apparences d'un simple orifice de follicule cutané, ou d'une dépression pyramidale peu profonde et très-étroite ; quelques jours plus tard on la prendrait, au premier coup-d'œil, pour une piqûre de sangsue, avec cette différence néanmoins qu'au lieu de trois angles elle en offre ordinairement quatre. Il n'existe aucune trace, aucun rudiment de pavillon ; son ouverture est à fleur de peau, et, comme l'œil, l'organe de l'audition ne paraît être qu'une modification d'un point de la couche tégumentaire ; de

cinq à six semaines, les angles rentrans de cette dépression cruciale ou rhomboïdale, commencent à dépasser le niveau de l'enveloppe cutanée ; le tragus
paraît le premier, l'anti-tragus vient ensuite, puis le
reste de la conque. Toutes ces parties naissent par
une sorte de végétation excentrique, et restent quelque temps avant de s'incliner vers la tête et de se
contourner sur elles-mêmes.

§. III. Des Membres et de la Partie inférieure du Tronc.

C'est inutilement que j'ai cherché à voir si les
membres paraissent les uns avant les autres. Toutes
les fois que j'ai pu distinguer les appendices du thorax, les extrémités pelviennes étaient également visibles. Leurs dimensions ne m'ont point offert non plus
cette grande disproportion indiquée par les auteurs :
il n'y a d'abord qu'un très-petit intervalle entre eux ;
les premiers sortent de la partie antérieure des rubans
latéraux de la tige rachidienne, à-peu-près à une égale
distance du sommet de la tête et de la pointe du
coccyx, en supposant l'embryon redressé ; les seconds se voient à une ligne environ au-dessus du
coccyx, qui est recourbé de derrière en devant et
comme caché dans leur intervalle.

Tant qu'aucun organe du ventre et de la poitrine
n'est développé, les membres sont moins rapprochés de la convexité que de la concavité du cercle rachidien ; mais leur racine semble être d'autant plus
reportée en arrière qu'on s'éloigne davantage de la
quatrième semaine.

C'est la main qui se montre la première, sous la

forme d'une sorte de palette à bord libre et mince,
mais non divisé; le pied n'en diffère pas sensiblement; ces deux parties ont une face légèrement concave, qui est tournée vers la ligne médiane; plus ou
moins inclinés l'un vers l'autre, leurs bords regardent
principalement en devant.

497. De trente à quarante jours, l'avant-bras et la
jambe sont déjà reconnaissables et la pointe des doigts
commence à s'isoler. A quarante-cinq ou cinquante
jours, le coude et le bras se détachent de la poitrine,
comme s'ils y avaient été collés auparavant à l'aide
d'une membrane. Le talon et le genou s'isolent aussi
d'une manière évidente; toutefois, la cuisse paraît très-
courte, ainsi que le bras, ce qui tient sans doute à ce
qu'elle n'est encore que très-incomplètement dégagée
des côtés de l'abdomen. Tous les doigts sont fort distincts, et la couche gélatineuse qui en réunit la base,
ne s'étend déjà plus jusqu'à leur extrémité unguéale;
le pied a cessé de ressembler à la main; les orteils
sont autrement disposés que les doigts; en un mot,
ces deux organes présentent à-peu-près la forme qu'ils
doivent offrir à l'époque de l'accouchement. On voit
que l'un est destiné à la station, et que l'autre doit
servir à la préhension des objets. Cette seule particularité aurait dû suffire pour mettre dans tout son jour
l'absurdité des sophistes qui voulaient que la marche
primitive de l'homme fût semblable à celle des quadrupèdes.

498. *Coccyx et organes génitaux.* Par ce qui précède on a déjà vu que pendant les trois premières
semaines le tronc se termine inférieurement par une
extrémité vermiforme, et que cette sorte de queue

sacro-coccygienne, fortement recourbée en avant, se redresse insensiblement à mesure que sa concavité se remplit. Je dois dire actuellement que ses bords ne tardent pas à se continuer avec la masse abdominale, ou bien à être cachés par la racine des membres pelviens. L'espace qui existe entre elle, l'insertion du cordon ombilical et les pieds, espace qui n'a guères qu'une ligne ou une ligne et demie d'étendue, jusqu'à cinq ou six semaines, reste assez long-temps sous la forme d'une excavation; par la suite la végétation des organes génito-urinaires le remplit peu-à-peu, et le développement ou l'allongement concentrique des parois abdominales et des bords du coccyx et du sacrum finissent enfin par le combler.

499. Vers quarante ou quarante-cinq jours, un point noir se distingue au-devant du coccyx et marque la place de l'anus; un peu plus près de l'ombilic, on voit un tubercule conique, creusé d'une gouttière sur sa partie inférieure et qui forme le rudiment du clitoris ou du pénis, suivant le sexe. Une scissure, tantôt plus, tantôt moins large et profonde, se porte de l'une à l'autre de ces deux parties. Plusieurs fois cependant l'espace qui les sépare m'a paru lisse sur des embryons bien conformés; de façon que jusques-là rien n'indique, à l'extérieur, les différences sexuelles : on serait tenté d'admettre le sexe mâle chez tous les embryons, car, dans le fait, il n'y a ni grandes lèvres ni scrotum, et le prolongement sous-pubien est le même chez tous les sujets.

500. *Ombilic.* Ordinairement le nombril n'existe pas, à proprement parler, jusqu'à trente ou quarante jours, et le cordon vient tout simplement se perdre

au-dessous de la masse viscérale de l'abdomen. Les parois du ventre néanmoins ne tardent pas à lui donner naissance, en se portant de haut en bas et des côtés vers la partie antérieure, en convergeant enfin vers la tige omphalo-placentaire.

501. Après la sixième semaine ou le cinquantième jour, l'organisme de l'embryon se perfectionne très-rapidement. Les *yeux* deviennent plus convexes; bientôt un cercle palpébral très-distinct les entoure, en s'inclinant sur leur circonférence; les deux extrémités du diamètre vertical de ce cercle, en se rapprochant peu-à-peu, lui donnent promptement la forme d'une ellipse, et dès-lors les deux angles oculaires existent. À neuf ou dix semaines au plus tard, les bords libres des paupières se touchent, et sont tellement agglutinés, sur quelques sujets, que plusieurs observateurs ont cru qu'ils étaient soudés. Avant d'être en contact, ils étaient minces et comme tranchans; maintenant, leur épaisseur l'emporte sur celle de la paupière elle-même; ces voiles recouvrent complètement le devant de l'œil, mais leur demi-transparence en laisse facilement apercevoir la couleur. La tache centrale, indiquée précédemment, jaunit et devient plus large; il est aisé de se convaincre qu'elle constitue la cornée, et que sa face postérieure est en contact avec une substance de même couleur. Le cercle noirâtre s'est également agrandi; reporté plus en arrière, on voit qu'il appartient à la sclérotique, et que sa teinte dépend de la couche qui le tapisse en dedans.

502. Le *nez* surtout éprouve des changemens remarquables : la saillie qu'il forme au-dessus de la

20*

lèvre en s'élevant graduellement, force son ouverture antérieure à s'incliner insensiblement en bas. Son intérieur, qui fait partie de la cavité buccale jusqu'à la cinquième semaine, commence à s'en séparer dans le cours de la sixième.

503. La *bouche* ne subit pas de métamorphose essentielle ; sa profondeur augmente ; la langue s'élargit en s'amincissant ; la mâchoire inférieure proémine davantage, ce qui rend plus évidente l'échancrure cervicale antérieure ; les lèvres sont plus distinctes, mieux isolées, mais leur forme est la même.

504. L'*oreille* externe, réduite aux apparences d'une morsure de sangsue, chez un embryon de quatre à cinq semaines, acquiert promptement les caractères qui lui sont propres. Toutes les parties de son pavillon se déroulent. Après le tragus et l'anti-tragus, on voit paraître la rainure de l'hélix, et la conque, par conséquent. Le lobule ne tarde pas à se manifester, non plus que le reste de l'hélix, avec lequel il se continue ; enfin, l'anthélix lui-même est déjà visible à soixante-dix jours. Quoique tous ces objets se forment en arrière du conduit auditif, l'oreille paraît néanmoins se porter en avant pendant cette période, et se rapprocher beaucoup des angles de la bouche et des yeux.

505. Les *membres* arrivent très-vite à la forme de leur état complet : à huit ou neuf semaines, tous les doigts sont isolés, ou ne tiennent plus les uns aux autres que par une couche gélatineuse, transparente ; on distingue leurs trois phalanges, qui tendent déjà à s'infléchir sur la face palmaire de la main ; la dernière offre sur sa face dorsale une tache

ou plaque qui doit être considerée comme le rudiment de l'ongle ; des lignes opaques font connaître la place qu'occuperont les os du métacarpe. La longueur proportionnelle du bras et de la cuisse, relativement à l'avant-bras et à la jambe, n'a plus rien d'extraordinaire. L'ébauche de l'épaule et de la hanche ne peut plus être méconnue.

506. La pointe *coccygienne* est plus complètement cachée par les membres pelviens, et moins proéminente que quinze jours plus tard. L'anus cesse de présenter l'aspect d'une tache noirâtre déprimée ; à soixante jours, il forme une petite saillie conique, d'un jaune plus ou moins foncé, et non encore perforée. Le tubercule génital continue de s'allonger ; sa base s'entoure d'un bourrelet fort épais ; on voit naître à quelque distance de son extrémité libre une rainure circulaire, qui correspond à la couronne du gland. La gouttière de sa face inférieure est entièrement fermée sur une foule d'embryons, tandis que chez d'autres elle se prolonge encore, sous la forme d'une fente, jusqu'à une ligne du tubercule anal. Le développement du périnée, du bassin et de l'hypogastre, fait que le cordon ombilical, qui dans la première période paraissait être inséré entre les racines des membres inférieurs, tout près du coccyx, s'éloigne considérablement de ces parties en se rapprochant du centre de la saillie abdominale. Le cercle de l'ombilic finit par s'unir d'une manière tellement intime avec la tige qui le traverse, et sur laquelle il se prolonge même, qu'il n'existe plus aucune ligne de démarcation entre les tégumens de l'un et la gaine membraneuse de l'autre. Alors, comme jusqu'à la

naissance, si le volume du ventre paraît énorme, il faut l'attribuer en partie à ce que les organes contenus dans le bassin, d'une part, et dans la poitrine, de l'autre, n'arrivent que très-tard à leur développement parfait.

507. *Dimensions du fœtus aux différentes époques de la grossesse.* L'embryon étant courbé sur son plan antérieur, tant qu'il reste libre au centre de l'œuf, c'est dans cette position qu'on devrait toujours le placer, il me semble, pour en mesurer la longueur. Comment obtenir des résultats fixes autrement? Si, jusqu'à six semaines, on veut le redresser pour en apprécier les dimensions du vertex au coccyx, le devant du cou, les parois abdominales manquent rarement d'être dechirées; à deux mois, la consistance des parties permet le plus souvent d'éviter un semblable inconvénient, mais le redressement est plus ou moins complet, et de là de nombreuses variétés dans les résultats. La flexion habituelle des membres abdominaux en rend l'extension trop difficile, pour qu'on puisse faire entrer leur longueur en ligne de compte dans une détermination rigoureuse.

Les auteurs n'ayant point averti qu'ils eussent plutôt suivi telle méthode que telle autre, il est presque inutile de chercher ailleurs que dans cette omission la cause du peu d'accord qui règne entre les assertions des uns et celles des autres à ce sujet. Il est vrai que les précautions les plus minutieuses ne permettront jamais de spécifier, à une ligne près, la longueur du grand diamètre d'un fœtus âgé de plus d'un mois; mais, heureusement, une pareille précision ne peut être que d'une faible importance aux yeux de l'observateur. Dans le cas actuel, les mesures que j'indique devront, en général, s'entendre du plus grand diamètre de l'embryon, lorsqu'il est naturellement recourbé, c'est-à-dire de l'espace qui sépare, dans cette position, l'occiput du coccyx ; or, je crois que ce diamètre ne dépasse point dix-huit à vingt lignes, avant la fin du second mois.

5o8. La *peau* de l'embryon humain n'existe réellement pas jusqu'à une époque assez avancée de son développement, attendu que l'espèce de cercle qu'il constitue d'abord n'est qu'une substance gélatineuse homogène, peu consistante ; ce n'est qu'après le deuxième mois que l'épiderme peut être distingué du derme.

5o9. *A trois mois,* les tégumens sont distincts, encore gélatineux néanmoins, et d'un rose clair. Les paupières et la bouche restent fermées ; le nez est très-saillant, la tête très-grosse ; on aperçoit, par transparence, les arcs costaux et les os de l'avant-bras. Les doigts et les orteils sont parfaitement isolés et recouverts, sur la face dorsale de leurs extrémités, par une plaque rougeâtre qui a la forme de l'ongle ; du vertex au coccyx le fœtus n'a que trois pouces de longueur.

5ı0. A *quatre mois,* la peau est beaucoup plus consistante, et se trouve déjà doublée de granulations adipeuses dans certains points. La tête commence à se couvrir de duvet ; le scrotum ou les grandes et les petites lèvres se forment ; l'anus est ouvert ; en y comprenant les membres pelviens, qui sont, quoi qu'on en ait dit, aussi longs que les membres thora-

ciques, le fœtus offre environ cinq à six pouces de
dimension.

511. A *cinq mois*, un léger duvet et quelques parcelles d'enduit sébacé se remarquent parfois sur différens points de la peau ; les cheveux commencent à
poindre, mais sont encore blancs ou sans couleur
déterminée. Les tégumens sont moins transparens,
quoique toujours rosés, et peu extensibles ; les ongles sont évidens ; le cordon ombilical est déjà fort
éloigné du pénis ou du clitoris. On ne distingue pas
de pupille, et le fœtus a de six à sept pouces de longueur.

512. A *six mois*, époque de la viabilité, le duvet
de la peau et la couche sébacée sont manifestes, au
moins dans les aisselles et les aines. Les cheveux sont
faciles à distinguer des autres poils ; les paupières ne
sont plus transparentes : on dit qu'il n'y a pas de pupille ; il m'a semblé à moi qu'elle était au contraire
extrêmement large ; l'appendice xiphoïde occupe le
milieu du grand axe du fœtus, dont la longueur totale
est de huit à neuf pouces.

513. A *sept mois*, les cheveux sont plus longs et
moins pâles, le duvet et l'enduit cutané plus généra-
ment répandus ; la peau est moins colorée ; les ongles
sont larges ; la membrane pupillaire se rompt, selon
les auteurs ; mais il n'est pas sûr que cette membrane
existe réellement dans le sens où on l'entend généralement ; j'ai des raisons de penser que l'iris naît
d'abord par un simple anneau, qui s'accroît ensuite
d'une manière concentrique, pour ne plus laisser à
la fin que l'ouverture connue sous le nom de pupille

ou de prunelle. *L'ombilic* est encore au-dessous de la partie moyenne du fœtus ; les organes génitaux externes sont tous apparens, excepté les glandes séminales dans le sexe mâle, et le fœtus a dix pouces à-peu-près de longueu".

514. A *huit mois*, le fœtus ne se distingue que par sa maturité plus grande ; sa longueur est d'environ onze pouces. Ses cheveux sont déjà plus ou moins colorés ; sa peau, couverte de matière sébacée et de duvet, est épaisse et moins lisse qu'aux époques précédentes ; la mâchoire inférieure, qui était d'abord très-courte, est maintenant presque aussi longue que la supérieure, et les ongles offrent une certaine consistance.

515. *A terme.* Les dimensions et le poids d'un fœtus bien que régulièrement développé sont loin d'être toujours les mêmes. Cependant leur connaissance, même approximative, est tellement importante, dans la pratique des accouchemens, qu'on a dû en rechercher presque avec le même soin les points extrêmes et le type le plus commun. A cette époque, l'étendue du diamètre occipito-coccygien est de douze pouces ; mais la longueur moyenne d'un fœtus allongé, prise du vertex au talon, est de dix-huit pouces, d'après les expériences très-multipliées du professeur Chaussier ; dix-sept, seize, dix-neuf, vingt et même vingt-un pouces sont des mesures encore assez ordinaires ; mais il est rare de ne rencontrer que douze pouces, ou d'en trouver vingt-trois. Les observations d'enfans longs de vingt-six, vingt-huit, trente pouces et même trente-six pouces, ou de dix, huit ou six pouces seulement, telles qu'on en trouve dans les anciens *Recueils scien-*

tifiques, observations que le vulgaire accueille toujours avec une sorte de bonheur, peuvent être hardiment rangées parmi les contes populaires.

516. Le poids du fœtus est habituellement de six livres, souvent de six livres et demie ou de sept livres, quelquefois de huit livres, rarement de neuf à dix. Sur quatre mille enfans nés à la Maternité de Paris, dans un espace de temps déterminé, Mme. Lachapelle n'en a pas rencontré un seul qui pesât douze livres; Baudelocque, qui dit en avoir reçu un de treize livres moins un quart, soutient qu'il est incroyable qu'on en ait observé de plus volumineux; fréquemment aussi le poids de l'enfant n'est que de cinq livres, de quatre livres, quelquefois même de trois et de deux livres et demie, selon Chaussier; mais dans ces derniers cas il me paraît évident que la gestation n'était pas arrivée à son terme.

517. Tous les jours on entend parler, dans le monde, d'enfans qui pesaient quinze, dix-huit, vingt, vingt-cinq et jusqu'à trente livres en naissant : ces histoires, qu'on retrouve dans plusieurs auteurs du seizième, du dix-septième et même du dix-huitième siècle, sont dues à ce que, ne se donnant jamais la peine de placer de pareils enfans dans la balance, on accorde facilement douze à quinze livres à celui qui n'en pèse en réalité que sept ou huit. Un nouveau-né de huit à neuf livres est énorme, en effet; les personnes qui entourent l'accouchée manquent rarement de s'écrier, en le voyant, que c'est un enfant de douze ou quinze livres; heureux encore si, pour rendre le fait plus curieux, quatre ou cinq livres ne s'y trouvent pas ajoutées, quand la cinquième ou la sixième langue le ra-

conte. Il suffit, au reste, de se rappeler que trente livres forment le poids d'un enfant de deux à trois ans, pour réduire à leur juste valeur toutes ces fables, fondées sur de grossières erreurs d'observation.

518. Si la longueur absolue du fœtus est sujette à tant de variétés, on conçoit que la longueur proportionnelle de ses différentes parties ne doit pas offrir plus de fixité. Néanmoins on est quelquefois obligé d'y avoir recours en médecine légale pour la détermination des âges. Selon Chaussier, en prenant dix-huit pouces pour terme moyen, on trouve dix pouces quatre lignes du vertex à l'ombilic; sept pouces huit lignes de l'ombilic à la plante des pieds; onze pouces neuf lignes du pubis au vertex; six pouces trois lignes du pubis au talon; deux pouces trois lignes de la clavicule à l'extrémité inférieure du sternum, et six pouces de l'extrémité du sternum au pubis. Du sommet d'un acromion à l'autre, on trouve quatre pouces et demi, faciles à réduire à trois pouces et demi par la pression des épaules. La plus grande épaisseur antéro-postérieure du thorax est de quatre pouces et demi, tandis qu'il n'y a que trois pouces entre les crêtes iliaques.

§. IV. De la Tête du Fœtus à terme.

519. La tête étant de toutes les parties du fœtus la plus volumineuse et la moins compressible, a besoin d'être étudiée avec un soin tout particulier. Les os qui la composent, ses articulations, ses diamètres, ses mouvemens et le degré de réduction dont elle est susceptible, doivent être exactement connus de l'accoucheur, s'il ne veut être plus dangereux qu'utile

en appliquant les secours de l'art dans les cas de dys-
tocie. Elle est constituée, comme chez l'adulte, par le
crâne, qui en est la partie intéressante, et par la face,
qui n'est encore que très-peu développée, et dont
les pièces osseuses sont : 1°. les os du nez ; 2°. les os
de la pommette ; 3°. les os maxillaires supérieurs ;
4°. les os unguis ; 5°. les os palatins ; 6°. les cornets
inférieurs ; 7°. le vomer ; et 8°. l'os maxillaire inférieur.

520. *Forme.* La tête du fœtus, principalement
remarquable par la flexibilité de sa voûte, offre, dans
son ensemble, la forme d'un ovale, dont la disposition a fait naître une sorte de querelle scientifique
entre MM. Capuron et Van Solingen : le premier de
ces auteurs veut que la grosse extrémité de la tête soit
tournée en arrière, tandis que le second, imité par
M. Dugès, la place, au contraire, en avant. Si la
bosse occipitale externe occupe le centre des détroits
pendant la parturition, il est difficile de ne pas accorder à l'accoucheur hollandais, que le gros de l'o-
vale soit représenté par la face ; mais, quand on saisit la tête par le menton, sa grosse extrémité est incontestablement tournée en arrière. Dans cette question, comme dans une foule d'autres, il y a plutôt dispute de mots que de choses ; de chaque côté on trouve
la raison et les torts. Toutefois en remarquant que
tous les diamètres de la moitié postérieure du crâne
sont de trois pouces et demi, tandis que le plus étendu
de ceux de la face n'a que trois pouces tout au plus,
il est évident qu'on doit se ranger à l'opinion de notre
compatriote, et dire que l'occiput forme réellement
la grosse extrémité de la tête du fœtus.

521. *Diamètre.* Les axes ou les diamètres de la tête sont des lignes fictives qui la traversent d'outre en outre, dans une direction déterminée. On peut les multiplier à l'infini ; mais ceux qui peuvent se mettre en rapport avec les diamètres ou les axes du bassin, méritent seuls de fixer l'attention. Je pense qu'il suffit d'en décrire sept : 1°. l'*occipito-mentonnier*, long de cinq pouces, qu'on tire de la partie la plus saillante de l'occiput à la pointe du menton, et qu'on appelle encore le grand diamètre ou le diamètre oblique, que M. Flamant nomme diamètre sus-occipito-mentonnier ; 2°. l'*occipito-frontal*, long d'environ quatre pouces, qui s'étend de la bosse occipitale au front, et que l'on appelle aussi le diamètre droit ou antéro-postérieur ; 3°. le *bi-pariétal* ou transversal, qui va d'une bosse pariétale à l'autre, et qui a trois pouces et demi ; 4°. le *bi-temporal* ou le plus petit, qui se mesure de la racine d'une apophyse zygomatique à celle du côté opposé, et dont la longueur est de deux pouces et demi ; 5°. le *vertical* ou *trachélo-bregmatique*, qui traverse la tête perpendiculairement en descendant du vertex à la partie antérieure du trou occipital, et qui offre environ trois pouces et demi, comme le précédent ; 6°. le *fronto-mentonnier* ou facial, dont le nom indique suffisamment la position, et qui a trois pouces d'étendue ; 7°. enfin, l'*occipito-bregmatique*, le plus important de tous, dont l'extrémité postérieure doit se placer entre la bosse et le grand trou de l'occipital, et aller se terminer à la fontanelle antérieure : il a près de quatre pouces moins un quart.

522. *Circonférence.* Ces divers diamètres sont ac-

compagnés d'un pareil nombre de circonférences, qui doivent porter le même nom, et dont la longueur est également variable : 1°. la circonférence *occipito-mentonnière*, ou grande circonférence, qui divise la tête en deux moitiés latérales exactement semblables, passe en même temps sur les deux extrémités de l'axe occipito-mentonnier, qui en mesure la longueur en le répétant trois fois, et sur celles des axes fronto-mentonnier, occipito-frontal, vertical, et occipito-bregmatique; 2°. la circonférence *faciale*, qui passe sur le front, le menton et les pommettes; 3°. la circonférence du *diamètre vertical*, qui passe en même temps un peu au devant des bosses pariétales, et coupe ainsi la tête en deux, transversalement; 4°. celle du diamètre *occipito-frontal*, qui embrasse en même temps les extrémités du diamètre transverse, et qui sépare horizontalement la voûte de la base du crâne; 5°. celle de l'axe *occipito-bregmatique*, qui est aussi la circonférence spéciale du diamètre bi-pariétal, et la plus importante de toutes, parce que c'est elle qui, dans tous les accouchemens naturels, se trouve en rapport avec le cercle des détroits du bassin; 6°. enfin la circonférence du diamètre *bi-temporal*, ou la plus petite, passerait en même temps sur les extrémités du diamètre vertical ou du diamètre occipito-bregmatique; elle ne doit être admise que dans l'état de plus grande réduction possible de la tête; alors sa connaissance devient du plus haut intérêt pratique, parce qu'en mettant sa corde de tension, c'est-à-dire, l'axe bi-temporal en rapport avec les diamètres viciés du bassin que doit traverser l'enfant, on verra si, rigoureusement parlant, l'accouchement est possible ou non.

523. *Variétés.* Je n'ai pas besoin d'avertir que ces dimensions doivent être simplement prises comme terme moyen, et que la tête du fœtus n'offre pas plus de fixité dans son volume que les autres parties de son corps; mais je ne dois pas omettre de faire remarquer qu'elles peuvent subir divers degrés de réduction et d'allongement, soit sous l'influence des seules contractions utérines, soit par l'action mécanique des instrumens qu'on emploie quelquefois lors de la parturition. Ainsi le diamètre occipito-frontal, pressé par ses deux extrémités, peut se raccourcir de plusieurs lignes, par le croisement des bords correspondans de l'os frontal, de l'occipital et des pariétaux. Il en est de même des axes transverse et occipito-bregmatique, toutes les fois que la pression porte principalement sur les deux points opposés de leurs circonférences; mais pour se former une idée nette des changemens que la tête peut éprouver sous ce rapport, il est indispensable d'avoir des notions exactes sur la disposition des os du crâne à l'époque de la naissance.

524. *Os du crâne.* Chez le fœtus à terme, les huit os du crâne, le *frontal,* l'*occipital,* les deux *pariétaux,* les deux *temporaux,* le *sphénoïde* et l'*ethmoïde,* sont loin de présenter la même solidité que chez l'adulte; ceux de la voûte conservent encore une grande flexibilité, sont séparés les uns des autres par des espaces membraneux plus ou moins larges; le frontal est formé de deux pièces symétriques; la portion épactale ou aplatie de l'occipital, la portion écailleuse du temporal sont encore assez souvent séparées du rocher et des masses condyliennes; l'apophyse basilaire, le corps des sphénoïdes, la portion pierreuse de l'os des tempes,

et les différentes pièces qui composent la base du crâne au contraire, sont déjà presqu'entièrement ossifiées, ou du moins ne forment, pour ainsi dire, qu'une masse incompressible avec les cartilages qui les unissent.

525. Il résulte de cet arrangement : 1°. que les diamètres de la voûte du crâne sont seuls réductibles pendant le travail de l'enfantement ; 2°. que l'accouchement est physiquement impossible sans les secours de l'art, toutes les fois que les diamètres du bassin ont moins d'étendue que ceux de la base de la tête du fœtus ; 3°. que de cette manière, le bulbe rachidien, le mésocéphale, les tubercules bijumeaux et les pédoncules du cervelet et du cerveau, qui composent les parties fondamentales de l'encéphale, sont à l'abri de toute atteinte ; tandis que les lobes cérébraux et cérébelleux, qui sont presque étrangers au maintien de la vie végétative, peuvent seuls être légèrement comprimés.

Les variétés sans nombre dont les dimensions de la tête sont susceptibles, ont dès longtemps fait sentir aux accoucheurs la nécessité d'un moyen qui permît de les apprécier pendant que le fœtus est encore renfermé dans les organes de la mère ; mais il faut l'avouer, quoi qu'en puisse dire M. Flamant, toutes les tentatives faites jusqu'à présent pour atteindre ce but ont été vaines. Tout en faisant grâce au lecteur de la description ou seulement de l'énumération des divers céphalomètres proposés à différentes époques, je crois, cependant, ne pouvoir me dispenser de dire quelques mots des recherches qu'a faites sur ce sujet un de mes anciens condisciples.

526. *Mensuration.* —En mesurant un certain nombre de têtes sèches, M. le docteur Fouilhoux a reconnu, 1° qu'une ligne tirée de la suture fronto-nasale au bord alvéolaire supérieur représente, à très-peu de chose près, la moitié d'une autre ligne tirée de l'angle supérieur au grand trou de l'occipital ; 2°. que l'espace qui sépare les sutures fronto-nasale et fronto-pariétale l'une de l'autre est égal à celui qui existe entre le bord postérieur du coronal et la pointe de l'occipal ; 3°. qu'en ajoutant cinq à six lignes à l'arc occipital, on a la longueur de la suture sagittale ; 4°. que le diamètre bipariétal est plus long de six lignes que la suture sagittale ; 5°. que la ligne faciale répétée trois fois donne aussi l'étendue du diamètre transverse ; 6°. que le diamètre occipito-frontal, dépasse de neuf lignes la longueur du bipariétal. De façon que si, lors du travail, on peut mesurer avec quelque exactitude, soit la ligne fronto-maxillaire, soit l'arc naso-pariétal, soit l'arc occipital, soit enfin la suture sagittale, il est facile de déterminer ensuite les dimensions des axes antéro-postérieur et transverse du crâne.

527. Les assertions de M. Fouilhoux, soumises à d'assez nombreuses contre-épreuves, m'ont paru vraies, en général, mais j'ai vu aussi que les différences proportionnelles qu'il a voulu établir sont trop variables pour qu'on puisse en tirer un grand parti. Quand même elles seraient constamment et rigoureusement exactes, comment apprécier au juste, à travers les parties molles et sur-tout dans le sein de la femme, la longueur précise de l'arc occipital, de l'arc frontal,

ou même de la ligne faciale? La chose me paraît impossible.

528. Les *sutures* du crâne de l'enfant sont et plus nombreuses, et plus mobiles, et plus larges que celles de l'adulte. Comme elles servent, avec les fontanelles, à caractériser les positions de la tête, il importe à l'accoucheur de les avoir toujours présentes à la mémoire.

La suture *sagittale*, droite ou antéro-postérieure, s'étend de la racine du nez à l'angle supérieur de l'occipital, et peut être subdivisée en deux portions, la portion naso-pariétale, qui réunit les deux pièces de l'os frontal, et la portion pariétale, qui résulte de l'adossement des bords supérieurs des pariétaux. La suture *fronto-pariétale*, coronale, transverse ou antérieure, croise à angle droit la précédente au point de jonction de ses deux moitiés. La suture *occipito-pariétale*, lambdoïde, postérieure ou occipitale, ne semble être qu'une bifurcation de la suture sagittale; quant aux sutures *écailleuses* ou temporo-pariétales, étant cachées par une couche épaisse de parties molles, elles méritent à peine d'être mentionnées dans un livre d'accouchemens.

529. La suture *lambdoïde*, ainsi nommée à cause de sa ressemblance avec le Λ majuscule des Grecs, est peut-être celle qui induit le plus souvent en erreur, parce qu'il est très-facile de la prendre pour la suture fronto-pariétale. Elle en diffère cependant en ce que ses deux branches, obliques l'une à l'autre ainsi qu'à la suture sagittale, forment véritablement deux sutures distinctes et indépendantes, tandis que les deux moitiés de la suture antérieure ne sont que la continuation

l'une de l'autre, ne constituent qu'une seule et même ligne.

530. Il existe ordinairement aux points de croisement ou de terminaison de ces sutures, des espaces membraneux qu'on appelle *fontanelles* ou *fontaines du crâne.*

La fontanelle *antérieure* ou frontale, qu'on nomme aussi fontanelle bregmatique, parce qu'elle correspond en effet au *bregma*, forme le rendez-vous commun de quatre angles osseux, des angles supérieurs des deux pièces de l'os du front, et des angles antéro-supérieurs des pariétaux ; selon que ces angles sont ou plus saillans ou plus mousses, elle est ou plus étroite ou plus large ; de forme losangique, elle se prolonge en général beaucoup plus entre les [deux portions du coronal qu'entre les pariétaux.

La fontanelle *postérieure* ou occipitale, qui fait partie du sommet de la tête, occupe le point où la suture sagittale se confond avec la suture lambdoïde ; toujours très-étroite, elle est à peine distincte chez un grand nombre de sujets ; sa forme triangulaire ne permet pas de la confondre avec la précédente ; mais, comme une suture médiane divise quelquefois l'occipital en deux, et que l'angle supérieur de cet os peut manquer, il faut se rappeler qu'il n'en part que trois branches de suture, ou que, s'il y en a quatre, les deux latérales se dirigent obliquement vers les apophyses mastoïdes, et ne se croisent pas à angle droit comme celles de la fontanelle frontale. C'est la plus importante d'ailleurs, puisque c'est elle qui annonce le sommet de la tête.

Les fontanelles *inférieures* ou latérales, au nombre

de quatre, deux de chaque côté, se voient au point de terminaison des sutures antérieure et postérieure, et ne sont d'aucun usage dans la pratique des accouchemens.

531. On divise encore la tête en cinq *régions* ou *ovales* : l'une supérieure, où l'on remarque, en arrière le sommet, en avant le bregma et le synciput, au milieu le vertex, et qui est limitée, en bas, par la circonférence occipito-frontale ; une autre, inférieure, qui est représentée par la base du crâne et la partie postérieure de la face ; une troisième, antérieure ou faciale, qui est renfermée dans la circonférence fronto-mentonnière ; les deux dernières, latérales ou temporales, qui comprennent ce que les trois précédentes laissent entre elles, et dont les dimensions, eu égard à l'accouchement, sont en rapport avec celles du diamètre occipito-mentonnier, ce qui en rend les présentations très-désavantageuses.

532. L'*articulation* de la tête avec la colonne vertébrale mérite la plus sérieuse attention ; c'est pour ne l'avoir pas suffisamment étudiée qu'une infinité d'accoucheurs et de sages-femmes amènent souvent privés de vie des enfans qui étaient forts et pleins de vigueur quelques minutes auparavant.

L'union de l'atlas avec l'occipital est une articulation très-serrée, qui ne permet guère que des mouvemens de flexion et d'extension ; celle de l'atlas avec l'axis est un ginglyme rotatoire, tellement disposé, que, si le mouvement de pivot de la tête est porté au-delà d'un quart de cercle, les surfaces articulaires s'abandonnent aussitôt, et que la moelle épinière est à l'instant comprimée, déchirée ou même

totalement rompue ; en sorte que, si le menton du
fœtus dépasse le niveau de l'épaule en se portant
en arrière , la mort arrive sur-le-champ. D'un
autre côté, c'est dans l'articulation occipito-verté-
brale qu'on trouve la cause des présentations si fréquentes du sommet, en comparaison de celles de la
face. En effet, considérée dans le sens antéro-postérieur, la tête, appuyée sur le sommet du rachis , représente un levier du troisième genre ; pendant les
efforts de la parturition , la puissance étant évidemment figurée par la colonne vertébrale , le point d'appui et la résistance doivent nécessairement se rencontrer aux extrémités du diamètre occipito-mentonnier.
Or, si l'occiput s'abaisse presque toujours, tandis que le
menton ne descend que très-rarement le premier, cela
tient à ce que la puissance agit avec plus d'avantage sur
l'extrémité occipitale de ce levier que sur l'extrémité
opposée , les condyles étant plus rapprochés de la
première que de la seconde de ces deux parties.

§. V. De l'Attitude et de la Position du Fœtus pendant la Grossesse.

533. Pendant tout le cours de la grossesse le
fœtus est courbé sur sa face antérieure , de manière
à former une sorte de cercle plus ou moins complet;
à terme, on le trouve la tête penchée sur la poitrine ,
les pieds relevés contre le devant des jambes , les
jambes contre la face postérieure des cuisses , les
cuisses sur la face antérieure de l'abdomen , les talons
croisés et très-rapprochés des ischions, les bras appliqués sur les côtés du thorax, les avant-bras fléchis et
croisés sur le devant du sternum comme pour loger le
menton entre les deux mains. Il forme donc une masse

ovoïde dont la grosse portion est représentée par l'extrémité pelvienne du tronc, et le sommet par l'extrémité céphalique. Dans cet état, son grand diamètre, le diamètre *occipito-coccygien*, n'a que dix à douze pouces, et peut même être raccourci d'un à deux pouces par la pression de ses deux extrémités.

534. On peut affirmer qu'en général ce sont les lois de la pesanteur qui président à la *position* du fœtus, jusqu'au dernier temps de la gestation ; suspendu dans le centre de l'œuf au moyen du cordon ombilical, libre et très-mobile au milieu du liquide amniotique, il se porte nécessairement vers le point le plus déclive de la cavité qui le contient ; le cordon étant inséré beaucoup plus près du coccyx que de l'occiput, fait que c'est nécessairement l'extrémité céphalique de l'enfant qui suit la partie déclive de la matrice : or, puisque, même quand la femme est couchée, le col est plus bas que le fond de l'utérus, il est clair que la tête doit être naturellement tournée vers le détroit supérieur, dans la très - grande majorité des cas, ainsi que l'observation le constate tous les jours.

535. Cependant les anciens professaient une autre opinion : selon eux, le fœtus a la tête en haut, l'extrémité pelvienne tournée vers la marge du bassin, et la partie postérieure du siége appuyée contre l'angle sacro - vertébral, jusqu'aux environs du septième mois ; alors, par des mouvemens brusques et comme convulsifs, il se renverse tout-à-coup, en faisant *la culbute ;* de façon que le front vient prendre la place qu'occupait le siége, et réciproquement. Cette hypothèse, généralement adoptée jusqu'au temps de Baudelocque, encore défendue depuis par plusieurs

auteurs, principalement en Allemagne, est maintenant abandonnée au vulgaire, qui commence même à l'abandonner aussi.

536. Si la femme enceinte meurt avant le septième mois de la grossesse, la tête du fœtus est tournée vers le col utérin, comme au terme de l'accouchement. J'ai ouvert le cadavre de trois femmes mortes entre le troisième et le sixième mois de leur grossesse, et dans ces trois cas l'occiput regardait en bas. Qui n'a vu le fœtus venir par la tête dans l'avortement aussi bien qu'à l'époque naturelle de la parturition? Depuis le mois d'octobre 1825 jusqu'au mois d'avril 1826, huit fausses couches de quatre à sept mois se sont effectuées sous mes yeux à l'hôpital de Perfectionnement; j'en ai observé à-peu-près le même nombre dans ma pratique particulière et à ma salle publique d'accouchemens : or, je n'ai vu que deux fois, sur cette quantité, le siége se présenter le premier. D'un autre côté, il n'est pas rare de rencontrer le col assez ramolli avant le septième mois, pour permettre au doigt de s'y introduire, de toucher l'œuf à nu dans l'utérus, et, presque toujours, alors, on acquiert la certitude que c'est la tête qui est en bas. Une autre raison, que les modernes ont donnée comme décisive, mais qui me paraîtrait peu concluante si elle était seule, est tirée de la longueur du fœtus, mise en rapport avec les dimensions de la cavité de la matrice. On a dit : puisque dès le sixième mois le fœtus est long de dix à douze pouces, il est physiquement impossible qu'il se tourne, à dater de ce moment, dans l'utérus, dont les diamètres transverse et antéro-postérieur n'ont que de six à huit pouces : sans doute ; mais on

oublie que le fœtus est pelotonné dans l'amnios , et qu'au lieu de douze pouces son grand axe n'en présente que de six à huit ; on oublie encore que , même à terme , l'enfant change quelquefois de position pendant le travail , et qu'à l'époque de son plus grand développement , le diamètre qui le traverse de l'occiput au coccyx ne l'emporte pas toujours sur la longueur des diamètres horizontaux de la matrice.

Il n'est donc pas exact de soutenir que les dimensions proportionnelles de l'utérus et du fœtus mettent un obstacle insurmontable au mouvement de culbute ; si cette transposition n'existe pas , c'est que la pesanteur relative de la tête en prévient la nécessité.

§. VI. De la Superfétation.

557. On donne le nom de superfétation ou de sur-conception à la vivification d'un germe, chez une femme qui renferme déjà un ovule fécondé dans quelque partie de son système générateur.

L'existence et la possibilité de ce fait , admises et contestées tour-à-tour par les physiologistes de tous les siècles , forment une question sur laquelle l'opinion des naturalistes actuels n'est point encore arrêtée. Les anciens l'ont traitée avec une telle légèreté, qu'il est réellement inutile de les combattre. Selon Aristote : « dans la femme on a des exemples de super-fétation , et l'on a vu dans une fausse-couche douze fœtus sortir de cette manière. Lorsque les deux fœtus ont été produits peu de temps l'un après l'autre , ils naissent comme s'ils eussent été jumeaux, ainsi que les poëtes le racontent d'Iphiclès et d'Hercule. » Ce philosophe cite pour exemple de superfétation une femme qui mit au monde deux enfans, dont l'un ressemblait au mari et l'autre à l'amant!

538. Presque toutes les histoires de superfétation que l'on possède me semblent pouvoir être rapportées, 1°. à des grossesses doubles, dans lesquelles l'un des fœtus, mort long-temps avant terme, s'est conservé dans les membranes pour n'être expulsé qu'avec celui qui avait continué de vivre ; 2°. à des grossesses de jumeaux inégalement développés ou nés à des termes différens; 3°. à des cas de grossesses extra-utérines qui n'ont pas empêché la gestation naturelle; 4°. enfin à des cas d'utérus bicorne.

539. Rien n'est plus commun que de voir, dans la grossesse composée, l'un des embryons ou des fœtus cesser de vivre et ne présenter à la naissance de son congénère que les caractères d'un fœtus de deux, trois, quatre, cinq ou six mois, quoique dans le fait il en ait neuf, et chacun sait que la plupart des monstres se rencontrent à côté d'un enfant bien conformé.

Une dame de la Varenne, près de Tours, accoucha d'un gros garçon en 1819; avec le délivre, M. Mignot, son chirurgien, reçut un autre fœtus renfermé dans le même œuf, mais sans tête, sans col et sans bras.

Une dame, du faubourg Saint-Germain, accouche, en 1824, d'un enfant vigoureux et très-fort ; madame Forbet, sage-femme, m'apporta le délivre, et, à quelque distance du cordon ombilical, je trouvai, soutenue par un pédicule long de deux pouces, une masse charnue, dans laquelle il me fut facile de reconnaître des restes de fœtus. En mars 1827, M. Baroilhet eut la complaisance de me donner un produit

monstrueux qui n'avait ni tête, ni membres, et qui
était venu en même temps qu'un fœtus bien portant, etc.

En 1824, j'ai reçu, à l'hôpital de Perfectionnement, en même temps qu'un enfant à terme, un
fœtus mort, qui n'avait pas plus de trois mois de développement. M. Defermont m'a fait voir un produit
du même genre. Au mois d'octobre 1826, madame
Badinier, sage-femme, m'apporta deux fœtus, dont
l'un, tout déformé, paraissait avoir deux mois, et
l'autre de cinq à six ; tous les deux étaient sortis du
même œuf et avant terme. Une femme mit au monde
le même jour un fœtus à terme et un embryon long
comme le doigt, renfermés tous deux dans une enveloppe commune, dit Bauhin. Ruysch a vu la femme
d'un chirurgien d'Amsterdam accoucher, à dix heures
d'intervalle, d'un enfant plein de vie, et d'un embryon, dont le cordon était rempli d'hydatides, et
qui ne pouvait pas avoir plus de trois mois. Percy
parle d'une femme qui, après avoir expulsé un fœtus
mâle petit, mais assez vif, rendit, au milieu d'une
masse noire et fongueuse, un fœtus, vraiment qua-
drimestre, du sexe féminin, *assez bien conservé*. Laurette, dit Zacchias, accouche, huit mois après la mort
de son mari, d'un enfant mâle, mal conformé, qui ne
donna aucun signe de vie. Un mois et un ou deux
jours plus tard, Laurette accouche d'un second enfant
très-bien portant et qui vit.

Et les auteurs concluent que, dans ces cas, il y
avait superfétation !

540. Lorsque deux fœtus sont renfermés dans l'u-
térus, l'un peut se développer plus rapidement que

l'autre; l'un peut sortir avant terme, et l'autre ne
sortir qu'après, etc.

A cette classe appartiennent, si toutefois il n'en
est pas plusieurs qu'on doive ranger dans la catégorie
précédente , l'observation de la dame Dupuis, de
Saint-Germain-en-Laye , qui fit une fausse couche à
quatre mois et demi de grossesse, et mit au monde
un garçon bien portant, quatre mois plus tard ; celle
que MM. Desgranges et Fodéré regardent comme si
décisive , et dans laquelle B. Franquet accoucha d'un
fœtus bien portant, cinq mois seize jours après avoir
avorté d'une grossesse de sept mois ; le fait de Mme Bigaud, qui mit au monde, le 30 avril 1748, un enfant
mâle et vivant, et qui n'en accoucha pas moins d'un
second fœtus, également viable et vivant, le 17 septembre suivant; un autre, communiqué par M. Rexain,
et dans lequel l'un des enfans vint au monde trois
mois après le premier; ceux de M. Delmas de Rouen ,
de M. Pignot d'Issoudun , de M. Wendt de Breslau ,
du docteur Fahrenhorst, etc.

541. Les deux observations de B. Franquet et de
Mme. Bigaud, celle dont il est fait mention dans le
Recueil de la Société de médecine, où l'on voit qu'une
femme d'Arles accoucha d'un enfant à terme en 1796,
et d'un second enfant, également à terme, cinq mois
après, en 1797; une autre du docteur Stearns, où l'on
voit une négresse accoucher d'un fœtus *noir* de huit
mois ou à-peu-près ; puis, au bout de quelques heures,
d'un fœtus blanc , d'environ quatre mois, qui donna
des signes de vie, sont sans contredit les plus difficiles
à comprendre. Mais, comme il n'est pas impossible
qu'on ait accordé sept mois, à Lyon, au fœtus qui
n'en avait que cinq, et que celui qui est né le der-

nier eût dépassé le neuvième mois ; comme à Strasbourg on peut s'être trompé de la même manière, et comme des signatures de notaires ne peuvent pas faire preuve en pareille matière , il est permis de soupçonner quelque erreur dans ces histoires.

542. 3°. Lorsqu'une conception extra-utérine s'est effectuée, la matrice se gonfle quelquefois, et se remplit d'une matière concrescible , comme dans la conception ordinaire ; alors la superfétation paraît impossible ; mais, si la matrice reste dans le même état qu'avant la fécondation , il est clair qu'une nouvelle conception peut avoir lieu pendant le cours de la première gestation. A l'appui de ces assertions je citerai l'exemple d'une grossesse extra-utérine qui dura trois ans , pendant lesquels la femme conçut et mit au monde un enfant bien constitué ; une observation due à M. Cliet, où il est dit que sur une femme morte subitement on trouva un fœtus derrière la matrice dans l'excavation du bassin, en même temps qu'il y avait un second enfant dans l'intérieur même de l'utérus.

543. 4°. Quand l'utérus est partagé en deux cavités (197) par une cloison perpendiculaire, et que ces deux cavités viennent s'ouvrir séparément dans le haut du vagin , il est évident que deux germes peuvent être fécondés à des intervalles plus ou moins éloignés; qu'il peut, en un mot, y avoir superfétation. C'est ainsi que la chose doit être comprise dans le fait suivant, cité par M. Cassan et recueilli par Mme. Boivin : une femme de quarante ans accouche d'une petite fille, le 15 mars 1810 ; *on explore la cavité de la matrice déjà très-resserrée, sans y rien rencontrer*, et cependant cette femme, dont le ventre était resté volumi-

neux, mit au monde un nouvel enfant le 12 mai de
la même année.

544. On doit encore admettre l'existence, ou du
moins la possibilité d'un autre genre de superfétation.
Une femme de Charlestown accoucha le même jour
de deux jumeaux, l'un noir et l'autre blanc, et en
donna pour raison qu'un matin, sortant des bras de
son mari, un de ses nègres, le pistolet à la main,
l'avait forcée de se livrer à lui. Une négresse de la
Guadeloupe mit au monde deux garçons à terme,
l'un noir, l'autre mulâtre, et convint qu'un même
soir elle avait eu commerce avec un noir et avec un
blanc. Une autre négresse accoucha de trois enfans,
un noir, un blanc et un *cabre*. Une domestique blanche, dans le comté de Montgomery, mit au monde,
de la même couche, une fille blanche et un garçon
parfaitement noir : un nègre et un domestique blanc
disparurent ensemble lorsqu'on eut reconnu que cette
fille était enceinte. Au dire de M. Gardien, M. Va-
lentin a rapporté un fait semblable au précédent. Une
jument mit bas, à un quart-d'heure de distance, un
poulain et un mulet ; elle avait été saillie d'abord par
un cheval, et cinq jours après par un âne.

545. En accordant toute l'authenticité possible à
ces observations, en regardant leur exactitude comme
démontrée, les idées qui règnent actuellement en
physiologie sur la génération permettent aisément
d'en donner l'explication. Deux ovules peuvent être
fécondés, l'un après l'autre ; chez une femme qui
accorde ses faveurs à deux ou plusieurs hommes, le
même jour ou dans l'espace de deux à trois jours,
c'est-à-dire jusqu'au moment où l'excitation du pre-

mier coit fécondant a fait épancher dans la cavité utérine la lymphe coagulable qui doit bientôt former la membrane caduque.

546. Deux germes vivifiés par la même copulation peuvent ne descendre dans la cavité utérine qu'assez long-temps l'un après l'autre ; la maturité des deux ovules peut n'être pas portée au même degré, lors de leur union avec le principe fourni par l'homme ; l'un de ces germes peut ne se dégager que très-difficilement de l'ovaire, y rester adhérent sans se développer avec la même rapidité que son congénère, ne sortir de la vésicule et ne passer dans la trompe qu'après un intervalle plus ou moins considérable.

547. Je suis étonné que les physiologistes modernes et même quelques médecins-légistes, au nombre desquels il faut placer le professeur Orfila, aient admis la superfétation jusqu'au moment où l'ovule arrive dans la matrice, tandis qu'ils en contestent la possibilité à dater de cette époque. Elle doit être également rejetée dans les deux cas. La lymphe concrescible, ou la membrane anhiste, est aussi bien capable que l'œuf lui-même d'intercepter tout contact entre le principe séminal de l'homme et celui de la femme. En résumé, la superfétation est possible, 1°. dans le cas de grossesse extra-utérine ; 2°. dans le cas de matrice double ; 3°. lorsque la femme a eu commerce le même jour avec deux hommes différens, ou encore à des époques très-rapprochées avec le même homme ; enfin tant qu'aucune matière ne remplit la cavité utérine et ne ferme l'orifice des trompes.

Section II.

Fonctions du Fœtus.

§. I. De la Nutrition du Fœtus.

548. Il est peu de questions en physiologie qui aient autant occupé les savans que celle de la nutrition du fœtus. Les auteurs en ont placé la source, tour-à-tour, dans l'eau de l'amnios et dans le placenta, dans la vésicule ombilicale et dans l'allantoïde, dans la gélatine du cordon et dans la membrane caduque.

549. Ce que j'ai dit ailleurs (410) de la *membrane anhiste* et de son fluide prouve tout au moins, il me semble, que cette tunique ne peut concourir au développement de l'œuf que pendant la première quinzaine de son existence : si Chaussier et d'autres ont pensé différemment, cela tient à ce qu'ils avaient une fausse idée de la caduque et de sa nature.

550. La *gélatine du cordon*, à laquelle Warthon, Rouhault, Lobstein et Béclard ont fait jouer un certain rôle, n'y contribue pas davantage, et il n'est pas vrai qu'elle soit d'autant moins abondante que le fœtus se trouve plus développé.

L'idée de faire vivre le fœtus aux dépens du liquide qui l'entoure est la plus ancienne de toutes, et, en apparence, la plus naturelle; elle a fait naître deux théories très-distinctes ; dans l'une, l'eau de l'amnios est avalée et digérée; dans l'autre, ce liquide est absorbé par différentes voies.

551. Pour prouver que *l'eau de l'amnios* sert de nourriture à l'enfant, les anciens auteurs, Harvey et

Diemerbroeck, en particulier, ont longuement disserté sur les qualités nutritives, sur la matière lactescente que, selon eux, elle renferme toujours; plus tard on s'est appuyé sur ce que les petits animaux qu'on y plonge vivent plus long-temps que dans l'eau commune; sur ce qu'elle est d'autant plus abondante et plus chargée d'élémens alibiles, que la grossesse est moins avancée; sur ce que la faculté absorbante des surfaces tégumentaires du fœtus est aussi de moins en moins prononcée à mesure qu'on approche de la maturité, et sur ce que certains fœtus sont nés vivans sans cordon ombilical.

552. Sans m'arrêter à réfuter l'une après l'autre ces diverses propositions, je ferai remarquer qu'avant d'en tirer quelques conséquences pratiques il eût été juste d'en constater l'exactitude : or il n'est point du tout prouvé que l'eau de l'amnios soit plus nutritive au commencement qu'à la fin de la grossesse; que le fœtus absorbe plus dans un temps que dans l'autre. Quant aux observations de Van-der-Wiell, de Denis et de Littre, sur le manque de cordon ombilical, ou la rupture de cette tige avec cicatrisation des deux bouts de la solution de continuité, elles sont trop invraisemblables et entourées de détails trop mal circonstanciés pour mériter la moindre confiance.

Rien, absolument rien, n'autorise à penser avec Alcmeon, Boërhaave, Buffon, Van-den-Bosch, que les eaux sont prises par la surface cutanée. Ce dernier auteur dit, à la vérité, avoir vu les lymphatiques pleins d'un liquide semblable à l'eau de l'amnios, qu'ils s'en remplissaient davantage sur le membre fortement étranglé d'un fœtus de vache, aussitôt qu'on le plongeait dans la liqueur des membranes ; mais, même en admettant l'expérience comme exacte, que peut-on en conclure ? Est-ce que les vaisseaux lymphatiques ne sont pas habituellement remplis de sérosité ? Manquent-ils jamais de se distendre dès qu'un obstacle mécanique s'oppose au libre cours du sang dans une partie ou la totalité d'un membre ?

553. Fondé sur l'opinion d'Hippocrate, de Harvey, de Rudbeck, etc., et sur quelques faits qui lui sont propres, Diemerbroëck soutient que le fœtus se nourrit par la bouche. Ses raisons sont que l'enfant a toujours l'estomac rempli d'une matière lactée ; qu'il a des excrémens dans les intestins ; qu'aussitôt après la naissance, avant d'avoir tété, il vomit souvent un suc blanchâtre ; qu'il suce le doigt qu'on lui présente, même dans l'intérieur des organes sexuels ; que le ventricule ne pourrait servir à la digestion immédiatement après la parturition, s'il n'y avait été habitué de longue main. Si on lui demande d'où le fœtus tire cette nourriture, Diemerbroëck répond que c'est en premier lieu de la liqueur séminale fondue, et ensuite du suc lacté contenu dans l'amnios.

Haller, Darwin, etc., ajoutent aux raisons de Diemerbroëck et de La Courvée, qu'on a trouvé du liquide amniotique dans l'estomac de beaucoup de fœtus, que sur une vache gelée Heister a vu la bouche, l'œsophage et l'estomac remplis par un glaçon qui se continuait avec les eaux ; que plusieurs observateurs ont rencontré des poils soyeux dans le méconium, et ils en concluent que toutes ces matières ne peuvent avoir pénétré dans les voies digestives que par la déglutition.

22

Plus récemment on s'est autorisé de ce que, sur un fœtus dont l'intestin était complètement divisé près du cœcum, il y avait du méconium du côté de l'estomac, tandis que le gros intestin était presqu'entièrement oblitéré ; de ce que, dans une autre observation, citée par M. Dubois, le canal alimentaire, comme étranglé vers le pylore, ne renfermait du méconium qu'au-dessus du resserrement ; enfin de ce que l'eau de l'amnios, colorée avec de l'encre, fut retrouvée par Béclard dans l'œsophage et le ventricule des petits d'une chienne qu'il venait de sacrifier.

554. Aucune de ces preuves n'est concluante ; la plupart d'entr'elles ne méritent pas même d'être combattues sérieusement. La présence de poils dans l'intestin pourrait, à la rigueur, s'expliquer d'une autre manière ; puis, les observations qu'on en rapporte sont loin d'être authentiques. Aux faits notés par MM. Desgranges et Dubois, on peut opposer celui qu'a publié M. Piet, et dans lequel il est dit que l'intestin, quoique séparé de l'estomac, était cependant rempli de méconium. J'ai disséqué moi-même un fœtus à terme dont l'œsophage se terminait par un cul-de-sac complètement imperméable en arrivant au diaphragme, et qui n'en avait pas moins le colon rempli de méconium. Pendant qu'il est renfermé dans les membranes, le fœtus a la bouche exactement fermée, au moins jusqu'à une époque assez avancée de la grossesse ; pour avaler, soit par succion, soit par déglutition, il faudrait qu'il pût exécuter des mouvemens d'inspiration et d'expiration, d'élévation et d'abaissement du larynx. Les acéphales, les astomes,

les fœtus qui viennent au monde avec toutes les ouvertures des membranes muqueuses occluses, ne s'en
sont pas moins bien développés, leur tube digestif n'en
contient pas moins, au dire de certains observateurs,
du méconium et même des poils. De ce qu'on aurait rencontré de l'eau de l'amnios dans l'estomac,
il ne s'ensuit pas nécessairement que le fœtus doive
en avaler et s'en nourrir ; est-on en droit de conclure
que le nageur boit naturellement de l'eau, parce qu'on
retrouve de ce liquide dans l'estomac des noyés ?
Enfin, ne devrait-il pas suffire, pour décider à jamais
la question relative aux propriétés nutritives des eaux,
de remarquer qu'après l'écoulement de ce liquide
Bartholin et M. Morlanne ont vu le fœtus continuer
de vivre encore plus d'un mois dans la matrice ?

555. Il est donc superflu d'examiner si l'eau de l'amnios, une fois dans l'estomac ou les intestins, y est simplement absorbée comme le voulait de La Courvée, ou
si, comme l'ont prétendu Diemerbroëck, Boërhaave,
etc., elle ne doit pas être préalablement digérée ; il
n'est pas plus besoin, je pense, de réfuter M. Lobstein, qui n'est pas éloigné de la faire passer en partie
par les organes génitaux du fœtus ; ni Osiander et
Muller, qui la font absorber, puis modifier par les
mamelles, pour être ensuite portée dans le thymus et
le canal thoracique ; non plus que Schurigius, David,
Rœderer, Scheèle, Winslow, Heroldt, Béclard et
M. Geoffroy-Saint-Hilaire qui croient qu'elle pénètre
dans la trachée-artère et les bronches, pour y être
élaborée ou servir d'une manière quelconque à la nutrition fœtale.

Malgré l'importance accordée par quelques-uns à

22*

l'eau de l'amnios, tous les auteurs, excepté La Courvée et un petit nombre d'autres, ont cependant avoué que le *placenta* joue le principal rôle dans la nutrition du fœtus, au moins pendant la dernière moitié de la grossesse.

Les uns, avec les anciens, ont cru qu'au moyen de canaux lymphatiques particuliers, le placenta prenait dans l'utérus un suc lacté, un véritable chyle, pour le modifier ou le transmettre aux organes du fœtus.

556. D'autres ont avancé que le placenta ne puise dans la matrice que de *l'oxigène*, qu'il remplit les fonctions d'un organe respiratoire, qu'il est le *poumon* physiologique du fœtus, et qu'à ce sujet les artères utérines représentent en quelque sorte les bronches et la trachée. Prises au figuré, ces assertions ne sont pas entièrement dépourvues de fondement, ainsi que je le dirai plus bas; mais elles n'ont plus aucune valeur dès qu'on les prend à la lettre, comme l'ont fait une infinité de physiologistes.

557. Le plus grand nombre soutient que l'enfant se nourrit et se développe au moyen du sang que lui fournit sa mère ; autre sujet de dispute : est-ce du sang en nature ou seulement quelques-uns de ses principes? passe-t-il directement des vaisseaux de la femme dans le système circulatoire du fœtus? est-il simplement versé dans les sinus placentaires ? faut-il ou ne faut-il pas qu'il soit soumis à quelque travail préparatoire en arrivant dans le placenta?

558. Galien, Aristote, Vésale, Colombus, Maurocordatus, F. de Hilden, Haller et la plupart des accoucheurs ont cru que le sang passait directement

de la mère au fœtus ; les partisans de cette hypothèse, déjà combattue en détail par Diemerbroeck,
s'appuient sur l'existence de vaisseaux qui vont de la
matrice au placenta ; sur ce qu'on a vu, comme
M. Ribes, ce dernier corps continuer à se développer et à vivre après la sortie du fœtus ; sur ce que,
pendant la grossesse, comme après l'accouchement,
le décollement du placenta donne toujours naissance
à l'hémorrhagie ; sur ce que les pertes utérines font
mourir le fœtus exsangue ; sur ce qu'on a vu le sang
couler par le bout placentaire du cordon, au moment de l'accouchement, et constituer ainsi une hémorrhagie dangereuse ; sur ce que M. Magendie a
retrouvé, chez les fœtus d'animaux, l'odeur du cam-
phre et la couleur de la garance dont il avait nourri
la mère ; sur la présence de larges orifices observés
à la surface interne de la matrice par divers auteurs ;
sur ce que le meilleur moyen de faire cesser les
pertes est de forcer l'utérus à se contracter, à revenir
sur lui-même ; et surtout, sur ce que différentes matières injectées par les vaisseaux de la femme ont été
poussées jusque dans les organes de l'enfant.

559. Aucune de ces raisons n'est démonstrative ;
on a vu plus haut ce qu'il fallait penser des anastomoses vasculaires entre l'œuf et la matrice : si le
placenta reste quelquefois adhérent à l'utérus et continue de vivre, cela ne prouve aucunement qu'il y
ait circulation sanguine directe de l'un à l'autre ; il est
faux qu'en se décollant le placenta produise toujours
l'hémorrhagie ; quand même ce fait serait exact, il
ne militerait pas plus en faveur que contre l'idée des
anastomoses immédiates, car le sang peut tout aussi

bien couler alors par exhalation que par des vaisseaux déchirés. S'il est vrai que le cœur et les canaux vasculaires du fœtus soient vides de sang quand la femme meurt d'hémorrhagie, Wrisberg prouve qu'on a très-souvent observé le contraire ; d'ailleurs, de ce que l'enfant naît anémique lorsqu'une perte utérine a duré plusieurs semaines, il n'en résulte pas que le sang se porte en nature au cordon, car si la femme est long-temps anémique elle-même, il est tout simple que son fruit soit également faible : en outre, on semble avoir oublié que beaucoup d'hémorrhagies, de celles qui tiennent à l'insertion du placenta sur le col, peuvent venir des vaisseaux placentaires eux-mêmes, du fœtus, par conséquent, autant que de la mère. Si le sang coule par la portion utérine du cordon qu'on vient de couper, ce n'est pas du tout parce que la circulation continue de se faire de la matrice au placenta, mais bien seulement par suite de la rétraction utérine et des propres vaisseaux placentaires et du cordon ; c'est le délivre qui se dégorge des fluides qu'il contenait, et non point du sang nouveau qui arrive de la femme. La présence, dans les organes du fœtus, de principes médicamenteux ou alimentaires, pris par la mère, s'explique par les lois de l'imbibition, de l'absorption, tout aussi bien que par la continuation non interrompue du système vasculaire de l'œuf et de l'utérus.

560. Restent donc les injections anatomiques : elles ont été vainement tentées par Ruysch, Haller, etc.; mais comme mille faits négatifs ne détruisent pas un seul fait positif, les injections ont toujours été invoquées en faveur de l'hypothèse en question.

561. M. Dubois fit voir, dans le temps, à l'Académie de chirurgie, une pièce qu'il avait préparée et dans laquelle l'injection se portait dans le placenta, parce qu'il a nommé vaisseaux utéro-placentaires; Chaussier est parvenu à y pousser du mercure; Béclard et M. Dugès ont réussi avec de la graisse colorée. M. Deneux a vu, sur le cadavre d'une femme enceinte, préparé pour l'étude, les sinus utérins exactement remplis d'injection et se continuer sans ligne de démarcation avec les sinus placentaires, qui étaient également pleins de la même matière. Récemment, M. D. Williams a fait des expériences, desquelles il résulte que de l'huile de lin, injectée par l'aorte ou les artères hypogastriques, pénètre jusque dans les organes du fœtus; et M. Biancini, qui a fait des essais sur une femme morte pendant le travail, sur une deuxième, morte huit jours après la couche, sur une troisième, morte d'hémorrhagie, et sur des chattes, des lapines et des cabiais, affirme être arrivé aux mêmes résultats avec de la colle et du mercure, qui, selon lui, valent mieux que l'huile : outre les artères utéro-placentaires, le physiologiste italien décrit encore des veines correspondantes.

562. Mais il me semble qu'on s'est étrangement abusé jusqu'ici sur la valeur de pareilles expériences. Comment n'a-t-on pas vu qu'elles n'étaient que très-incomplètement applicables à la femme vivante? Depuis quand le passage des matières étrangères d'un canal dans l'autre prouve-t-il incontestablement que pendant la vie il en est de même pour les fluides naturels?

563. Quand on pousse une injection un peu fine

sur le cadavre, dans les artères du bas-ventre, la matière s'épanche bientôt à la surface interne des intestins; introduite par la veine porte, elle revient, non-seulement par les veines et l'artère hépatique, mais encore par les canaux excréteurs de la bile ; portée par l'artère, elle passe bientôt dans la veine émulgente et aussi dans le bassinet et l'uretère. Cependant on n'en conclut pas que, pendant la vie, le sang transsude continuellement dans le canal alimentaire, ni qu'il passe des vaisseaux du foie dans les conduits hépatiques, ou des reins dans les canaux conducteurs de l'urine ; l'huile, la colle et le mercure, employés par Chaussier, MM. Williams et Biancini, sont des matières trop pénétrantes pour ne pas aller partout où on voudra les conduire; mais que ce passage ait ou n'ait pas lieu, il ne suffira jamais, assurément, pour résoudre le problème dont il s'agit.

564. Hunter, et plusieurs physiologistes modernes ont cru faire disparaître la difficulté, en admettant que les sinus utérins versent le sang dans les sinus ou les cavités anfractueuses interlobaires du gâteau placentaire, où il doit être saisi ensuite par les mille bouches capillaires de la veine ombilicale. Quoique plus spécieuse et plus rationnelle que la précédente, cette hypothèse n'en est pas moins difficile à adopter ; sans rappeler à cet égard ce que j'ai dit ailleurs (478) de ces prétendus sinus et de leur abouchement, je ferai remarquer : 1°. que dans les grossesses extra-utérines on ne peut pas admettre un pareil arrangement; 2°. que jusqu'à deux ou trois mois, le placenta n'étant formé que de filamens aglomérés, il ne peut pas y avoir de sinus entre ses lobules; 3°. que le placenta, quoique

greffé sur un polype fibreux, ou sur un point endurci de l'utérus, a néanmoins fourni tous les matériaux nécessaires à la nutrition du fœtus; 4°. que j'ai vu la surface utérine du délivre dure, coriace, et sans ouverture aucune dans presque toute son étendue, chez des femmes qui étaient accouchées d'enfans faibles, à la vérité, mais vivans; 5°. que les gros canaux de la matrice, qu'on fait aboucher avec le placenta, sont des veines, de l'aveu même des partisans de cette doctrine; 6°. que les veines utérines étant, comme les veines de toutes les autres parties du corps, des vaisseaux à circulation convergente et non divergente comme il le faudrait, c'est du sang veineux et non pas du sang artériel qu'on se plaît ainsi à faire arriver au placenta.

565. Si on persistait à vouloir que le fœtus reçoive du sang tout formé de la mère, il serait tout au plus possible de dire, comme on l'a fait effectivement, que ce fluide entre dans le placenta par de simples porosités, par une sorte d'imbibition, ce qui pourrait s'expliquer par une simple contiguité de surface. A ceci je ne puis rien objecter, si ce n'est que le sang ne paraît devoir passer en nature d'aucune manière dans l'œuf. Il n'y passe très-certainement pas, au moins, dans les premiers temps; car le chevelu du chorion ne renferme des vaisseaux qu'assez tard, encore ces filamens ne sont-ils jamais creux jusqu'à leur extrémité (477). D'un autre côté, les expériences d'Autenrieth et les miennes démontrent que le sang du fœtus n'a point l'aspect de celui de la mère : il est d'abord rosé; puis il devient plus rouge, puis noirâtre, et ne présente pas de différences de couleur dans les veines et

dans les artères. Tiedemann et d'autres ont reconnu qu'il renferme une proportion de sérum beaucoup plus considérable que chez l'adulte, qu'il est moins coagulable; tout prouve enfin que sa composition chimique est fort éloignée de celle du sang de la femme. Quand même la chimie n'aurait pas constaté ces différences, serait-il permis de croire que ce fluide n'a pas besoin, comme les alimens, d'être en rapport avec chaque âge de la vie, soit intra-utérine, soit extra-utérine, et que le sang d'une femme adulte ne serait pas en quelque sorte un poison pour un être aussi frêle que l'embryon ou le fœtus? S'il était utile d'insister sur ce point, j'ajouterais que, d'après les observations microscopiques de MM. Prevost et Dumas, les globules du sang sont tellement petits chez le fœtus, qu'il ne serait pas possible à ceux de l'adulte de traverser les mêmes canaux, les mêmes orifices, sans rompre l'équilibre de toutes les fonctions et produire aussitôt la mort.

Si donc le sang est versé dans les cavernes du placenta, ou pompé par les porosités de cet organe, il faut au moins qu'il y subisse une élaboration, une modification importante, avant d'entrer dans la veine ombilicale; mais quelle est la nature de cette modification? Je l'ignore.

566. Au demeurant, la nutrition de l'œuf se fait aux dépens de différentes sources; ce n'est d'abord qu'un végétal qui s'imbibe des humidités ambiantes. Le velouté de sa périphérie, véritable spongiole cellulaire, prend dans la trompe ou la matrice des principes nutritifs pour entretenir le développement des vésicules embryonnaires; après quoi l'embryon se

nourrit à la manière du poulet encore renfermé dans sa coque, ou mieux à la manière de la plantule, qui ne se déroule d'abord qu'aux dépens des principes renfermés dans ses cotylédons. Il épuise peu-à-peu la matière vitelline contenue dans la vésicule ombilicale ; la substance émulsive du sac réticulé ou de la poche allantoïdienne est aussi graduellement absorbée. La fin du deuxième mois arrive ; les vaisseaux du cordon se forment ; le placenta s'ébauche, et suffit bientôt pour entretenir l'évolution du fœtus ; par son contact, le gâteau spongieux prend dans la matrice des élémens réparateurs, les travaille, en forme un fluide plus ou moins analogue au sang, et c'est ce fluide qu'absorbent les racines de la veine ombilicale. Le placenta puise dans l'utérus pour former les fluides du fœtus, comme le foie, le rein, la glande séminale, etc., puisent dans leurs propres vaisseaux de quoi former de la bile, de l'urine, de la liqueur prolifique, etc., comme les arbres et les plantes puisent dans le sol les principes des nombreux composés qu'ils renferment, et je ne vois rien dans tous ces actes de bien difficile à comprendre.

§. II. Circulation du Fœtus.

De quelque manière que le sang ou les fluides arrivent au placenta, il n'en faut pas moins qu'ils parcourent ensuite les divers organes du fœtus pour les nourrir ; toutefois, leur circulation n'est pas en tout semblable à ce qu'elle doit être après la naissance.

567. Chez l'adulte, la cloison qui sépare les oreillettes du cœur est complète et les isole parfaitement l'une de l'autre ; chez le fœtus, au contraire, cette

cloison est percée d'une ouverture, *le trou de botal*, d'autant plus large, proportion gardée, que la grossesse est moins avancée. Avant la naissance, au lieu de deux gros troncs, l'artère pulmonaire ne fournit que deux petits rameaux aux poumons ; mais elle se prolonge, sous le nom de *canal artériel*, jusque dans l'aorte, où elle s'ouvre au-dessous de la sous-clavière gauche. Les branches hypogastriques des artères iliaques primitives n'envoient que des ramuscules aux organes du bassin, à peine développés eux-mêmes ; mais elles se relèvent sur les côtés de la vessie et de l'ouraque, sous le nom *d'artères ombilicales*, et vont gagner l'anneau de l'ombilic et le cordon. A la différence de l'adulte, encore, le fœtus présente la *veine ombilicale* qui, en entrant dans l'abdomen, se dirige d'avant en arrière, de bas en haut, et, très-légèrement, de gauche à droite, pour aller se placer dans le sillon longitudinal du foie, qu'elle parcourt en donnant çà et là quelques branches aux lobes hépatiques. Une fois arrivée sous le foie, dans le sillon transversal, la veine ombilicale se divise en deux troncs : l'un, qui porte le nom de *canal veineux*, et se rétrécit, comme le canal artériel, à mesure que le terme de l'accouchement approche, semble être la continuation de la veine primitive, et va s'ouvrir, au-dessous du diaphragme, dans le tronc de la veine cave inférieure ; l'autre, qui forme la branche droite de la veine porte, pénètre dans le foie et s'y ramifie pour s'anastomoser, à la fin, avec les radicules des veines hépatiques, qui, comme chez l'adulte, vont se rendre dans la veine cave, un peu au-dessus du canal veineux.

568. *Cours du sang.* D'après cette disposition des organes circulatoires, on voit que le cours des fluides doit être beaucoup plus compliqué dans le fœtus que chez l'adulte. Des ramuscules de la veine ombilicale le sang passe dans les branches et bientôt dans le tronc de ce gros vaisseau, parcourt le cordon, traverse l'ombilic, se sépare sous le foie en deux colonnes principales, qui suivent, l'une, le canal veineux pour aller se mêler au sang de la veine cave inférieure, l'autre, la branche ombilicale de la veine porte, pour se ramifier dans le lobe droit du foie et être repris à la fin par les veines hépatiques, qui le versent dans le tronc de la veine cave lorsqu'elle traverse le diaphragme. Là, il forme trois colonnes, celle du canal veineux, celle des veines hépatiques et celle que la veine cave rapporte de la moitié inférieure du corps, qui se réunissent et entrent ensemble dans l'oreillette droite, puis, par le trou de botal, dans l'oreillette gauche; de cette dernière, le sang tombe dans le ventricule correspondant, qui le chasse, par l'aorte, dans toutes les parties du corps, mais principalement dans la tête et les membres thoraciques, au moyen du tronc brachio-céphalique, de la carotide et de l'artère sous-clavière gauche.

569. Après avoir perdu dans les tissus les principes alibiles dont il était chargé, le sang est rapporté, par les veines jugulaires et axillaires, dans les sous-clavières, puis dans la veine cave supérieure, qui reçoit aussi celui de la veine azygos; la veine cave supérieure leconduit dans l'oreillette droite, l'oreillette dans le ventricule droit, et celui-ci dans l'artère pulmonaire,

qui n'en donne que deux petites colonnes aux poumons et fait passer le reste par le canal artériel dans l'aorte descendante , où il rencontre une partie de celui que le ventricule gauche y avait déjà poussé. Ce qui en arrive aux iliaques primitives est en partie distribué aux membres pelviens par les artères iliaques externes, et revient, en bien plus grande quantité, par les artères ombilicales, dans le cordon et enfin dans le placenta, d'où il était d'abord parti.

570. *Dans le cœur ,* Haller , Wolf , Sabattier , MM. Portal, Richerand, etc. , ont cru que le sang des deux veines caves ne se mêlait en aucune manière dans l'oreillette droite , que celui de la veine cave ascendante ou inférieure se portait en entier à gauche , et celui de la veine cave supérieure totalement dans le ventricule droit.

571. Bichat s'est élevé contre cette manière de voir, et M. Magendie ne la partage pas non plus ; on a peine à comprendre, disent-ils, que deux colonnes de liquides puissent passer dans la même cavité sans se mêler ; les deux oreillettes se contractent simultanément et non pas l'une après l'autre ; il n'est pas probable que le sang vivifié fourni par la veine ombilicale aille en entier dans la moitié supérieure du corps , et que le sang veineux soit le seul qui se répande dans l'autre moitié. Mais, en remarquant que la veine cave inférieure , surmontée de la valvule d'Eustache , semble plutôt se continuer avec le trou de botal que s'ouvrir simplement dans l'oreillette droite , que la veine cave supérieure s'ouvre vis-à-vis de l'orifice du ventricule droit et sur un plan un peu antérieur à la veine cave

inférieure, on conçoit, il me semble, que le sang de ces deux vaisseaux puisse, à la rigueur, passer directement, sans se mêler nécessairement, dans l'oreillette gauche et dans le ventricule droit. La contraction simultanée des oreillettes ne paraît pas s'opposer à ce passage ; ce n'est point pendant le resserrement de ces cavités, que le sang de la veine cave inférieure arrive par le trou de botal dans l'oreillette gauche, non plus que celui de la veine cave supérieure dans l'oreillette droite ; si elles sont remplies de leurs fluides respectifs au moment de la systole, qui empêche qu'elles ne le fassent passer sans mélange dans le ventricule cardiaque correspondant ?

Je crois donc que la théorie de Sabattier est la mieux fondée, et qu'il ne se mêle dans l'oreillette droite qu'une très-petite quantité du sang qu'y versent les veines caves.

572. Cependant il ne faudrait pas croire que la tête et les bras ne reçoivent que le sang apporté au cœur par la veine ombilicale et ses branches, ni que l'abdomen et les membres pelviens ne sont alimentés que par le sang de la veine cave supérieure ; d'une part, il serait absurde de penser que celui que pousse le ventricule gauche dans la crosse aortique passe dans les artères carotides et sous-clavières, sans qu'il en descende une partie dans l'aorte thoracique ; et de l'autre, quand même cela serait, ce sang n'est déjà plus aussi pur qu'en sortant du placenta, puisque le sang veineux des membres et du ventre y est nécessairement mêlé. Ainsi, le sang qui parcourt l'aorte descendante n'est pas seulement le sang du canal arté-

riel, mais bien aussi celui de la veine cave inférieure.

573. *Dans le placenta*, quelques personnes se sont imaginées que le sang rapporté par les artères ombilicales était repris par les veines utérines, et qu'il allait se revivifier dans les poumons de la mère avant de revenir à l'œuf; d'autres ont pensé qu'il n'était absorbé qu'en partie, et que le reste passait immédiatement dans les capillaires de la veine; qu'il y avait en quelque sorte deux circulations, *une grande*, en entier sous l'influence du cœur et des poumons de la mère, et *une petite*, la seule qui appartienne positivement au fœtus. Ce qui a été dit plus haut suffira, je crois, pour faire apprécier de telles opinions à leur juste valeur; je me contenterai donc de rappeler ici, que, pour admettre ce qu'on nomme *grande circulation*, il faudrait que les pulsations de l'enfant fussent isochrones à celles de la mère. Or, l'auscultation proposée par M. de Kergaradec prouve, ainsi que Diemerbroëck l'avait déjà remarqué, que cet isochronisme n'existe pas, et que le cœur du fœtus bat moitié plus vîte que celui de la plupart des femmes.

574. Si le sang des artères ombilicales était versé dans les sinus placentaires, comme on le prétend, il se mêlerait évidemment avec celui des artères utérines, qui, au dire des mêmes personnes, s'y dépose également; il faudrait donc supposer que les bouches absorbantes de la veine ombilicale ont la faculté de choisir, dans ce mélange, le sang artériel, tandis que les veines utérines ne prendraient que le sang veineux: une pareille pensée n'est pas soutenable. En outre, les matières d'injection, même les plus grossières, pas-

sant avec une étonannte facilité des artères dans les
veines du placenta, sans s'épancher à la surface utérine de ce corps, on peut en conclure avec assurance,
il me semble, que le sang du fœtus n'est point repris
par la matrice.

575. Cela ne veut pas dire, toutefois, que le sang
des artères rentre dans la veine ombilicale sans subir
de changemens; mais bien seulement que ces changemens, entièrement moléculaires, s'opèrent dans le
placenta lui-même. Quoique inconnue dans son essence, cette élaboration n'en est pas moins incontestable. On peut la comparer à celle que le système capil-
laire général opère après la naissance; à ce qui a
lieu dans les organes sécrétoires, et dans le poumon
lui-même. Les fluides de l'œuf sont remis en contact
médiat avec les fluides de la femme, et, dans ce moment insaisissable, un échange de principes s'effectue
entre eux, comme dans les bronches, entre l'air atmosphérique et le sang veineux du poumon; mais là
se borne tout notre savoir.

576. *Dans le foie.* Le volume vraiment énorme
du foie pendant la vie intra-utérine a fait penser dès
long-temps qu'il était un organe d'hématose, qu'il
modifiait le sang d'une manière quelconque. M. Lobstein semble être encore de cet avis. Fourcroy dit
que si cette modification a lieu, elle doit consister
en une sorte de décarbonisation et de déshydrogé-
nisation. Plus récemment, MM. Prevost et Dumas
ont cru remarquer que c'est dans le foie que paraissent les premiers globules sanguins du fœtus. Si
le foie reçoit un si grande quantité de sang, offre
un volume si considérable, dit M. Geoffroy de Saint-

Hilaire, c'est pour sécréter une grande **quantité de** bile, qui, versée dans l'intestin grêle, **y** détermine la formation d'une abondante quantité de mucus, que le fœtus digère, et aux dépens duquel il se développe. Enfin le docteur Lée, de Londres, vient de faire des expériences nouvelles, d'où il résulte que le foie a pour usage de sécréter abondamment une matière albumineuse et nutritive ; que cette substance remplit les canaux hépatiques, le duodénum et l'intestin grêle ; tandis qu'on ne trouve dans l'estomac qu'un fluide acide, et du méconium que dans le gros intestin.

577. De ces différens usages il n'en est aucun de démontré ; ceux qu'ont indiqués Fourcroy, M. Lobstein et M. Geoffroy, ne sont même fondés que sur de simples suppositions, faciles à détruire ; et quoique la théorie de MM. Lée et Prout soit appuyée sur des faits, il paraît prudent d'attendre avant de la juger, et de convenir que, jusqu'à présent, on ne connaît pas l'action du foie sur le sang du fœtus.

§. III. De la Respiration du Fœtus.

578. L'air étant indispensable à toute respiration, il a paru tout naturel que cette fonction n'eût point lieu chez le fœtus ; d'un autre côté, comme l'absorption de l'air ou de l'oxigène semble être indispensable au maintien de la vie de tous les êtres du règne organique, on s'est maintes fois efforcé de prouver que tous les animaux respirent pendant leur existence fœtale.

579. Pour ce qui est de l'espèce humaine, on a dit que le placenta prend de l'oxigène dans le sang

de la mère, en même temps que le sien se dépouille de plusieurs principes hétérogènes, d'une portion de son sérum, par exemple : cette opinion, déjà fort ancienne, a surtout été défendue, dans ces derniers temps, par MM. Lobstein, Meckel et Muller.

Il est vrai que, pour faire comprendre les changemens que subit le sang en traversant le placenta, on peut comparer ce travail à la respiration ; mais ce serait étrangement forcer les analogies , que de prendre à la lettre une semblable comparaison. Le sang qui rentre dans la veine ombilicale est modifié, sans doute, mais il n'est pas plus rouge que dans les artères ; le changement qu'il vient d'éprouver ne le rapproche donc aucunement de celui qui passe des artères dans les veines pulmonaires.

58o. D'autres, et M. Geoffroy-Saint-Hilaire en particulier, ont admis que le fœtus absorbe de l'air ou un gaz vivifiant par toute la surface du corps, par des espèces de trachées, comme les insectes, ou bien par les voies pulmonaires, qu'on pourrait alors comparer aux branchies, et qu'il respire à la manière des poissons ; mais j'ai déjà dit que le gaz obtenu par M. Lassaigne dans ces premières expériences n'était qu'un composé d'acide carbonique et d'azote.

581. Cependant on a persisté à soutenir que le poumon a une certaine action sur l'eau de l'amnios ; qu'il en sépare de l'air ou quelque autre principe ; qu'il exécute, en un mot, une espèce de respiration : à ce sujet, on s'est autorisé de recherches faites en Danemarck par Scheel, Wiborg, Winslow, Héroldt, etc. ; expériences qui tendent à prouver que le liquide amniotique remplit la trachée

23*

et les bronches du fœtus ; de celles de Béclard qui a
vu la même chose, et de plus, que les petits d'une
chienne, encore renfermés dans leurs membranes,
exécutaient des mouvemens de dilatation et de resserrement des ailes du nez et de la poitrine ; enfin,
sur ce qu'on a plus d'une fois entendu le fœtus jeter
des cris dans le sein maternel.

582. Mais on a vu plus haut ce qu'il fallait penser
de la présence de l'eau de l'amnios dans les voies
gastriques ou pulmonaires d'un fœtus mort. De Buffon
et Autenrieth, qui ont fait vivre des fœtus d'animaux
dans ce liquide ; Wrisberg et Osiander, qui ont vu
chacun un fœtus humain continuer de vivre dix
et quinze minutes hors de la matrice, quoique
les membranes ne fussent pas rompues, n'ont point
aperçu le mouvement respiratoire mentionné par Béclard ; de mon côté, j'ai pu observer, en 1825, un
fait fort curieux et propre à éclairer cette question :
Une femme, qui était à l'hôpital de Perfectionnement
depuis quelques jours, se disant enceinte de six mois
révolus, accoucha subitement, le 23 août, à cinq
heures du matin ; l'œuf sortit entier, et fut reçu par
M. Lafond, interne de l'hôpital. On m'apporta le
produit sur-le-champ ; je le plaçai dans un grand vase
plein d'eau tiède. Le fœtus ne paraissait pas avoir plus
de cinq mois et demi ; je laissai les membranes in-
tactes ; j'examinai avec soin le nez, la bouche, l'abdomen et le thorax de ce fœtus, qui vécut ainsi
trente-six minutes ; mais je ne remarquai aucun mouvement de la poitrine, si ce n'est un léger frémissement produit par les battemens du cœur. Nous pûmes
nous convaincre, en outre, que l'eau de l'amnios

n'avait pénétré ni dans la trachée, ni dans l'estomac.

583. *Vagissement utérin.* Quant aux cris généralement connus sous le nom de *vagissemens utérins*, on en trouve des exemples dans Albert Legrand, Libavius, Solin, Camerarius, Sennert, Bartholin, Deusingius, Velthusius, Boyle et Needham lui-même ; mais ces histoires n'étant racontées que sur des ouï-dires de commères, ne méritent pas la peine d'être répétées. De nos jours on est revenu sur ce point : Osiander affirme avoir entendu ces cris chez deux femmes différentes ; M. Zitterland en cite un nouvel exemple dont il a été témoin, après avoir pris toutes les précautions possibles pour n'être pas trompé ; MM. Henri et Jobert, au rapport de M. Marc, ont observé la même chose à Paris, d'une manière incontestable, en 1825 ; M. Hesse en a relaté un cinquième ; et M. Lesauvage assure avoir entendu très-distinctement les cris de petits chiens encore contenus dans le ventre de leur mère.

584. Quand les membranes sont ouvertes et les eaux écoulées, quand l'orifice est dilaté et que la face de l'enfant est plus ou moins engagée dans l'excavation, on conçoit, à la rigueur, que le fœtus puisse respirer et pousser quelques cris avant d'être complètement expulsé ; encore l'état de compression et de gêne où se trouve alors le thorax rend-il la possibilité d'un tel acte fort douteux ; mais quand l'œuf est entier, comme dans l'observation de M. Lesauvage, le fait est tellement invraisemblable, qu'il n'est permis d'en tirer aucune conséquence.

Il est parfois si difficile d'éviter toutes les causes d'erreur, tous les subterfuges, de ne pas se faire illusion sur des bruits inattendus et bizarres, tels qu'en produisent fréquemment les gaz intestinaux, par exemple, qu'avant d'admettre comme positif un phénomène impossible à concilier avec les lois de la physiologie, il faudrait que la même personne en eût constaté l'existence un grand nombre de fois; en attendant, je dirai comme Fontenelle, puisque des hommes instruits et dignes de foi l'ont entendu, j'y crois; mais si je l'avais entendu moi-même, je n'y croirais pas.

585. Au surplus, si le fœtus respirait véritablement; si l'air traversait ses poumons ils seraient perméables et spongieux, tandis qu'à la naissance ils sont, comme on sait, compactes et aussi pesans qu'une tranche de tissu musculaire.

§. IV. De la Viabilité du Fœtus.

586. Le mot viabilité, dérivé de *via*, est employé en médecine légale pour exprimer la possibilité de parcourir les différentes phases de la vie humaine. Pour qu'un enfant soit *viable*, il faut qu'il présente en naissant l'aptitude à vivre indépendamment de sa mère; on conçoit, d'après cette définition, qu'un fœtus à terme peut n'être pas viable, ainsi que l'a fait remarquer M. Billard, s'il est affecté de vices de conformation ou de certaines maladies, de même qu'un enfant peut être né viable, quoique mort au moment de sa sortie du sein de la femme.

A quel temps de la grossesse la viabilité est-elle possible? Débattue par les accoucheurs et les médecins de tous les temps et de tous les lieux, cette question est restée jusqu'à présent indécise. Viable à quatre mois et demi, ou, tout au moins, à six, suivant quelques-uns, le fœtus ne jouit réellement de la viabilité, selon les autres, qu'à dater du septième mois.

587. La loi ayant arrêté que l'enfant né avant le cent quatre-vingtième jour du mariage peut être désavoué par le mari, s'il est déclaré viable, annonce implicitement que la viabilité commence avec le septième mois. Comme mesure de législation, cette décision est extrêmement sage et ne pouvait guère être plus juste ; mais elle ne prouve en aucune manière qu'un fœtus n'est jamais viable avant la fin du sixième mois, ni qu'il le soit toujours au commencement du septième. C'est le degré de perfection où sont arrivés les organes et non l'époque de la grossesse, qui, en physiologie, doit servir à déterminer la viabilité de l'enfant. Or, comme l'évolution fœtale n'a rien de fixe, il en résulte qu'un fœtus de huit mois peut être moins complètement viable qu'un autre de sept mois.

588. S'il fallait s'en rapporter, à cet égard, aux observations relatées par différens auteurs, on posséderait des exemples d'enfans infiniment petits, de quelques-uns qui, venus à quatre mois ou quatre mois et demi, n'en sont pas moins devenus des hommes robustes et vigoureux. Qui ne connaît l'histoire du fameux Fortunio Liceti, racontée par Van Swieten? Sa mère, effrayée par l'agitation de la mer, en passant de Reco à Rapallo, le mit au monde avant le sixième mois de sa grossesse : il n'était pas plus grand que la main ; son père eut recours à la chaleur d'un four pour l'élever, et Fortunio n'en vécut pas moins jusqu'à

soixante-dix-neuf ans. Un avorton naquit en 1748, au cinquième mois de la grossesse, dit Brousset, et vécut jusqu'à neuf mois sans téter, sans produire aucune excrétion ni faire aucun autre mouvement que celui d'avaler quelques gouttes de lait ; mais quatre mois après sa naissance il a tout-à-coup crié, tété, remué les membres, et de telle sorte qu'à seize mois il était plus fort que ne le sont ordinairement les enfans de cet âge. Il faut vraiment avoir été témoin, comme Brousset, d'un pareil miracle pour croire à son existence. Thebesius prétend aussi avoir vu un fœtus, né avant sept mois, qui ne put crier qu'à neuf, mais qui était encore faible à un an révolu. Pleissmann en cite un autre tout semblable à celui de Brousset, si ce n'est qu'il naquit à une époque plus avancée de la gestation. La fille de P. Soranus, selon Cardan, vint au monde au sixième mois : pour la nourrir, on fut obligé de lui verser du lait dans la bouche, au moyen d'un entonnoir, ce qui ne l'empêcha pas de parcourir une longue carrière (1). Millot, qui ne paraît pas très-difficile en fait de preuves, parle d'un certain Jules Modié, né en l'an V, à cinq mois et demi, et qui était si petit et si faible qu'il ne put téter dans les premiers temps de son existence. Cet enfant s'est cependant très-bien développé. N'a-t-on pas encore donné comme cas de viabilité anticipée, l'histoire du fameux Bébé de Nanci, qui ne pesait qu'une livre à sa naissance,

(1) Spigel cite un homme qui était né au commencement du sixième mois, et qu'il fallut tenir dans du coton pendant plus de six semaines. Montus dit que l'échanson d'Henri III était né à cinq mois ; Avicenne, Diemerbroëck, Vallesins, Mena, parlent de faits à-peu-près semblables, et tout aussi certains !

dont le premier berceau fut un sabot, dit le comte de Tressan, et dont il existe un modèle en cire dans les cabinets de l'École-de-Médecine de Paris? Mais, je le demande, quelle conclusion peut-on tirer d'observations aussi mal circonstanciées, de faits entourés de tant de merveilles, de citations si peu vraisemblables?

589. Tout en admettant avec Chaussier, M. Orfila et quelques autres, qu'aucun des faits rapportés par les auteurs ne démontre sans réplique que le fœtus soit viable avant le septième mois, je ne puis cependant pas convenir avec eux que la chose soit impossible. En 1825, une femme vint accoucher dans mon amphithéâtre, à la suite d'une chute ; son dernier enfant était âgé de six mois et trois jours; elle croyait n'être enceinte que de cinq mois, et quoiqu'elle eût eu commerce avec son mari quinze et même douze jours après sa couche, il était au moins impossible qu'elle fût entrée dans son septième mois. Or, cette femme mit au monde une petite fille qui pesait deux livres, qui offrait d'ailleurs tous les caractères d'un fœtus d'environ cinq mois, dont les cris étaient si faibles qu'on avait peine à les entendre, qui respirait néanmoins, et qui vécut quatre jours dans cet état.

590. Dans le courant de la même année, une jeune femme fit une fausse couche à l'hôpital de Perfectionnement; étant accouchée d'un enfant à terme, dans le même hôpital, cinq mois et douze jours auparavant, il était impossible qu'elle fût enceinte de plus de cinq mois. Le fœtus qu'elle rendit ne pesait qu'une livre et un quart, avait la peau d'un rose vif et n'était encore recouvert d'aucun duvet, d'aucun

enduit sébacé; sa longueur n'était que de neuf pouces, prise du vertex à la plante des pieds. Cependant de légers mouvemens des membres, quelques bâillemens attirèrent mon attention et celle des élèves ; nous enveloppâmes cet enfant si frêle dans du coton, et nous le plaçâmes à côté de sa mère, qui devait lui verser de temps en temps quelques gouttes de lait dans la bouche ; mais comme, dans son esprit, un pareil avorton ne pouvait pas vivre, elle ne jugea pas à propos de faire quelque chose pour l'empêcher de mourir. Il s'éteignit, en effet, le lendemain, vingt-huit heures après être né.

591. Mon but n'est nullement de soutenir que ces fœtus fussent viables; je veux seulement faire sentir qu'il n'est pas strictement exact de dire d'une manière absolue, que l'enfant qui naît avant les trois derniers mois de la grossesse doit être réputé non viable.

592. Un fœtus est viable lorsqu'il est assez développé pour agiter ses membres, et qu'il les agite réellement ; qu'il crie et qu'il respire librement; que sa tête est couverte ou commence à se couvrir de cheveux; que sa peau n'est plus transparente, qu'elle se couvre de duvet, et qu'un enduit graisseux en tapisse la surface; que les os du crâne se touchent par la plus grande partie de leurs bords, que les sutures et les fontanelles, par conséquent, sont fortement rétrécies; qu'il rend son méconium et ses urines ; que les rapports et les dimensions des diverses parties de son corps ne s'éloignent pas trop de ce qu'on observe habituellement au terme naturel, et non pas parce qu'il a justement sept mois ou davantage. Par la

même raison, ce n'est pas parce qu'il est né avant les trois derniers mois de la grossesse qu'on doit le déclarer non viable, mais bien parce que le défaut de cris, une respiration à peine reconnaissable, des mouvemens excessivement faibles, l'impossibilité de saisir le mamelon ou le doigt, de se vider de son méconium et de ses urines, la mollesse et l'écartement des os du crâne, l'absence ou la rareté des cheveux, la transparence et la couleur rouge de la peau, l'absence de l'enduit sébacé, le peu d'épaisseur des ongles, etc., prouvent que ses organes sont encore loin du degré de perfection nécessaire au maintien de sa vie extérieure.

596. Hippocrate et beaucoup d'autres médecins de l'antiquité ont professé que le fœtus est plus viable à sept mois qu'à huit. Au premier abord, une semblable proposition a quelque chose d'absurde ; tout étant égal d'ailleurs, un fœtus apte à vivre dès le septième mois, sera viable, à plus forte raison, s'il n'est expulsé qu'à huit. Vers le septième mois, les mouvemens très-forts que l'enfant exécute, et qui ont fait croire à la culbute, rendant l'accouchement prématuré plus fréquent à cette époque qu'à toute autre, les anciens en avaient conclu que le septième mois est un terme naturel de la grossesse, et que si le fœtus le dépasse, il ne peut plus naître sans danger avant la fin du neuvième mois. Leur double méprise à cet égard est difficile à comprendre, à moins d'admettre comme un fait, avec M. Dubois, que si l'accouchement a lieu par suite de la vive agitation du fœtus, comme il arrive assez souvent à sept mois, le col se dilatant avec sa lenteur et sa régularité accou-

tumées, l'enfant courra moins de risque que s'il naissait à huit mois, lorsque la fausse couche est provoquée par une chute ou quelque autre accident extérieur. Dans le premier cas, en effet, la parturition avancée est en quelque sorte naturelle, tandis que, dans le second, ce n'est qu'une sorte d'avortement.

ARTICLE III.

DES EXPULSIONS ANORMALES DE L'ŒUF HUMAIN.

SECTION PREMIÈRE.

De l'Avortement.

597. Lorsque l'expulsion de l'œuf a lieu dans les six premiers mois de la grossesse, on lui donne le nom d'avortement, de fausse-couche, ou de blessure.

D'après Aristote, « si le fœtus sort avant le septième jour de la conception, on appelle cet accident une perte ; plus tard, mais avant quarante jours, on dit que la femme s'est blessée. » Dans le premier cas, c'est une *effluxion*, selon Bonaciolus, *effluxiones quæ intra diem septimum ;* dans le second, c'est un *aborsus ; aborsus quæ primis mensis ;* ou un *abortus ; abortus quæ intra quadragesimum.* Mais ces distinctions arbitraires et insignifiantes sont totalement négligées depuis près d'un siècle par les médecins et les accoucheurs.

598. *Fréquence.* Sur vingt-un mille neuf cent soixante grossesses, Mme. Lachapelle dit avoir observé cent seize avortemens. D'après cet auteur, la fausse-

couche est plus fréquente à six mois, puis à cinq, puis à trois, qu'à toute autre époque. M. Desormeaux, d'accord avec presque tous les anciens auteurs, avec le raisonnement, et avec mes propres observations, pense, au contraire, qu'elle est d'autant plus commune que la grossesse est moins avancée. Si Mme Lachapelle mentionne un résultat différent, cela tient évidemment à ce que, dans les premiers mois, l'avortement incommode trop peu les femmes pour qu'elles jugent à-propos de se faire transporter à la Maternité; tandis qu'il n'en est plus de même après la première moitié de leur gestation; ou bien à ce que, dans les six premières semaines, l'œuf et l'embryon, fréquemment confondus avec des caillots sanguins, laissent croire aux femmes qu'elles n'ont eu qu'une réapparition de menstrues, au lieu que plus tard il n'est plus permis de s'y méprendre.

599. Morgagni a cru remarquer qu'il naît un plus grand nombre de fœtus abortifs du sexe féminin que du sexe mâle; M. Desormeaux partage cet avis, et dit que si le vulgaire croit le contraire, il faut s'en prendre à ce que, dans le principe, il est facile de confondre, au premier coup-d'œil, une petite fille avec un petit garçon. Cette remarque, déjà faite par Morgagni, est de toute vérité, pourvu qu'on ne l'applique qu'aux deux ou trois premiers mois. Mme Lachapelle a vu plus d'embryons femelles que de mâles, et plus de fœtus mâles que de femelles. Au total, le sexe féminin semble l'emporter d'autant plus sur l'autre, que l'avortement a lieu plus près du temps de la conception; il devrait même être le seul d'abord, s'il était vrai, comme on le soutient en Allemagne, que

les deux sexes sont primitivement confondus, ou que la création du sexe féminin dépend seulement d'un arrêt de développement dans les organes génitaux.

600. *Causes.* Jusqu'à ces derniers temps il semble qu'on ait assez mal interprété les causes de l'avortement, et les travaux de M. Desormeaux, de Mme Lachapelle, de M. Dugès et de Mme Boivin, ne pouvaient arriver plus à-propos pour éclairer un peu cette matière. On peut les diviser en causes éloignées et causes prochaines, ou bien en causes efficientes et causes déterminantes. Les causes prochaines ou efficientes sont constituées par les contractions utérines aidées des efforts musculaires de la femme; les causes déterminantes doivent être subdivisées en prédisposantes et en occasionelles.

Les *causes prédisposantes* peuvent être rapportées à l'état de la femme ou de l'œuf; relativement à la femme, les unes tiennent à quelques dispositions générales de l'organisme, les autres à quelque état spécial des organes sexuels en particulier.

601. *État général.* Les femmes pléthoriques, abondamment et irrégulièrement menstruées, irritables, excessivement sensibles, nerveuses, hystériques, lymphatiques, blondes, faibles, maladives, qui ont les yeux grands et la *sclérotique bleuâtre,* les personnes atteintes de syphilis, de scorbut, de rachitisme, celles qui ont le bassin mal conformé ou qui portent une lésion organique, une maladie chronique quelconque, les asthmatiques, les hydropiques, celles qui sont affectées de cancers, qui se nourrissent mal, se serrent le ventre ou se tiennent trop à l'étroit dans leurs vêtemens, avortent plus fréquemment

que les autres, et on en conçoit aisément la raison ;
les pays marécageux et malsains, certaines constitu-
tions atmosphériques, déjà mentionnées par Hippocrate et fréquemment observées depuis, constitu-
tions qui rendent l'avortement réellement épidémique dans quelques années, les veilles et les travaux
fatigans, sont encore rangés au nombre des causes
prédisposantes de la fausse-couche.

602. *Affections des organes sexuels.* Du côté des
organes génitaux, toutes les maladies chroniques auxquelles ils sont sujets, les adhérences, les déformations,
les déplacemens, les dégénérescences squirrheuses,
encéphaloïdes, hydatiques, la sub-inflammation de
l'ovaire et tous les désordres qu'elle entraîne ; les altérations organiques de la trompe, des produtions
fibreuses, polypeuses ou autres, dans le tissu
même de la matrice ou ses environs ; les adhérences
contre nature des ligamens larges, ou des ligamens
ronds, des trompes ou des ovaires avec les parties
circonvoisines ou entr'eux ; la métrite chronique et
toutes ses suites, l'ante-version et la retro-version,
les squirrhes et les cancers, les transformations et les
affections de toute espèce, enfin tout ce qui peut
gêner le développement facile et régulier de la matrice
pendant le cours de la grossesse.

603. Ce genre de cause, noté déjà par divers auteurs, M. Delpech entre autres, vient d'être sage-
ment discuté par Mme. Boivin, dans un mémoire *ad
hoc*, et mérite en effet de fixer l'attention des accoucheurs ; on en concevra d'ailleurs le mécanisme et la
fréquence en songeant aux accidens qui se manifestent chez une foule de femmes à l'époque de la pu-

berté, avant ou après le temps de cette révolution, et même à toutes les périodes de leur vie ; accidens qui sont produits, le plus souvent, par une lésion matérielle de quelque point du système générateur, et qui ne disparaissent point, en général, sans laisser quelques traces indélébiles de leur existence. Tantôt c'est une tumeur de l'excavation qui gêne plus ou moins l'ampliation de l'utérus ; d'autres fois c'est un ovaire dégénéré ou transformé en kyste, qui s'est logé dans la fosse recto-vaginale, ainsi que je l'ai observé une fois ; tantôt, c'est la trompe droite, qui est allée se coller au ligament de l'ovaire gauche, et réciproquement, de manière à s'attacher en outre derrière le col utérin, comme je l'ai observé chez une femme morte, enceinte d'environ trois mois ; plus souvent, ce sont des masses encéphaloïdes ou squirrheuses, dont la grossesse a été l'occasion, ou dont le germe existait avant la conception qui, en affectant l'ovaire, les trompes, le péritoine pelvien, ou le corps même de la matrice, mettent un obstacle invincible à ce que ces derniers organes subissent les changemens de dimension et de structure indispensables au complément de la gestation, ainsi que j'en ai recueilli d'assez nombreux exemples, etc.

604. La leucorrhée, l'hydromètre, l'irritabilité, la contractilité trop grandes, la rigidité des fibres, des vaisseaux, et même, si l'on en croit Hauenschild et Loder, du péritoine de l'utérus, la laxité ou l'atonie de son col, sur laquelle M. Desormeaux insiste avec raison, sont encore admises au nombre des causes prédisposantes de l'avortement ; mais leur action, pour la plupart, est loin d'être aussi évidente que celle des

récédentes. J'en dirai autant du défaut d'extensibi-
ité de l'utérus par suite d'une roideur trop grande de
es fibres, roideur à laquelle certains auteurs font
ouer un si grand rôle. A les entendre, la fausse-
ouche est à craindre alors, parce que la matrice ne
ède pas assez facilement à l'effort qui agit pour la
istendre. Sous ce rapport, leur langage, toujours
emblable à celui des anciens, qui s'imaginaient que
œuf réagit mécaniquement sur l'utérus, ferait croire
u'il existe une sorte de combat entre le contenu et
e contenant ; cependant rien de tout cela n'a lieu :
a matrice s'agrandit, par suite du déplissement de ses
ibres et de l'afflux des fluides dans ses vaisseaux ;
œuf cesse de croître dès que l'organe qui le renferme
esse de se développer, et l'avortement peut en être
effet, mais sans qu'on puisse en accuser un effort
istensif qu'il ne possède en aucune manière. La
igidité de l'utérus doit s'entendre de son peu de dis-
osition à s'imbiber, à se ramollir, à se distendre par
uite de l'accumulation des fluides dans les mailles de
on tissu, et non pas de la résistance qu'il peut op-
oser au gonflement de l'œuf.

605. *Maladies de l'œuf.* L'avortement est préparé,
ans le plus grand nombre des cas, par une dispo-
ition particulière du produit de la conception, et je
'étonne que les auteurs aient si peu tenu compte de
ette cause prédisposante : de même que les fruits
ui se flétrissent avant d'être complètement déve-
oppés, se séparent et tombent à la moindre se-
cousse de la branche qui les supporte, de même
'embryon ou le fœtus, dans les animaux, doit se

24

détacher et être bientot expulsé de la matrice quand il a cessé de vivre.

606. Les altérations susceptibles d'amener la mort du fœtus sont extrêmement nombreuses, et d'autant plus que la grossesse est moins avancée. Depuis que je m'occupe d'embryologie avec quelque suite, j'ai bien observé cent cinquante produits qui n'avaient pas dépassé le terme de trois mois ; or, je puis affirmer que sur ce nombre il y en avait au moins la moitié de malades.

607. Tantôt la maladie commence par les membranes ; le chorion s'épaissit, devient opaque, se couvre de rugosités à sa surface interne ; les granulations de sa surface externe se renflent et donnent naissance aux hydatides en grappes de l'utérus, à la mole hydatoïde, que Mme. Boivin regarde à tort comme une dépendance de l'amnios, etc. ; ce dernier subit des altérations à-peu-près semblables, se désorganise, ou contracte des adhérences avec les parties circonvoisines ; le placenta ne se forme pas, ou se développe irrégulièrement, se transforme en grains hydatiques, devient le siége de toutes sortes de dégénérescences.

Tantôt, et plus souvent encore peut-être, c'est sur la vésicule ombilicale ou son conduit, ou sur le sac allantoïdien que porte d'abord la maladie ; d'autres fois, c'est sur le cordon ou l'embryon lui-même, et, sous ce rapport, les altérations offrent des formes et des degrés excessivement variés.

608. Presque toutes les affections auxquelles l'enfant est sujet après la naissance peuvent se mani-

fester pendant la vie intra-utérine. J'ai observé une
adhérence pathologique de toute l'étendue des membres avec le tronc, chez un embryon de deux mois ;
j'ai vu des destructions ulcéreuses de la tête, du ventre,
de la main, etc., sur des sujets tout aussi jeunes ;
des altérations incontestables dans le poumon, le
foie, le péritoine et les autres parties du corps, dès
le troisième mois ; j'ai rencontré le cordon ombilical atrophié, ses vaisseaux complètement ou incomplètement oblitérés à toutes les époques de son
développement. Sur plusieurs produits, la vésicule
ombilicale était dure, comme pierreuse ; sur d'autres
elle était remplie d'un liquide clair et limpide, et
n'avait, dans les deux cas, ni son volume, ni les
autres apparences de l'état normal. Sur quelques embryons, la tête seule était atrophiée et déformée ;
dans d'autres, c'était un ou plusieurs membres, ou la
poitrine, ou le ventre ; plus souvent l'atrophie ou la
désorganisation est générale, et l'embryon finit par
disparaître tout-à-fait dans certains cas. Alors l'amnios
se détruit aussi le plus ordinairement ; maintes fois
j'ai pu remarquer que l'œuf n'était qu'une peche
pleine de liquide albumineux, limpide et filant ; j'aurais
pu croire même avec Walter, Burns, Béclard et M. Dugès, que, composés de la seule caduque et du chorion, de tels œufs n'avaient jamais renfermé d'embryon ; qu'on pourrait les comparer à ces œufs dé-
pourvus de germe, que donnent les poules qui n'ont
point été fécondées par le coq ; mais comme il existait encore des traces de l'amnios, du cordon ombilical ou de l'embryon lui-même, sur plusieurs,
il fallut renoncer aussitôt à cette idée.

24*

609. J'ai d'ailleurs des preuves certaines que la plupart des monstruosités, de celles même qu'on attribue de nos jours, avec tant de complaisance, aux arrêts d'évolution, ne sont autres que le produit d'une maladie de quelque partie de l'œuf; mais je développerai ces assertions dans un autre ouvrage : qu'il me suffise de faire remarquer ici que l'embryon humain, simple végétal pendant les premiers mois de la grossesse, est entouré de trop de causes de destruction pour leur résister toujours avec succès ; que rien ne doit être plus facile à déterminer que les maladies et même la mort d'un être dont l'existence est si frêle et si précaire ; enfin, que toutes les fois que l'œuf est malade, au point de faire périr l'embryon, l'avortement en est une suite en quelque sorte nécessaire.

610. Je ne dirai point, avec Mme. Lachapelle, qu'après la mort du fœtus la matrice devient le siége d'une congestion, parce que le sang, qui passait auparavant dans le placenta, la surcharge en stagnant dans ses vaisseaux ; ni que c'est cet embarras qui, en définitive, cause l'avortement. Une pareille supposition ne me paraît pas soutenable, et je ne l'aurais pas même rappelée, si M. Desormeaux ne semblait lui donner une nouvelle force en l'appuyant de son autorité. Aussitôt que l'œuf a cessé de vivre, il ne forme plus qu'un corps étranger dans l'utérus ; dès-lors l'organisme tend à s'en débarrasser, comme de tout ce qui le gêne, comme d'une épine, par exemple, mais non pas parce que le sang primitivement destiné au fœtus se trouve obligé de rentrer dans le torrent circulatoire de la mère.

611. La faiblesse du fœtus, ou ses mouvemens

convulsifs, la surabondance ou la rareté du liquide amniotique, les circulaires du cordon autour du cou, etc., ses nœuds, sa brièveté, son excès de longueur, des kystes, ou une accumulation de liquides quelconques entre les membranes, des épanchemens de diverse nature, diffus ou circonscrits, dans l'épaisseur du placenta ou de la caduque, sont aussi des causes capables d'amener l'avortement, mais non inévitablement, comme les affections dont je parlais tout à l'heure.

612. *Causes occasionelles.* Les causes prédisposantes ne manqueraient que très-rarement, à elles seules, de produire l'expulsion de l'œuf; elles la produisent même fréquemment en effet, et dans ce cas on dit que l'avortement est *spontané.*; cependant on l'attribue presque toujours à quelque accident, à quelque circonstance particulière, qui passe aux yeux du public, et même de beaucoup de médecins, pour en être la cause unique et principale. Les gens du monde ne pouvant pas comprendre, et les gens de l'art s'étant à peine imaginé que le principe de l'avortement pût résider dans l'œuf lui-même ou dans les organes génitaux de la femme, il en est résulté qu'on l'a tour-à-tour rapporté à mille causes insignifiantes; qu'on a rangé parmi ses causes occasionelles, les actions les plus légères et les moins capables de produire le plus petit changement dans l'économie.

613. Tels sont, entre autres, les bâillemens, les pandiculations, l'action d'aller à la garde-robe, de rendre ses urines, de tousser, les grands mouvemens, les contrariétés, la joie ou le chagrin, l'odeur d'une chandelle qu'on vient d'éteindre, l'impression d'une

odeur forte quelconque , un accès d'hystérie, d'épi-
lepsie , le coït , la danse , les veilles, la diarrhée, le
ténesme, et toutes les causes qui seront relatées à
l'occasion de l'hémorrhagie utérine pendant la grossesse.

614. Je n'entends pas dire, toutefois, qu'aucun
de ces accidens ne puisse donner lieu à l'avortement ;
mais seulement que , sans l'existence antérieure d'une
des causes prédisposantes énumérées plus haut, ils
ne le détermineraient presque jamais, et que, le plus
souvent, ils ne forment que de simples coïncidences.
On peut en dire autant des maladies aiguës de la femme,
de l'asphyxie , des inflammations de toute espèce , des
cris, du chant , des cahots d'une voiture , des vomissemens, de l'emploi de certains médicamens, des
chutes, des coups. des mouvemens violens exécutés
par quelque partie du corps que ce soit , de tout ce
qui peut ébranler ou secouer la matrice.

615. On a généralement pensé que ces causes agissent en *décollant le placenta ;* mais quand on se rappelle que l'œuf remplit exactement l'utérus, qu'il est
exactement rempli lui-même par l'eau de l'amnios et
le fœtus, on voit bientôt que les mouvemens impri-
més à la femme par des secousses externes sont tout
aussi incapables de séparer le placenta de la matrice,
ou le chorion de l'amnios, qu'ils le seraient pour isoler deux vessies emboîtées l'une dans l'autre et dont
l'interne serait complètement remplie de liquide :
les femmes les plus actives , les plus imprudentes ,
celles qui se livrent aux exercices les plus violens,
n'en conduisent pas moins le plus souvent leur grossesse à terme ; tandis qu'on en voit une infinité d'au-

tres qui avortent, malgré les précautions les plus minutieuses et les attentions les plus soutenues. Pour
échapper à l'incendie de son appartement, une femme,
enceinte de sept mois, se laisse glisser d'un troisième étage; bientôt la frayeur lui fait lâcher prise;
elle tombe sur des pierres et se fracture l'avant-bras,
dit Mauriceau, mais la grossesse n'en est point troublée. Une jeune sage-femme, que mentionne Mme. Lachapelle, enceinte et affectée d'angustie pelvienne, se
précipita jusqu'en bas de l'escalier d'une cave profonde, dans le but de se faire avorter et d'éviter par-là
l'opération césarienne : elle mourut en peu de jours
des suites de ses blessures ; mais il n'y eut point d'avortement.

616. *Médications.* La saignée, les bains, les émé-
tiques, les purgatifs, les emménagogues, jouissent
aussi d'une grande réputation, heureusement peu mé-
ritée, comme abortifs, parmi les femmes. On rencontre journellement dans la pratique des maladies
qui exigent des saignées soit locales, soit générales,
en grand nombre, pour lesquelles on administre
l'émétique, des drastiques ou d'autres substances
également actives, sans que la grossesse semble en
souffrir. Mauriceau parle d'une femme qui fut saignée
quatre-vingt-six fois du bras pendant une gestation,
et qui n'en porta pas moins à terme un enfant bien
développé ; il en cite une autre qu'on saigna dix fois
du pied, sans plus d'inconvénient. De La Motte a
vu les évacuans les plus énergiques produire des gas-
trites, des entérites, des péritonites, la mort même,
et l'avortement ne point arriver. J'ai soigné une jeune
personne, qui, dans le dessein de cacher à ses parens

la preuve de son déshonneur, s'était donné une inflammation abdominale des plus violentes à force de prendre des médicamens abortifs ; elle succomba le huitième jour, bien qu'aucun signe d'avortement ne se fût manifesté. J'ai été consulté pour une autre, qui avait pris dans la même intention quinze grains de tartre stibié : il y eut des vomissemens accompagnés d'efforts inouïs, mais la grossesse continua son cours.

617. Il ne faudrait pas conclure de ces faits, néanmoins, que la saignée, surtout du pied, ou l'application des sangsues à la vulve, que les bains trop souvent répétés, etc., ne puissent jamais nuire aux femmes enceintes ; je veux seulement dire, qu'à moins de prédispositions particulières, ces moyens restent le plus souvent sans effet, et qu'on peut y avoir recours, si les circonstances le réclament, comme si la femme n'était pas enceinte.

618. M. Desormeaux avait déjà fait remarquer que l'avortement est fréquemment précédé d'un état de congestion irritative de l'utérus, d'un mouvement fébrile général, de l'ensemble des symptômes qui constituent le *molimen hemorrhagicum*. Tout récemment, Mme. Lachapelle et M. Dugès ont fortement insisté sur cet état, auquel aboutissent en effet la plupart des causes prédisposantes et occasionelles de l'avortement, avant de mettre les contractions de la matrice en jeu ; mais on a eu tort d'en faire la cause primitive de presque toutes les fausses-couches ; il n'est ordinairement qu'un phénomène secondaire, qu'un effet de quelqu'autre cause externe ou interne, et non point le résultat nécessaire d'aucune d'elles ; cependant certaines femmes le présentent d'une

manière évidente, à chaque époque menstruelle, pendant tout le cours de la gestation; d'où il suit qu'il peut suffire pour décoller l'œuf, notamment dans les trois ou quatre premiers mois, et que Klein, approuvé par M. Desormeaux, Mme. Lachapelle et M. Dugès, a pu dire que l'avortement n'est jamais plus fréquent qu'aux époques menstruelles; au reste, il joue le même rôle ici que dans la production des pertes.

619. L'avortement *périodique*, ou qui revient, à-peu-près, à la même époque de la conception chez la même femme, est un de ceux qui paraissent tenir le plus évidemment au molimen menstruel ou spontané. Il peut dépendre aussi, cependant, d'un état spécial, congénial ou acquis, de la matrice; par exemple, de ce que la cavité utérine n'est pas susceptible de s'agrandir au-delà d'un certain degré. Sur ce point, on invoque encore l'empire de l'habitude, l'hérédité; on cite beaucoup de femmes dont la mère était sujette aux avortemens, et qui n'ont jamais pu porter un enfant à terme. L'observation a démontré que la fausse-couche est d'autant plus à craindre, que la personne en a déjà eu un plus grand nombre; on mentionne même le fait d'une jeune fille qui, après être parvenue à se procurer plusieurs avortemens par des moyens criminels, ne put jamais arriver, étant mariée, à conduire une de ses grossesses jusqu'à son terme naturel.

620. Les causes *mécaniques*, ou certaines *manœuvres* portées directement sur l'œuf, conseillées par quelques auteurs dans les cas de déformation du bas-

sin, et qu'emploient assez souvent encore, au milieu de nos sociétés raffinées, des êtres dégradés, non moins criminels que les femmes dénaturées qui n'ont pas honte d'invoquer leur dégoûtant ministère, doivent être rangées dans la même classe que les emménagogues et les purgatifs drastiques. Le plus souvent ceux qui s'en servent manquent leur but, et ne réussissent qu'à blesser gravement la matrice. J'ai donné des conseils à une dame chez laquelle de pareilles tentatives ont fait naître une hémorrhagie qui l'a conduite sur le bord de la tombe ; elle a souffert horriblement de l'intérieur du bassin pendant deux mois ; l'avortement n'a point eu lieu néanmoins, et maintenant elle est en proie à un large ulcère du col utérin. J'ai ouvert le cadavre d'une malheureuse, qui est morte à la suite d'essais semblables qui n'avaient pas mieux réussi. M. Girard, de Lyon, cite une observation analogue. Tout récemment encore (octobre 1828), une jeune femme, devenue enceinte contre son gré, n'a réussi, par ces manœuvres, qu'à produire chez elle une lésion organique de l'utérus, qui l'a portée à se suicider après d'affreuses souffrances.

621. *Signes.* A la suite de maladies longues, et dans les deux ou trois premiers mois, l'expulsion de l'œuf se fait assez souvent sans être accompagnée de symptômes particuliers, et ne diffère pas sensiblement de ce qui a lieu lors d'une époque menstruelle un peu laborieuse. Plus tard, elle peut ne faire naître que les phénomènes ordinaires d'un accouchement naturel ; mais le plus fréquemment elle est précédée de tristesse, d'abattement général, de lipothymie,

de syncopes, d'un sentiment de froid dans le bas-
ventre, de palpitations, de pâleur du visage, de fé-
tidité de l'haleine, de flaccidité des seins, et de la
plupart des signes rationnels qui indiquent la mort
du fœtus. Ordinairement, ainsi que l'ont déjà noté
Roderic à Castro, MM. Fodéré et Desormeaux,
Mme. Lachapelle et M. Dugès, la femme éprouve d'a-
bord, pendant un ou plusieurs jours, des frissons,
des horripilations, de la chaleur à la peau, de la soif,
de l'inappétence, de la vélocité dans les mouvemens
du cœur et des artères, de la pesanteur dans le bassin,
sur le fondement, vers les lombes, et une lassitude
générale dans les membres, comme si elle était menacée d'une maladie grave; ensuite l'hémorrhagie
paraît, accompagnée de douleurs plus ou moins vives,
et de tous les autres phénomènes d'un véritable travail; toutefois, parmi ces nombreux signes, il n'y a
guère que l'hémorrhagie et la douleur qui puissent
donner quelque certitude, avant la dilatation du col et la
présence d'une portion de l'œuf dans le haut du vagin.

622. La *perte* elle-même n'est pas constamment
suivie de l'avortement, ainsi que le prouvent les
observations de Mauriceau, de Raymond, de Boër,
etc.; cependant on a justement lieu de le craindre
quand on la voit se manifester. Mais avant de lui
accorder quelque valeur, il faut savoir la distinguer
de l'écoulement menstruel qui se maintient quelquefois chez certaines femmes pendant la grossesse. J'ai
déjà fait pressentir ailleurs (312) que cette distinction est difficile dans le principe, et je dois rappeler ici que ces sortes de menstruations anor-

males, auxquelles Mme. Lachapelle ne semble pas accorder une grande confiance, ne sont pourtant pas très-rares; j'en pourrais ajouter deux exemples à ceux qu'ont relatés Portal, Deventer, Amand, Baudelocque, etc., et je puis assurer qu'elles n'avaient jamais été plus régulières chez ces deux femmes.

623. Quant aux *douleurs*, il importe de ne pas les confondre avec des coliques, ou avec les douleurs utérines qu'on observe quelquefois aussi pendant les menstrues; pour cela, il faut se reporter aux signes indiqués à l'occasion des douleurs de l'enfantement.

624. L'écoulement d'une certaine quantité de matière brunâtre, ou de sérosité, le ramollissement du col, la rupture des membranes, la formation de la *poche des eaux* avec des douleurs qui se dirigent de l'ombilic vers l'excavation, forment le signe le plus concluant de la fausse-couche; toutefois M. Desormeaux a vu ces phénomènes se manifester à la suite d'une chute, et l'avortement ne pas avoir lieu. M. Morlanne cite l'exemple d'une femme qui n'accoucha que six semaines après que les eaux se furent échappées; on a même avancé tout récemment en avoir observé une autre, enceinte de six mois, chez laquelle la poche s'est formée, puis rompue, si bien que le bras de l'enfant s'est engagé dans le vagin; après quoi le travail s'est arrêté, le fœtus a repris sa position et la grossesse son cours naturel! L'auteur a vu et touché, on doit le croire.

625. Le *liquide* qui sort du col utérin peut d'ailleurs venir d'un kyste hydatique, ou de l'intervalle des membranes; dans ce cas, il est tout simple que

la grossesse n'en soit pas nécessairement troublée ; il peut venir aussi, dans une grossesse double, d'un des œufs qui s'est rompu sans que l'autre ait souffert la moindre altération ; mais, abstraction faite de ces anomalies, il paraît évident que la rupture des membranes, suivie de l'écoulement des eaux, indique positivement la fausse-couche, ou tout au moins la mort du fœtus, s'il n'est bientôt expulsé.

626. *L'enfant ayant cessé de vivre* est, en général, bientôt chassé de l'utérus ; mais, dans quelques cas, son expulsion n'arrive qu'au bout d'un temps assez considérable. Je l'ai vue ne s'effectuer que le vingt-huitième jour chez une dame qui était enceinte de sept mois. Chez une autre, la grossesse, caractérisée par le balotement et les mouvemens actifs, s'est tout-à-coup arrêtée, à six mois ; tous les signes de la mort de l'enfant sont survenus ; le ventre a graduellement perdu la moitié de son volume ; huit mois se sont écoulés depuis cette époque ; le col reste fermé, et rien n'annonce que la fausse-couche doive se terminer de sitôt. M. Prout m'a fait voir un fœtus de trois à quatre mois, qui n'avait été rendu que cinq mois après les premiers phénomènes de l'avortement, et nombre d'auteurs ont fait mention d'observations semblables.

Si les membranes ne sont pas rompues, si l'air n'a point d'accès dans leur intérieur, le fœtus peut se conserver intact pendant plusieurs mois, plusieurs années même et c'est là, je présume, ce qui aura donné lieu à quelques-unes de ces prétendues grossesses de quinze, vingt ou trente mois, etc., dont on parle dans les recueils scientifiques. Ceci s'observe surtout dans les grossesses multiples ; l'un des fœtus meurt à deux, à trois mois ; l'autre continue de se développer, et lors de l'accouchement, le praticien est tout étonné de recevoir, à-la-fois, un enfant à terme et un avorton. Je possède un grand nombre de faits de ce genre ; MM. Bouvier, Colombe et Defermont m'en ont communiqué chacun un, et plusieurs des exemples de superfétation sur lesquels on a le plus insisté ne sont pas autre chose.

D'autres fois, il se décompose, se putréfie, passe à l'état de gras de cadavre, et la grossesse alors se comporte comme il a été dit à l'occasion des grossesses extra-utérines (363). Dans les premiers mois il peut s'atrophier, et, quand l'œuf est chassé, n'offrir que les dimensions d'un embryon de quatre ou cinq semaines, quoique la femme soit réellement enceinte de trois ou quatre mois. Il peut aussi se dissoudre dans les eaux, et, dès-lors, l'œuf se trouve transformé en une véritable mole. Si les membranes se déchirent, le fœtus s'échappe en général le premier, et les annexes ne tardent pas à le suivre. M. Trelat a cependant observé un fait dans lequel un embryon de deux mois ne fut expulsé que douze jours après ses enveloppes.

627. Quand le fœtus n'est plus dans la matrice, sa coque peut y tenir encore par quelque adhérence, et continuer d'y vivre, de s'y développer. La membrane caduque acquiert bientôt une épaisseur considérable ; l'amnios disparaît ; la cavité du chorion se resserre par degrés, et la masse finit par n'être plus qu'une tumeur rougeâtre, comme charnue, au centre de laquelle se voit ordinairement, mais non toujours,

une petite cavité séreuse. C'est ainsi que se forment la plupart des *moles charnues* ou de *génération*. Le placenta seul peut continuer de croître, ou bien il s'infiltre, et, lors de son expulsion, n'a plus aucun rapport avec sa forme ni même avec sa nature primitive.

628. Quelquefois l'œuf sort en entier; c'est même ce qui a lieu le plus souvent, jusqu'à la fin du second mois; plus tard, son volume ne lui permet plus d'être ainsi chassé, dans le plus grand nombre des cas, et d'autant moins, bien entendu, que la gestation est plus avancée; j'ai cependant vu à l'hôpital de Perfectionnement un œuf, de six mois révolus, être expulsé parfaitement intact. M. Larrey m'en a envoyé un autre qui n'a pas moins de cinq mois et demi; et qui n'offrait non plus aucune rupture. Dans les premiers mois, au lieu de toutes ses annexes, le fœtus n'entraîne quelquefois que son amnios seul ou avec le chorion.

629. *Pronostic.* La fausse-couche est généralement p'us dangereuse que l'accouchement, et c'est à tort que quelques auteurs ont soutenu que cette assertion d'Hippocrate était fautive; la première est une maladie, tandis que le second n'est que la fin d'une fonction naturelle. Ce n'est pas, toutefois, à proprement parler, par lui-même que l'avortement est quelquefois si grave, mais bien parce que les causes qui le provoquent et les accidens qui l'accompagnent constituent le plus souvent des maladies fâcheuses; parce que la grossesse qu'il termine a rappelé dans les organes génitaux le germe d'affections qu'on n'y soupçonnait pas, ou qui, peut-être, n'auraient jamais re-

paru sans elle. Son pronostic doit donc varier selon diverses circonstances. S'il paraît entraîner à sa suite différentes névroses, des douleurs hypogastriques, des métrites chroniques, des ulcères, des dégénérescences et toutes sortes de lésions organiques, c'est aussi souvent parce que ces altérations existaient d'avance qu'à cause de la fausse-couche elle-même ; excepté toutefois dans les cas d'avortement produit par des actions mécaniques directes.

630. Le moins dangereux est celui que déterminent les maladies de l'œuf, et le plus grave, celui qu'une cause occasionelle violente a fait naître sans être aidée par aucune cause prédisposante ; toutes choses égales d'ailleurs , l'avortement spontané est moins redoutable que l'avortement forcé, et généralement d'autant moins qu'il s'est fait avec plus de lenteur ; le danger, d'autant plus grand pour la femme, que la grossesse est plus avancée, est le même à toutes les époques pour le fœtus.

Quand le col est naturellement souple et relâché , en même temps que le reste de la matrice conserve sa densité ordinaire , la fausse-couche est tout à-la-fois plus facile et moins fâcheuse pour la mère que dans le cas contraire ; lorsqu'elle est produite par un *molimen* bien prononcé, s'il n'y a point de complications , elle peut se terminer aussi avantageusement que la parturition la plus simple ; mais cet effort hémorrhagique n'étant assez fréquemment que le premier degré ou que le symptôme d'une inflammation plus ou moins étendue, on a lieu de craindre, surtout quand il s'y joint de la fièvre, une métrite , une péritonite aiguë , ou quelque autre phlegmasie non moins dangereuse. Quelques auteurs ont prétendu que l'avortement pouvait avoir des avantages, régulariser la menstruation, par exemple, ou rappeler la fécondité; mais il est évident d'abord que par cela même qu'il y a fausse-couche, la femme n'était pas stérile; ensuite, que si, après l'avortement, les règles reprennent quelquefois leur type régulier, elles l'auraient encore plus sûrement retrouvé à la suite d'une grossesse complète.

631. Je ne conçois qu'un cas où l'avortement puisse être de quelque avantage, à force de se reproduire, c'est lorsque l'utérus est trop peu perméable et trop dense pour se dilater en proportion des besoins de l'œuf; alors une première fausse-couche doit nécessairement diminuer un peu de cette rigidité anormale; une seconde la diminue plus fortement encore; enfin, une troisième ou une quatrième peut en triompher complètement, et l'accouchement à terme devenir à la fin possible.

Traitement. C'est à prévenir la fausse-couche que le praticien doit surtout s'attacher, car une fois décidée, il ne s'agit plus que d'en hâter la terminaison.

632. Le traitement *préservatif* doit nécessairement varier selon les causes déterminantes qu'il importe d'éloigner ou de combattre : si la femme est irritable et très-sensible, on fait tout pour la mettre à l'abri des commotions morales ; on tâche de l'éloigner des grandes cités ; on lui conseille des voyages à titre de distractions, etc. Celles qui sont faibles et lymphatiques doivent suivre un régime analeptique, garder le repos, ou, du moins, ne se livrer qu'à des exercices

agréables : il en est auxquelles on peut administrer quelque médicament tonique. S'il existe une maladie de l'utérus ou de quelque autre organe , on en recherche avec soin la nature , afin de lui appliquer la médication convenable. Quand il y a des signes de pléthore ou de congestion, on pratique une saignée du bras, à laquelle on revient une ou plusieurs fois, si les circonstances l'exigent, particulièrement chez les femmes où le temps de chaque période menstruelle est annoncé par un molimen évident.

La saignée est certainement un des meilleurs moyens de prévenir l'avortement ; mais il serait dangereux d'en conclure avec le vulgaire, qu'elle est utile dans toutes les grossesses indistinctement ; quand aucune circonstance particulière ne la réclame , elle peut être nuisible chez les femmes enceintes comme chez toutes les autres, et l'on ne peut trop blâmer l'habitude où sont beaucoup de personnes de se faire saigner régulièrement une ou deux fois, pendant le cours de leur gestation , sans savoir si elles en ont réellement besoin.

633. Aussitôt que les signes de l'avortement se manifestent, il faut agir comme il sera dit à l'article des pertes utérines ; en général, le repos le plus absolu , la position horizontale, les boissons froides et acidules, les révulsifs externes, les applications glacées même , les antispasmodiques et les calmans, pour peu qu'il y ait d'agitation et de tendance aux convulsions, seront successivement tentés ; la saignée est encore la plus puissante ressource à mettre en usage, mais on ne l'emploie néanmoins qu'avec réserve et précaution ; car, comme elle n'empêche pas toujours la fausse-couche, on s'expose à voir rejeter sur elle, par

les gens du monde, l'accident qu'il ne lui a pas été possible de prévenir; les bains de pieds, les manuluves, les bains entiers, doivent être proscrits tant que l'on conserve quelque espoir d'éviter l'expulsion de l'œuf; autrement on peut en user avec avantage.

634. Quand l'hémorrhagie est menaçante, le *tampon* offre une ressource précieuse et beaucoup trop négligée par les modernes; non-seulement il arrête souvent la perte, mais encore il n'empêche pas toujours la grossesse d'aller jusqu'à son terme, ainsi que Gallandat, M. Desormeaux et Mme. Lachapelle l'ont observé. Denman, Kok, Kluyskens l'ont beaucoup vanté en pareille circonstance; et, ainsi que M. Hervez de Chégoin, qui s'en sert fréquemment, je n'ai, de mon côté, qu'à me louer de son usage. Le *seigle ergoté* ne serait peut-être pas non plus sans efficacité alors; mais, comme il favorise surtout l'expulsion de l'œuf, il ne serait pas prudent de l'essayer avant d'avoir tenté tous les autres moyens. En somme, l'avortement une fois décidé exige les mêmes soins que l'hémorrhagie proprement dite, ou que les convulsions.

635. Pour *favoriser la sortie* du produit de la conception, quand on a reconnu l'impossibilité de le maintenir dans la matrice, on continue l'emploi des mêmes moyens; on revient à la saignée, si la femme est forte; cependant le repos et la position horizontale sont moins indispensables; les bains et le seigle ergoté peuvent être administrés sans crainte. L'opium à l'intérieur, si les douleurs sont très-vives; des pommades calmantes ou de belladone sur le col, si cette partie est douloureuse et comme contractée spasmodiquement; des injections émollientes dans le

vagin, auront leur utilité dans quelques cas. Si l'œuf reste trop long-temps à franchir le col, il peut être avantageux d'y porter le doigt, et d'aider ainsi à son expulsion ; mais il ne faudrait se décider à le saisir avec les pinces à faux germe de Levret, le petit crochet de M. Dewees ou quelque autre instrument, que s'il était instant de débarrasser la femme sur-le-champ, parce qu'on court le risque de ne pas l'entraîner en totalité, et de ne pouvoir arriver ensuite que très-difficilement aux portions qui n'auraient pas été saisies d'abord.

636. Après la sortie du fœtus tout rentre ordinairement dans l'ordre, comme après l'accouchement ; la délivrance, la fièvre de lait et les suites de couches exigent aussi les mêmes soins, surtout quand la grossesse a dépassé le quatrième mois, et même dans les premiers mois, quand l'œuf sort en entier ; mais si les membranes restent après le fœtus ou l'embryon, comme elles forment la masse principale du produit, les accidens sont loin de cesser toujours ; alors on ne peut être tranquille qu'après leur expulsion complète, et ce serait à tort qu'on négligerait de les extraire, dès qu'il est possible de les saisir dans le vagin. (*Voy.* l'article de la *Délivrance.*)

SECTION II.

Du Terme de la gestation et des Naissances tardives.

637. Dans l'espèce humaine, la durée naturelle de la gestation est communément de neuf mois, ou mieux de deux cent soixante-dix jours. « L'homme

» seul, dit Aristote, naît à sept, huit, neuf, dix
» mois; ce dernier temps est le plus ordinaire; quel-
» quefois, cependant, la grossesse dure jusqu'au com-
» mencement du onzième mois. » Selon Pline, la gestation peut durer une année entière. Riolan croit avoir
vu des grossesses de douze, treize, quatorze, quinze et
même dix-huit mois. Kiperus, au rapport de Millot,
et Chanvalon, prétendent que la durée de la grossesse
varie suivant les climats. D'après Heister, on peut
établir que le terme de neuf mois est le plus ordinaire, et que le temps marqué par la nature est celui
qui s'écoule depuis sept mois jusqu'à onze. Sennert
veut qu'on admette comme régulier tout accouchement qui s'effectue dans le courant de l'année. Blan-
card, Hoffmann, Mauriceau, Schenk, de La Motte
ont rapporté des faits à l'appui de l'opinion de Heister.
Levret se contente d'avancer que la femme porte le
plus ordinairement neuf mois, que plusieurs portent
au-delà de ce terme, mais que rarement elles passent
dix mois.

638. A l'occasion d'une cause plaidée par le célèbre
avocat Gerbier, le terme de la grossesse est devenu
tout-à-coup la cause de débats extrêmement animés
vers le milieu du dernier siècle.

Haller, Bertin, Lieutaud, A. Petit surtout, et Lebas, Vicq-d'Azyr, Roussel, partisans des grossesses
tardives, furent vivement combattus par Bouvart,
Mahon, Hebenstreit, et par Louis. Ce dernier auteur
n'eut pas de peine à démontrer que les nombreuses
histoires de grossesses tardives mentionnées par ses
antagonistes ne prouvent rien dans l'espèce, et que
les femmes ne savent presque jamais au juste l'époque

à laquelle elles ont été fécondées; mais il eut tort d'invoquer l'immutabilité des lois de la nature et la nécessité de ne pas troubler l'ordre social. « Si » vous ajoutez, s'écrie-t-il dans son enthousiasme, » à tous les moyens que les femmes ont de tromper » ceux qui les observent, la faculté de donner, quand » bon leur semblera, des posthumes à leurs maris, » que deviendra l'ordre de succession et même l'ordre » social tout entier? » Comme si, dans les sciences naturelles, avant de songer aux conventions sociales, on ne devait pas s'occuper de la vérité ! D'un autre côté, Petit et Lebas admirent avec trop de complaisance comme prouvé ce qui n'était pas même toujours probable ; en sorte que malgré les analogies nombreuses dont ils s'autorisèrent, la question resta indécise pour les naturalistes et les médecins.

639. Actuellement l'état des choses est changé ; les antagonistes de Petit se fondaient surtout sur ce que, d'après Aristote, « le temps de la gestation des » animaux est limité à un espace fixe, et que le terme » où ils mettent bas n'est point sujet à variation. » Mais, ainsi que de Buffon l'avait déjà fait remarquer, cette assertion est tout-à-fait fausse; Millot parle d'une vache qui mit bas cinq jours après le terme, d'une chatte qui chatonna neuf jours avant l'époque. M. Teissier, membre de l'Académie des Sciences, homme d'une loyauté et d'une bonne foi non douteuses, a, d'ailleurs, levé tous les doutes à ce sujet.

Il a vu que, sur cent soixante vaches, qui portent habituellement neuf mois comme la femme, trois seulement ont mis bas le deux cent soixante-dixième jour; que cinquante sont allées du deux cent

soixante-dixième au deux cent quatre-vingtième ;
soixante-huit, du deux cent quatre-vingtième au deux
cent quatre-vingt-dixième ; vingt au trois centième ;
et que cinq n'ont fait leur veau que le trois cent
huitième jour, trente-huit jours au-delà du terme.
D'un autre côté, quatorze d'entre elles ont vêlé du
deux cent quarante-unième au deux cent soixante-
sixième ; de façon qu'on rencontre soixante-sept jours
entre les deux extrêmes.

Sur cent deux jumens, dont le terme est de onze
mois, trois ont pouliné le trois cent onzième jour ;
cinq du trois cent dixième au trois cent trentième ;
quarante-sept, du trois cent quarantième au trois
cent cinquantième ; vingt-cinq, du trois cent cinquantième au trois cent soixantième ; vingt-une, du
trois cent soixantième au trois cent soixante-dix-
septième, et une le trois cent quatre-vingt-quator-
zième jour, ce qui donne une latitude de quatre-vingt-
trois jours.

640. Ainsi, loin d'être fixe, le terme de la gestation des brutes est, au contraire, extrêmement variable; et comme les habitudes et la constitution de
la femme la rendent incomparablement plus impres-
sionnable qu'aucun animal des espèces inférieures, il
est évident qu'elle doit être sujette aux mêmes irrégularités. Une preuve sans réplique, d'ailleurs, prise
dans l'espèce humaine même, et rapportée par M. De-
sormaux, est la suivante : Une dame, mère de trois
enfans, tombée en démence à la suite d'une fièvre
grave, avait épuisé vainement toutes les ressources de
l'hygiène et de la thérapeutique ; un médecin pensa
qu'une nouvelle grossesse rétablirait peut-être les fa-

cultés intellectuelles. Le mari consentit à noter sur un registre le jour de chaque union sexuelle, qui n'eut lieu que tous les trois mois, afin de ne pas troubler une conception encore imparfaite. Or, cette dame, gardée par ses domestiques, douée en outre de principes de religion et de morale extrêmement sévères, n'accoucha qu'à neuf mois et demi.

Agitée de nouveau à Londres, en 1825 et 1826, devant la chambre des Lords, dans une cause célèbre, cette question a été résolue par l'affirmative; seulement, les médecins ne tombèrent pas d'accord sur le terme fixe qu'il est permis d'admettre. Sur vingt-cinq qui furent appelés, dix-sept dirent que la grossesse se termine vers la trente-neuvième ou la quarantième semaine, ou entre le deux cent soixante-dixième et le deux cent quatre-vingtième jour; mais quelques-uns ne regardèrent pas comme impossible qu'Élisabeth Adderley, femme de lord Hyde Gardner, fût accouchée au trois cent onzième jour. M. Blundell fit mention d'une grossesse de deux cent quatre-vingt-sept jours. M. Meriman dit en avoir vu plusieurs de deux cent quatre-vingt-cinq et de deux cent quatre-vingt-sept jours, deux ou trois de deux cent quatre-vingt-seize, une de trois cent trois, et une de trois cent neuf jours. M. Dewees en cite une qui n'accoucha que le trois cent quatre-vingt-troisième jour, etc. A ces témoignages, je puis ajouter un fait qui m'est propre : Une femme, enceinte pour la quatrième fois, comptait quatre mois de grossesse lorsqu'elle vint à mon amphithéâtre. Je sentis distinctement les mouvemens passifs et les mouvemens actifs du fœtus. Les phéno-mènes du travail s'annoncèrent à la fin du neuvième mois , se suspendirent bientôt , ne revinrent qu'au bout de trente jours, languirent toute une semaine, et dans le fait l'accouchement n'eut lieu que le trois cent dixième jour.

641. On peut donc conclure que les naissances tardives sont incontestables ; mais que, dans l'état présent de nos connaissances , il est impossible d'en assigner au juste les limites. Au surplus, depuis que, pour enlever à l'arbitraire la décision d'une pareille question, le code a prononcé en France qu'après le trois centième jour, ou le dixième mois, la légitimité des naissances pourrait être contestée , ce point de physiologie a perdu beaucoup de son importance ; car maintenant l'essentiel pour un médecin est de savoir si un enfant peut rester , ou non , plus de neuf mois dans la matrice.

Section III.

Des Naissances précoces ou hâtives.

642. Si les fruits mûrissent plus tôt dans certains climats, dans certaines années que dans d'autres ; si la maturité des moissons, si l'apparition des fleurs, si la végétation tout entière peut être avancée ; si l'éclosion du poulet varie entre le dix-neuvième et le vingt-unième jour, même entre le dix-huitième et le vingt-deuxième ; si des chattes, qui ne portent que neuf semaines, peuvent mettre bas neuf jours avant leur terme ; si sur cent soixante-deux vaches, il en est quatorze qui vêlent du deux cent quarante-unième au deux cent soixante-sixième jour ; si sur cent deux jumens, six poulinent du trois cent onzième au trois

cent vingt-sixième jour, quand leur terme naturel est de trois cent trente jours; si les truies, les lapines, etc., présentent les mêmes variétés, pourquoi la durée de la gestation ne serait-elle pas susceptible d'être également avancée ou abrégée dans l'espèce humaine? Je ne vois pas qu'on puisse rien objecter de raisonnable contre la possibilité des naissances hâtives ou précoces.

643. Personne n'ignore qu'un fœtus est quelquefois plus développé, plus fort à six mois qu'un autre qui en a sept ou davantage; qu'un enfant à terme est parfois moins volumineux et moins long qu'un autre qui n'est encore que dans son septième ou son huitième mois; qu'à ce sujet, le développement de l'œuf offre des variétés presque infinies; que les changemens qui s'opèrent dans l'organisation de la matrice, à partir de la fécondation, tendent à développer en elle une force semblable à celle qui dirige l'action des muscles; qu'à moins d'accident, la parturition ne s'effectue qu'autant que cette force est parvenue au degré convenable pour que l'utérus se contracte avec toute l'énergie dont il est susceptible; ce qui a nécessairement lieu plus tôt ou plus tard, selon une infinité de circonstances; toutes ces choses sont connues, dis-je, et l'on oserait soutenir que les naissances hâtives sont impossibles!

CHAPITRE V.

De l'Accouchement.

Lorsque la gestation a parcouru toutes ses périodes, lorsque l'œuf est arrivé à son dernier degré de maturité, et que l'organisme du fœtus est assez parfait pour lui permettre de vivre hors du sein de sa mère, la naissance de l'homme s'effectue, et c'est ce phénomène, le cinquième de la grande fonction reproductrice, qu'on appelle *accouchement*.

On a conseillé, à diverses reprises, de remplacer le mot *accouchement*, dérivé de *ad* et de *cubare*, être placé auprès, par celui de parturition, tiré de *partus, partio, parturire*, ou bien par le terme d'enfantement, *puerperium*; mais comme son usage ne peut donner lieu à aucune acception fausse ou détournée, on n'a point adopté ces diverses substitutions.

Définitions. Levret a défini l'accouchement : « Une » opération naturelle véritablement mécanique, sus- » ceptible de démonstration géométrique. » Ce qui n'est vrai ni au propre ni au figuré. Astruc, imbu des mêmes idées, crut pouvoir réduire l'art d'accoucher au développement du problème suivant : « Une ca- » vité extensible, d'une certaine capacité, étant don- » née, en tirer un corps flexible, d'une longueur et » d'une grosseur données, par une ouverture dilatable » jusqu'à un certain point. » Comme s'il était indifférent d'extraire artificiellement le fœtus, ou d'en abandonner l'expulsion aux soins de la nature ! Baudelocque encore a dit que l'accouchement est une opération purement mécanique soumise aux lois de la pesanteur et du mouvement ; comme s'il était possible de calculer rigoureusement les actions organiques en raisonnant d'après les lois qui régissent le monde physique ! En avançant « que l'accouchement » n'est autre chose que la sortie de l'enfant et de ses » annexes hors de la matrice, » M. Maygrier se sert aussi d'une définition vicieuse, en ce qu'elle n'exprime point l'action qui produit cette sortie. Il n'est pas exact non plus de dire avec Mme. Boivin, « que » l'accouchement est l'émission, l'expulsion ou l'ex- » crétion d'un enfant à terme, vivant, ainsi que de » ses annexes, déterminée par la contraction de l'u- » térus et la disposition des parties génitales de la » mère. » Cette définition a d'abord l'inconvénient d'être trop longue, ensuite elle ne comprend que les accouchemens naturels, et n'embrasse pas même les naissances hâtives ou tardives, ni les cas où l'enfant est mort avant de naître. Selon M. Desormeaux, qui a bien senti l'insuffisance des principes de Levret, d'Astruc et de Baudelocque, « l'accouchement est » une fonction qui consiste dans l'expulsion du fœtns » hors de la matrice, où il s'est développé pendant » tout le temps de la gestation. » En substituant les mots fonction et expulsion à ceux d'*opération* et de *sortie*, ce praticien habile a rendu sa définition incomparablement meilleure que celles qui existaient auparavant. Toutefois, j'aimerais mieux dire tout simplement que *l'accouchement est une fonction qui consiste dans l'expulsion de l'œuf hors du sein de la femme*, s'il était d'une grande importance pour la pratique d'adopter une définition plutôt qu'une autre.

644. En se servant du mot opération, les médecins se sont graduellement accoutumés à voir dans l'accouchement un phénomène presqu'entièrement étranger à l'économie ; et de là leur empressement à terminer une action qui n'avait pas besoin de secours ; en admettant que l'accouchement est une fonction, au contraire, on se trouve naturellement porté à laisser agir la nature, qu'on aide, mais qu'on se garde bien de remplacer jamais, à moins de s'être, au préalable, mathématiquement assuré de l'insuffisance de ses ressources.

645. *Classification.* Mille cadres ont été proposés pour classer les accouchemens ; Mauriceau, adoptant l'opinion d'Hippocrate, appelle accouchemens naturels ceux dans lesquels l'enfant se présente par la tête, et qui se terminent seuls ; tous les autres, il les nomme contre nature. Peu se sert du mot *laborieux* à la place de l'épithète *contre nature*. De La Motte en décrit de naturels, de non naturels, de contre nature et de fâcheux ; peu de temps après, on admit, sous le titre d'accouchemens naturels, tous ceux où la tête ou les fesses se présentent les premières ; sous celui de laborieux, ceux qui, malgré la position avantageuse du fœtus, traînent tellement en longueur qu'on est obligé de les aider ; étaient appelés contre nature tous ceux dans lesquels ni la tête ni les fesses ne se présentent aux détroits. Smellie modifia cette dernière classification, et dit : « J'appelle l'accouchement
» *naturel*, lorsque la tête se présente la première, et
» que la femme se délivre au moyen de ses douleurs
» ou du simple secours que l'on a coutume d'admi-

» nistrer en pareil cas. Je le nomme *laborieux*, lors-
» qu'il devient si ennuyeux qu'on est obligé d'em-
» ployer une force extraordinaire pour dilater les par-
» ties, ou qu'il faut tirer l'enfant avec le forceps ou
» avec les crochets; et *contre nature*, tous ceux où
» l'on tire l'enfant par les pieds, ou dans lesquels on
» délivre le corps avant la tête.» La division de Smellie,
professée en même temps par Astruc, adoptée par
Solayrès, et propagée par Baudelocque, est encore
actuellement celle que suivent le plus grand nombre
des accoucheurs français.

646. Cependant il est peu d'auteurs qui n'aient
essayé d'en démontrer l'inexactitude, et qui n'y soient
facilement parvenus; mais comme celles qu'on a voulu
mettre à la place n'ont pas moins d'inconvéniens,
elle a du moins conservé l'avantage d'être plus généralement connue que toutes les autres.

Autant vaut la suivre, par exemple, que d'admettre : avec Millot, des accouchemens naturels proprement dits (l'enfant présentant la tête); des accouchemens naturels irréguliers (l'enfant venant par les
fesses); des accouchemens artificiels (ceux qui exigent
l'emploi de la main seule ou armée d'instrumens,
mais sans qu'on soit obligé de diviser les parties de
la mère); des accouchemens contre nature (quand
il faut pratiquer une route artificielle à l'enfant); avec
M. Gardien, des accouchemens mixtes (lorsqu'il s'agit
de changer la position du fœtus, pour que la nature
n'ait plus besoin de secours); avec MM. Maygrier et
Gardien et Mme. Boivin, des accouchemens artificiels
(accouchemens contre nature et laborieux); avec
M. Capuron, des accouchemens mécaniques (quand

on a recours aux instrumens), ou manuels (contre nature, de Baudelocque); que de faire, avec Denman, une quatrième classe sous le titre d'accouchemens irréguliers; que d'établir avec Burns sept classes pour tout brouiller : 1°. *natural labour*; 2°. *premature labour*; 3°. *preternatural labour*; 4°. *tedious* (ennuyeux) *labour*; 5°. *instrumental labour*; 6°. *impraticable labour*; 7°. *complicatad labour*. En effet, ou bien ces accoucheurs n'ont fait que déplacer l'acception des mots dont ils se sont servis, ou bien les mots nouveaux qu'ils ont proposés sont encore plus vicieux que les anciens, et je ne vois pas que les modifications adoptées par MM. Hermann de Berne, et Dewles de Philadelphie, mettent à l'abri de cet inconvénient. En outre, il n'y a point d'accouchement purement artificiel, et l'élève ne comprend pas mieux, au premier abord, la différence qui existe entre un accouchement manuel et un accouchement mécanique, qu'entre les accouchemens contre nature et les accouchemens laborieux.

La division que je préfère se rapproche beaucoup de celle qu'indique Mauriceau. Tous les accouchemens qui se terminent sous l'influence des seules forces de l'organisme, à l'instar de M. Lebreton, je les appelle *spontanés*, heureux ou simples; ceux, au contraire, qui présentent des difficultés de quelque nature qu'elles soient, qui compromettent d'une manière quelconque la vie ou la santé de la mère ou de l'enfant, je les appelle *difficiles*, fâcheux ou compliqués; et chacune de ces deux grandes classes peut être subdivisée à son tour en ordres, genres, espèces et variétés, si les besoins de la science l'exigent.

ARTICLE PREMIER.

DE L'ACCOUCHEMENT EN GÉNÉRAL.

647. L'accouchement est dit à *terme* ou *tempestif*, s'il se fait à neuf mois de grossesse ; *tardif* ou *retardé*, s'il dépasse cette période ; *avancé*, *hâté*, *précoce* ou *prématuré*, s'il se termine entre sept et neuf mois ; avant sept mois, il porte le nom de *fausse-couche* ou d'*avortement*. Comme, dans tous les cas, ce sont, en quelque sorte, les mêmes causes qui le produisent et les mêmes phénomènes qui l'accompagnent, je vais l'examiner d'abord d'une manière générale, avant d'entrer dans les détails de chaque classe en particulier.

SECTION PREMIÈRE.

Des Causes de l'Accouchement.

648. On est dans l'habitude de diviser les causes de la parturition en causes prochaines et en causes éloignées, ou bien en causes occasionelles ou déterminantes, et en causes efficientes ou immédiates.

§. I. Causes efficientes.

649. Les causes efficientes sont celles qui *effectuent*, qui *font*, à proprement parler, l'accouchement ; elles ont beaucoup occupé les physiologistes et les accoucheurs de toutes les époques ; on les a placées tour-à-tour dans le fœtus, dans la matrice, dans les muscles abdominaux, dans le diaphragme, et quelquefois dans toutes ces parties à-la-fois. Hippocrate et la plupart

Iᵉʳ. TABLEAU.

Division de l'Accouchement.

BAUDELOCQUE. 3 CLASSES.	1. Accouchemens naturels. — Qui ne réclament aucun secours.	1. Positions du vertex. 2. Positions des pieds. 3. Positions des genoux. 4. Positions des fesses.
	2. Accouch. contre nature. — Qui exigent l'emploi de la main.	1. Positions vicieuses. 2. Accidens pendant le travail.
	3. Accouchemens laborieux. — Qui exigent l'emploi des instrumens.	1. Vices des organes de la femme. 2. Monstruosités du fœtus. 3. Impuissance de l'organisme.
MM. DUBOIS ET **DESORMEAUX.** Mesd. **BOIVIN** ET **LACHAPELLE.**	Comme BAUDELOCQUE. — Les présentations de la face sont rangées dans l'accouchement naturel.	
L'AUTEUR. 2 CLASSES.	1. Eutocie. { 1. Le vertex. 2. La face. 3. Le pelvis. } Tous les accouchemens qui se terminent spontanément.	
	2. Dystocie. { 1. Hémorrhagique. 2. Convulsive. 3. Anévrysmale. 4. Herniaire. 5. Avec procidence. 6. Par maladie de la femme. 7. Par angustie pelvienne. 8. Par suite de positions vicieuses. 9. Par épuisement, etc. } Tous les accouchemens qui exigent des secours.	

des anciens pensaient qu'au terme de la gestation le fœtus déchire ses membranes, se détend à la manière d'un ressort, appuye des pieds et du siége contre le fond de l'utérus, pendant qu'avec la tête il presse contre le col pour le dilater, le franchir et s'échapper ensuite des organes génitaux. Cette opinion, qui règne encore parmi le vulgaire, était fondée sur ce que, dans les oiseaux, on voit, en effet. le petit, le poulet, par exemple, briser avec son bec la coque qui le renferme, quand il arrive au terme de l'éclosion ; sur ce que les enfans morts dans le sein de leur mère sortent plus difficilement que ceux qui sont forts et vigoureux, et enfin sur ce que plusieurs fois l'enfant est sorti de la matrice spontanément après la mort de la femme.

650. Toutefois on n'a jamais admis généralement que le fœtus fût le seul agent, la seule cause efficiente de l'accouchement ; les auteurs les plus sages croyaient, à la vérité, qu'il jouait un rôle important dans cette grande fonction, mais qu'il ne pouvait sortir qu'en appelant d'autres puissances à son secours. Sous ce rapport, l'opinion des modernes est tout-à-fait opposée à celle des anciens. Le fœtus n'agit en aucune manière comme puissance active, lors de sa naissance ; l'analogie qu'on avait voulu établir entre l'accouchement et l'éclosion du poulet est incapable de résister à la moindre objection : le plus souvent la mort de l'enfant ne gêne pas sensiblement son expulsion ; d'ailleurs, la lenteur du travail s'explique alors, en remarquant qu'un fœtus mort reste flasque, ne peut pas offrir à l'utérus le même appui que s'il était vivant ; que, s'il y a déjà un commencement

de putréfaction, l'irritabilité, la contractilité de la matrice en reçoivent le plus souvent une fâcheuse influence, perdent plus ou moins de leur vivacité primitive ; enfin, que la vitalité du fœtus étant généralement en rapport avec celle des organes qui le renferment, il est tout naturel que l'accouchement soit plus prompt et plus facile lorsque l'enfant est robuste et bien portant que quand il est faible ou malade.

651. Les accouchemens qui s'effectuent parfois après la mort des femmes, et forment l'argument principal des partisans de l'ancienne hypothèse, donnent, au contraire, une preuve décisive à l'appui de la doctrine opposée. Dans ces cas, les enfans ont toujours été trouvés sans vie entre les jambes de leurs mères ; on peut même affirmer que le plus souvent ils étaient morts les premiers. C'est par l'effet d'une force qui leur était étrangère qu'ils sont sortis de la matrice ; après la mort, les organes de la vie de relation, les muscles surtout, se relâchent, tandis que ceux de la vie végétative conservent encore un certain temps leur contractilité ; le ventre se remplit quelquefois de gaz avec une étonnante rapidité ; en sorte que, si le travail est très-avancé lorsque la femme rend le dernier soupir, il n'est pas surprenant que l'utérus, mécaniquement comprimé à l'extérieur, ne rencontrant plus de résistance au périnée, et jouissant encore de la faculté de se contracter, parvienne à chasser l'œuf tout entier au dehors, sans qu'il soit pour cela nécessaire de la participation du fœtus. C'est ainsi que les choses se sont évidemment passées dans le fait de la femme Homer, qui mit au

jour un enfant mort, trente-quatre heures après avoir cessé de vivre elle-même.

652. En second lieu, l'observation a démontré que l'accouchement se fait à-peu-près de la même manière, à quelque époque qu'il arrive : or, dans les avortemens de la première moitié de la grossesse, le fœtus est évidemment dans l'impossibilité absolue de faire le moindre effort pour s'échapper. Comment supposer qu'un être aussi frêle puisse dilater une ouverture que la main de l'homme le plus robuste essaierait vainement de traverser? Qui ne sait que jusqu'à quatre ou cinq mois il peut à peine exécuter quelques mouvemens ; qu'il est rarement assez fort pour naître vivant, ou du moins pour vivre au-delà de quelques minutes à l'extérieur? En agissant lui-même dans l'accouchement, il commencerait par déchirer les membranes : cependant la poche des eaux ne se rompt que dans le dernier temps du travail ; quelquefois même elle ne se rompt pas du tout, et l'œuf sort entier ; il y a plus, c'est qu'au moment où cette poche presse sur le col pour s'y engager, le fœtus s'en éloigne au lieu d'appuyer sur elle. S'il est vrai que l'accouchement d'un enfant mort ou très-faible se fasse, en général, avec plus de lenteur que celui d'un fœtus fort et plein de vigueur, il l'est aussi qu'assez souvent la différence n'est pas sensible. Dans tous les cas, l'œuf finit au moins par sortir, et alors on est bien forcé de convenir que l'action du fœtus y est étrangère. Que la tête, le tronc, une partie séparée quelconque ait été laissée dans la matrice, elle n'en sera pas moins chassée comme si le fœtus était entier et vivant. Le placenta, les membranes, les caillots,

la totalité du délivre, une môle, une concrétion fibrineuse, un polype, et tous les corps, enfin, qui se rencontrent quelquefois dans la cavité utérine, sont incapables d'aucune action spontanée, et cependant leur expulsion se fait d'après les mêmes lois, est annoncée par les mêmes phénomènes que celle du fœtus le plus robuste et le mieux portant. Il est donc incontestable que l'enfant n'est pas la cause efficiente de l'accouchement; qu'au lieu de remplir un rôle essentiellement actif, il est, au contraire, entièrement passif, depuis le commencement jusqu'à la fin du travail.

653. C'est dans l'organisme de la mère qu'il fallait chercher cette cause, et c'est ce qui n'a été fait que dans le dernier siècle. Galien, J. Fabrice, Gelée, Harvey, Levret, etc., avaient déjà soutenu, il est vrai, que l'accouchement s'opère sous l'influence des contractions de l'utérus, des muscles du ventre et du diaphragme; mais cette opinion, vaguement exposée, était restée sans effet sur la théorie de la parturition. Haller crut d'ailleurs que la matrice n'est qu'un agent secondaire, et que les muscles abdominaux ou le diaphragme sont presque tout. C'est à A. Petit qu'était réservée la gloire de démontrer, sans réplique, que la cause efficiente de l'accouchement est essentiellement constituée par les contractions de l'utérus, et en partie par celles des muscles du ventre et de la poitrine.

654. *Cause efficiente essentielle.* On acquiert la preuve que les contractions utérines forment la cause efficiente principale de l'accouchement, par l'observation directe. Si la main est appliquée sur l'hypogastre au moment d'une douleur, on sent la matrice

se durcir, se resserrer, se rétrécir, se contracter, en un mot; le doigt, introduit, dans le vagin, reconnaît que l'orifice se tend, s'amincit, et se dilate ou se resserre, selon l'époque du travail. Aussitôt que la douleur cesse, on ne sent plus rien d'analogue; toutes les parties rentrent dans le relâchement; dès qu'elle revient, tous les phénomènes de contraction reparaissent; mais c'est surtout quand on est forcé, pour quelque manœuvre, de pénétrer dans l'intérieur même de l'utérus, qu'on ne peut plus douter du rôle important qu'il joue dans l'expulsion de l'œuf. Assez souvent alors l'opérateur est non-seulement obligé de suspendre ses mouvemens au moment de chaque contraction, mais il perd encore quelquefois momentanément toute sensibilité, toute faculté d'agir, et la main engourdie, pour ainsi dire paralysée, devient incapable d'apprécier ce qu'elle touche. Quel est le praticien qui n'a pas eu l'occasion de voir que pendant la douleur il est impossible de franchir le col? Qui ne sait qu'en allant chercher des caillots, le placenta ou le fœtus lui-même, la main est bientôt repoussée avec force, ainsi que le corps étranger qu'elle veut entraîner?

655. A la rigueur, les contractions utérines pourraient suffire pour expulser l'enfant; dans plusieurs cas de chute complète de la matrice, tels que Peu, Jalouzet, Mme. Lachapelle, en ont rapporté des exemples, on a vu la grossesse arriver à terme, et l'accouchement se terminer spontanément; plusieurs femmes sont accouchées à leur insçu, pendant un accès de léthargie, d'asphyxie, ou d'un profond sommeil dans lequel elles étaient tombées naturellement ou par l'effet

de tentatives criminelles. Les femmes affaiblies par une longue maladie, une hémorrhagie, épuisées par des souffrances indépendantes de l'accouchement ; celles qui sont affectées d'ascite, d'une inflammation de poitrine, de délire, de folie ; celles dont les muscles du ventre, minces et pâles, ont presque entièrement perdu leur contractilité ; celles qui sont pusillanimes, craintives, irritables à l'excès, ou d'une constitution lymphatique très-prononcée ; toutes celles enfin qui, par faiblesse, par maladie, par défaut de courage, par excès de sensibilité ou par impuissance, ne *poussent* en aucune manière ; qui quelquefois emploient, au contraire, toutes les ressources de leur volonté pour arrêter le moindre effort de leur système musculaire, accouchent néanmoins. La matrice alors fait donc à elle seule tous les frais de la parturition.

656. *Cause efficiente accessoire.* La matrice a cependant besoin, dans le plus grand nombre des cas, d'être soutenue par l'action du diaphragme et des muscles abdominaux. Le concours de cette action est tellement évident chez la plupart des femmes, qu'aucun observateur n'a songé à en nier l'existence, et qu'on peut se contenter de l'énoncer sous la forme d'une simple proposition ; mais son importance n'a pas été comprise de la même manière par tous les auteurs. Selon Haller, la matrice ne se contracte que pour empêcher l'enfant d'être en quelque sorte écrasé sur lui-même, pour le forcer à présenter l'une des extrémités de son diamètre occipito-coccygien aux détroits ; en se contractant, les muscles abdominaux soutiennent l'utérus en avant et de côté, l'empêchent de se

dévier, d'abandonner la direction de l'axe du bassin,
de se courber dans un sens ou dans l'autre, en font
en quelque sorte un canal solide, qui se continue
avec le bassin. Alors, l'abaissement du diaphragme
porte tout entier sur le fond de l'organe gestateur; le
col, que rien ne supporte, cède à cet effort, et le fœtus,
poussé de haut en bas, sort des parties génitales,
comme une tige inerte et solide sortirait d'un long
canal à parois inflexibles.

657. En suivant avec soin les procédés de la nature, on reconnaît que l'idée de Haller exprime assez
bien la manière d'agir du diaphragme et des muscles
du ventre; mais elle est inexacte en ce qu'elle n'accorde à l'utérus qu'un rôle secondaire, quand il est
démontré que ses contractions forment la cause principale de l'accouchement. Dans cette hypothèse,
la sortie de l'œuf est presque entièrement soumise à
la volonté de la femme, et personne n'ignore que la
parturition est totalement ou presque totalement in-
volontaire. Au surplus, ce n'est pas autant Haller lui-
même que ses commentateurs qui ont ainsi voulu
restreindre l'importance des contractions de la matrice; car ce grand homme dit positivement que les
efforts de la femme ne sont pas toujours indispensables pour que l'accouchement se termine.

658. Loin d'agir avec tant d'empire sur l'utérus,
le diaphragme, ainsi que l'a fait remarquer M. J. Bour-
don, ne sert, au contraire, qu'à fournir un point
d'appui solide aux muscles abdominaux. Toutes les
fois qu'on fait un effort, la poitrine se dilate, les
poumons se remplissent d'air, après quoi la glotte se
ferme; le diaphragme, se contractant ensuite, donne

à la base du thorax, d'ailleurs soutenu en dedans par les poumons que l'air distend, une immobilité et une solidité qui permet aux puissances musculaires d'y prendre un point fixe qu'elles n'y auraient pas rencontré sans cela ; d'où il suit que ce n'est point en pressant les viscères de haut en bas, comme on le croit généralement, que le diaphragme vient au secours de l'utérus, mais bien en mettant la poitrine en état de résister aux contractions des muscles de l'abdomen ; contractions qui, de cette manière, sont entièrement reportées sur le corps à expulser.

659. Chez la grande majorité des femmes, c'est l'utérus qui se contracte le premier, qui se contracte seul, jusqu'à ce que le fœtus soit plongé dans l'excavation pelvienne. A dater de ce moment, une sensation de pesanteur, d'épreintes, de ténesme, appelle irrésistiblement le concours des contractions des muscles du ventre. Tant que le seul but de la matrice est de dilater son col, elle n'a pas besoin d'aide ; mais quand l'orifice est suffisamment large, c'est le fœtus qu'il faut chasser à travers un canal solide et très-étroit ; des forces plus grandes deviennent indispensables, et l'utérus, redoublant ses efforts, manque rarement de solliciter l'action de tous les muscles du corps. La tête et les membres préalablement rendus immobiles, la poitrine dilatée, le diaphragme abaissé, les poumons remplis d'air et la glotte oblitérée, permettent aux parois abdominales, solidement fixées sur le bassin et le contour du thorax, de se contracter avec énergie d'avant en arrière et latéralement ; les viscères ne pouvant relever la cloison phrénique, qui les sépare des poumons, transmettent directement

sur le fond de la matrice la vive pression qu'ils ont reçue; ce dernier organe, également protégé de toutes parts, emploie dès-lors avec fruit toute sa puissance pour expulser le fœtus à travers le col, seul point qui n'offre pas de résistance, et sur lequel viennent aboutir tous les efforts.

660. C'est ainsi que les choses se passent dans l'ordre normal, mais l'organisme est parfois obligé de suivre une autre marche; la femme n'est pas toujours maîtresse de mettre en jeu la même synergie d'action. Forcé de se suffire à lui-même dans certains cas, l'utérus y parvient quelquefois sans peine; trop faible, au contraire, chez d'autres sujets, soit à cause d'une distension outrée, qui en a détruit le ressort en amincissant ses parois, soit par suite de contractions trop longues et trop multipliées, soit parce qu'une altération ou une disposition naturelle en gêne les fonctions, il le cède en importance aux muscles qui, dirigés par une volonté forte et courageuse, ont, dans certains cas, assez d'énergie pour expulser l'œuf avec une faible coopération de la matrice.

661. C'est dans ce sens seulement que l'accouchement est quelquefois une fonction, en partie volontaire, comme le vomissement chez certains sujets, comme la défécation et l'émission de l'urine. Nul doute qu'une personne qui *pousse*, comme on dit, qui fait valoir ses douleurs, quelque faibles qu'elles soient, ne parvienne à se débarrasser plus promptement du produit de la conception; et que telle autre ne puisse reculer plus ou moins la terminaison du travail, en s'opposant, autant qu'il est en elle, à la contraction de ses muscles.

662. Une femme se présente pour accoucher à l'amphithéâtre de Baudelocque ; le travail marche d'abord assez régulièrement ; les élèves se rassemblent ; la dilatation du col se ralentit et reste tout une nuit sans faire de progrès ; les assistans fatigués se dispersent ; bientôt les douleurs reparaissent et la dilatation reprend son cours ; les jeunes gens avertis rentrent ; les phénomènes du travail cessent de nouveau. Baudelocque soupçonnant la cause de ces irrégularités donne le mot à ses élèves, qui sortent tous, avec injonction de ne pas s'éloigner et de rentrer au premier signal ; la femme se mit aussitôt à pousser, et la tête de l'enfant arriva promptement à la vulve ; alors on rappelle les étudians, et le travail, qu'il n'était plus possible de suspendre, se termina sur-le-champ. J'ai observé un cas à-peu-près semblable en 1825. Une des premières femmes qui vinrent accoucher à mon amphithéâtre eut des douleurs assez vives et le col de l'utérus se dilata d'une manière régulière et prompte tant qu'il n'y eut près d'elle qu'un petit nombre d'élèves. Quand ils furent tous réunis, elle continua de se plaindre avec la même force ; mais le travail n'avança plus ; toute la journée, toute la nuit se passent ainsi ; le lendemain chacun va se reposer ; la dilatation recommence ; vers midi elle était très-avancée ; les élèves reviennent, et les phénomènes se suspendent aussitôt ; à neuf heures du soir on la laissa seule, et je dis devant elle qu'il serait bon de repasser entre onze heures et minuit. Peu de minutes après, les douleurs furent accompagnées d'une dilatation sensible et les efforts dirigés avec tant de force que l'enfant franchit le détroit inférieur à onze heures,

moins dix minutes, au moment où deux des étudians venaient de rentrer. Avant de sortir, cette femme nous avoua que son but était de lasser les élèves et de se débarrasser aussitôt qu'ils l'auraient abandonnée. Mais ce sont là des exceptions qui n'empêchent pas d'établir en thèse générale, que la volonté n'a guère d'influence sur la marche de l'accouchement que par l'intermède des muscles abdominaux et du diaphragme.

§. II. Causes déterminantes ou occasionelles.

663. Quand on remarque combien il a fallu de temps pour s'entendre sur la nature des causes efficientes, on voit, sans en être surpris, le vague qui règne encore dans la science au sujet des causes déterminantes de l'accouchement. Les idées qu'on s'en est faites ont d'abord varié en raison des hypothèses médicales prédominantes de chaque époque ; ensuite selon les notions que les accoucheurs avaient des causes efficientes ; tantôt on a cru devoir les rapporter au fœtus, tantôt à la matrice ou à quelque autre partie de la mère. On peut les diviser en causes déterminantes naturelles, et en causes déterminantes accidentelles. Les premières ont nécessairement leur source dans l'œuf, ou dans l'économie de la femme ; elles y existent dans tous les cas et appartiennent à l'accouchement proprement dit. Les secondes viennent du dehors, sont étrangères à l'organisme, dépendent d'une maladie de l'œuf ou de la matrice, ou bien de quelque prédisposition particulière, etc. ; ce sont, à proprement parler, des causes d'avortement : aussi n'en traiterai-je pas ici plus longuement.

664. Croyant que le fœtus s'ouvrait lui-même un passage pour s'échapper au dehors, les auteurs ont imaginé que l'eau de l'amnios, devenue plus âcre et plus irritante, finissait par produire sur sa peau une excitation douloureuse ; que la vessie et le rectum fatigués par la présence de l'urine et du méconium, lui faisaient sentir le besoin de rendre ces matières ; que la température trop élevée de l'utérus le forçait à venir chercher dans l'air les moyens de se rafraîchir ; qu'il ne pouvait plus vivre sans respiration ; qu'il était trop à l'étroit par suite de l'oblitération des canaux utéro-placentaires et d'une partie du système vasculaire du placenta lui-même ; qu'il ne recevait plus assez de matériaux pour continuer son développement ; que son poids et sa maturité le portaient à se détacher, comme un fruit mûr qui tombe d'une branche d'arbre ; que la circulation cessait de pouvoir se faire sans l'action des poumons. Au premier coup-d'œil, il semblerait superflu de rappeler ces diverses opinions, puisqu'il est actuellement démontré que l'enfant n'est pas l'agent actif de sa sortie ; mais comme on a prétendu, d'autre part, qu'il ne mettait en jeu les contractions de la matrice que sous l'influence des mêmes causes de gêne, d'embarras ou de besoin, je n'ai pas cru devoir les passer sous silence.

665. D'abord, tout cet échafaudage n'est appuyé que sur des suppositions. Ainsi que le dit A. Petit, il n'y a pas de liquide moins âcre dans l'économie que l'eau de l'amnios ; si quelquefois il acquiert des qualités irritantes, c'est aussi bien à six, à sept et à huit mois qu'à neuf, et jamais on n'a pu constater que dans ces cas le terme de la grossesse en fût avancé d'un jour.

666. L'enfant est si peu tourmenté par le besoin d'évacuer son méconium ou ses urines, qu'il reste parfois plusieurs jours après la naissance sans les rendre ; qui lui a dit que hors du lieu qu'il habite on trouve de l'air pour respirer, pour diminuer la chaleur de son sang ? La température de la cavité utérine est la même que celle de tout le corps, et le thermomètre qu'on y place au moment de l'accouchement ne s'élève pas plus que celui que la femme tient en même temps dans sa bouche ; de plus, les expériences de M. Edwards prouvent que, loin d'être brûlant, le fœtus se maintient au contraire à deux degrés au-dessous de la température de la mère, tant qu'il reste dans la matrice ; il est faux que la disposition anatomique du système vasculaire utéro-fœtal soit sensiblement différente, au terme de l'accouchement, de ce qu'elle était quelques semaines auparavant. Il n'est pas plus vrai que l'œuf soit moins perméable aux fluides, moins adhérent, à la fin que vers le milieu et même qu'au commencement de la gestation ; en disant qu'il se sépare à la manière d'un fruit mûr, on s'est servi d'une métaphore ingénieuse, mais on n'a rien expliqué.

667. Ensuite, s'il est certain que les mouvemens brusques, violens et comme convulsifs de l'enfant, forcent quelquefois le travail à se déclarer avant le terme naturel, il ne l'est pas moins que ce n'est alors qu'un accident qu'on doit ranger parmi les causes d'avortement, et que, le plus souvent, l'accouchement arrive sans qu'on ait rien noté de semblable. Le rétrécissement du canal artériel, du canal veineux et du trou de botal, ne se présentant pas au même

degré chez les divers fœtus, ne peut pas être non plus la cause d'un phénomène dont le terme ne varie qu'assez rarement, et avec les variations duquel il n'a d'ailleurs aucun rapport.

668. Un anonyme, longuement combattu par Millot, invoque un vide qui s'opère dans *le sac de la génération* par suite de la transsudation des eaux, et prétend que l'utérus, cédant à son élasticité naturelle, revient aussitôt sur lui-même pour faire disparaître ce vide ; mais il est facile de s'apercevoir que cet auteur prend l'effet pour la cause, et qu'il a mal compris la question.

669. C'est au *nisus* périodique de chaque époque menstruelle que Steinzel et d'autres ont rapporté la cause occasionelle de l'accouchement. Mais, en premier lieu, on rencontre beaucoup de femmes enceintes chez lesquelles l'habitude de la menstruation ne se fait aucunement apercevoir. Ensuite, les besoins de l'habitude se font ressentir avec d'autant plus de force, qu'on se rapproche davantage de l'instant où on a cessé de les satisfaire. Or, dans l'hypothèse de Steinzel, on remarque précisément le contraire. D'ailleurs, il suffit, pour en comprendre le peu de valeur, de se rappeler que la neuvième révolution cataméniale arrive chez quelques sujets dès le commencement du huitième mois, quelquefois dans le septième, souvent à la fin du dixième, et que plusieurs femmes ne sont réglées que deux ou trois fois l'an, tandis que les variétés dans la durée de la grossesse sont assez peu fréquentes pour que plusieurs personnes puissent encore douter de leur existence.

670. M. Lobstein et Chaussier semblent admettre

que cette cause tant cherchée se trouve dans l'achève-
ment de l'organisation de la matrice, qui attend pour
se contracter que la nature musculaire de ses fibres
soit entièrement développée. Mais les fausses-couches
et les accouchemens prématurés démontrent assez l'insuffisance d'une pareille explication.

671. D'après Loder, l'extensibilité de la matrice
est renfermée dans de certaines limites; les fibres utérines, fatiguées par une distension continuelle, ne
pouvant plus céder, réagissent à la fin du neuvième
mois sur le corps, qui les a si long-temps tiraillées,
et décident ainsi la parturition ; mais en observant
que le développement de la matrice n'est point un
phénomène passif, que les grossesses de jumeaux,
ou dans lesquelles l'œuf, soit par une cause, soit par
une autre, acquiert de très-grandes dimensions, ne
se terminent pas plus tôt que celles où l'utérus ne
prend qu'un très-petit volume, on est forcé de rejeter
encore cette hypothèse.

672. L'opinion de Levret et de Baudelocque, partagée par M. Desormeaux, est celle qui compte actuellement le plus de partisans ; fondée sur l'arrangement des fibres utérines et sur l'observation des
phénomènes de la grossesse, elle a paru plus satisfaisante qu'aucune autre. On a dit : si la cavité du corps
de la matrice s'agrandit seule pendant les quatre ou
cinq premiers mois, et si celle du col ne se dilate ensuite que peu à peu de haut en bas en se confondant
avec la première, cela tient à ce que les fibres du
corps et du fond, placées en long, plus molles et plus
extensibles, se distendent et cèdent plus facilement
que celles du col, qui sont circulaires, plus denses,

plus serrées et placées en travers. Il s'établit entre elles une espèce de balancement ou de combat qui se termine par l'accouchement : celles du corps doivent être considérées comme autant d'anses qui embrassent l'œuf dans leur concavité, et dont les extrémités sont fixées sur les différens points des cercles du col ; les premières cèdent d'abord sans difficulté, et même sans réagir sur les secondes ; vers le milieu de la grossesse cependant, elles tiraillent, en s'allongeant, les fibres du col, dont les anneaux disparaissent ou se trouvent ainsi successivement entraînées dans le corps de l'organe ; de telle sorte qu'à la fin il ne reste plus de canal en bas, mais bien seulement un orifice à circonférence plus ou moins épaisse. Alors, il y a équilibre entre le col et le corps de la matrice ; mais comme les fibres en anses n'ont plus que la résistance de quelques fibres en cercles à vaincre, il leur est facile d'en triompher ; l'équilibre est bientôt rompu, et l'accouchement commence.

673. D'après cette idée, je définirais la cause déterminante de l'accouchement, la *tendance* qu'ont les fibres du corps de l'utérus à revenir sur elles-mêmes ; tendance ou effort qui n'a d'effet réel et sensible, qu'à dater du moment où le col ne peut plus fournir à l'ampliation de la matrice.

674. A. Petit s'était exprimé d'une manière un peu différente : « On ne saurait douter, dit cet auteur, que la cause déterminante des contractions utérines ne soit l'irritation que souffre la matrice quand la grossesse est parvenue à son terme. Je regarde le col comme un *magasin* dans lequel la nature a mis en réserve la quantité de fibres musculaires dont elle a

besoin pour fournir, par leur développement, à l'expansion de la matrice pendant tout le cours de la gestation. Dans l'ordre naturel, cette expansion, une fois commencée, marche d'un pas égal avec l'accroissement du fœtus ; tout est compassé, fixé, de manière que, quand celui-ci est assez développé pour supporter l'action des agens extérieurs et la tourner à son profit, toutes les fibres du col de la matrice ont cédé et le magasin se trouve épuisé ; l'accouchement se fera donc quand toutes les fibres qui avaient été mises en réserve en différens lieux de la matrice, et principalement dans l'épaisseur de son col, auront été employées. Tant qu'il en restera, la matrice pourra s'étendre, et il ne s'excitera aucune irritation : un simple développement n'en est pas susceptible. »

675. Cette explication est plus rationnelle que la version qu'en a donnée Baudelocque. L'idée d'une lutte établie entre les fibres de différens points de l'utérus est ingénieuse sans doute, mais le fait qu'elle exprime n'est pas dans la nature. Pour moi, il me semble évident qu'en s'imbibant en quelque sorte de fluides pendant la grossesse, l'organe gestateur a pour but de déplisser ses fibres d'une manière active ; que ce déplissement se fait d'abord dans le corps et le fond, parce que c'est là que l'œuf est logé dans le principe ; qu'il s'opère ensuite dans le col par le même mécanisme, c'est-à-dire par l'accumulation de molécules liquides qui écartent peu à peu les molécules constituantes des fibres ; qu'une fois ce déplissement terminé, la matrice, ayant d'ailleurs acquis le complément de son organisation musculaire, entre en contraction pour expulser le corps qui la remplit et

qui commence dès-lors à l'irriter plus ou moins vivement.

676. Les fausses-couches, les accouchemens prématurés et tardifs, etc., s'accommoderaient à la rigueur de ce mode d'interprétation ; mais les grossesses extra-utérines en exigent une autre. Quand l'œuf s'est développé dans la trompe, ou dans l'abdomen, ou dans les parois de la matrice, en effet, que deviennent ce balancement entre l'action des fibres du col et du corps, ce magasin tenu en réserve, ce déplissement qui au premier coup-d'œil donne une solution si satisfaisante de tous les autres cas? Avouons-le donc, plus on veut approfondir la question des causes déterminantes de l'accouchement, plus il s'élève d'objections contre les explications qu'on en a données : mais connaissons-nous mieux la cause déterminante des contractions du cœur, et d'une infinité d'autres actions qu'il n'en faut pas moins admettre comme des faits ?

SECTION II.

Du Travail de l'Accouchement.

677. On donne le nom de *travail* ou de *travaux*, à l'ensemble des phénomènes qui constituent l'accouchement; ou, si l'on veut, l'accouchement fait naître une série de phénomènes, soit locaux, soit généraux, dont on embrasse l'ensemble sous le titre de travail.

678. Comme les phénomènes du travail sont nombreux, et qu'ils paraissent successivement, on a maintes fois essayé de les grouper, d'en former différens faisceaux, afin de pouvoir mieux les classer

dans la mémoire ; mais comme ces sortes de divisions
n'ont guère été établies que d'après des données arbitraires ou de pure convention, il en est résulté
qu'elles ne se ressemblent presque dans aucun livre.
A. Petit, par exemple, en admet trois, sans parler
des limites qu'il convient de leur assigner. Stein en
décrit quatre, d'une manière non moins vague. Millot
veut aussi que le travail soit divisé en quatre temps :
le premier, qu'il appelle *temps secret*, parce que les
femmes s'en aperçoivent à peine, comprend les divers
symptômes qui se manifestent dans les quatre, cinq
ou six jours antérieurs au terme de la grossesse ; le
second s'étend depuis l'apparition des douleurs jusqu'à l'écoulement des eaux ; le troisième commence
après la rupture de la poche ; et le quatrième, lorsque
l'enfant est sur le point de sortir.

679. Le temps secret de Millot est rangé dans les
signes précurseurs par Mme. Boivin, qui admet cinq
temps à l'instar de Chaussier et de M. Adelon ; quatre
pour l'accouchement lui-même, et le cinquième
pour la délivrance, sans indiquer d'ailleurs une ligne
de démarcation bien tranchée entre chacun d'eux.
M. Maygrier compte aussi quatre temps comme Stein,
et ne les circonscrit pas davantage. C'est Denman qui
semble avoir posé le premier la base d'une bonne division du travail : selon lui, le premier temps commence avec les premières douleurs, et finit lorsque
le col est complètement effacé, ou lorsque la poche
des eaux se déchire ; le second s'étend jusqu'à l'expulsion complète du fœtus ; et le troisième comprend la
délivrance. De cette manière, chaque temps formant
une période rigoureusement déterminée, il n'est plus

possible d'étendre ou de rétrécir à volonté l'acception des termes que l'on emploie. On pourrait encore, à l'imitation de Burns, ne décrire que deux temps proprement dits, et faire un travail particulier de la délivrance, ce qui me paraît plus rationnel. M. Desormeaux, qui a bien senti les avantages de la méthode de Denman, a mieux fait que ce dernier en ne s'arrêtant qu'à la dilatation du col, sans avoir égard à la rupture de la poche amniotique. Je suivrai moi-même cette marche, et ne diviserai le travail qu'en deux temps principaux : l'un, qui se termine au moment où la dilatation est achevée ; l'autre, qui commence à dater de cet instant, et finit avec la sortie de l'enfant.

Toutefois j'ajouterai, comme période indépendante, le temps secret de Millot, ou ce que Mme Boivin décrit sous le titre de *signes précurseurs*.

§. Ier. Signes précurseurs, ou Symptômes préliminaires de l'Accouchement.

680. L'accouchement se déclare quelquefois tout-à-coup et sans aucun symptôme préliminaire ; cependant l'organisme, qui arrive rarement sans prélude à ses moindres fonctions, reste le plus souvent fidèle à sa marche accoutumée, quand il s'agit de terminer le grand acte de la reproduction.

Deux, quatre, huit, dix, quinze et même vingt jours avant l'époque, chez certains sujets, la nature semble essayer ses forces ; le ventre diminue sensiblement de volume ; le fond, la totalité même de l'utérus s'abaisse ; les mouvemens de l'enfant se font sentir plus qu'à l'ordinaire ; l'infiltration, l'état vari-

queux des membres pelviens augmentent ou se manifestent, s'ils n'existaient pas encore ; les grandes
lèvres surtout se boursoufflent, se ramollissent et deviennent quelquefois douloureuses ; les digestions se
font mieux ; les nausées, les vomissemens, les ap-
pétits bizarres cessent d'exister, s'ils ne l'avaient
fait dès long-temps ; la respiration n'est pas aussi
courte, aussi gênée ; les femmes reprennent leur
gaîté habituelle , leur humeur enjouée , se sentent moins endormies, plus disposées au mouvement, plus alertes, sont assez souvent portées à
croire, du moins celles qui sont enceintes pour la
première fois, que leur terme est encore beaucoup
plus éloigné qu'elles ne l'avaient pensé. Elles ressentent de la pesanteur dans le bassin , sur le *fondement*, comme elles le disent, des envies plus fréquentes d'aller à la garderobe et de rendre leurs
urines. C'est alors surtout que les articulations, que
tous les ligamens de la cavité pelvienne se ramollissent et se relâchent ; ce qui rend la progression ou
les mouvemens de translation et la station elle-même
plus difficiles, plus fatigans, et quelquefois même
véritablement douloureux, quoique la femme se sente
mieux disposée à les exécuter. La sécrétion muqueuse
des voies génitales devient plus active, et des glaires
plus ou moins abondantes s'échappent par flocons du
vagin et de la vulve ; il n'est pas très-rare de trouver
la matrice dans un état tout particulier de contraction
fibrillaire, que l'on peut considérer comme le passage
de son état de repos à son état de contraction véritable : c'est-à-dire qu'en touchant le col, on sent qu'il
est de temps en temps le siége d'une tension, d'un

resserrement légers, et qu'en explorant le corps de l'organe par-dessus les pubis, on reconnaît qu'un mouvement s'opère en lui ; tant il est vrai qu'on ne peut pas toujours déterminer d'une manière précise le point de départ du travail.

681. Ces divers phénomènes, qui varient nécessairement pour le nombre, la marche et l'intensité, chez les différentes femmes, sont en général d'un bon augure, pourvu qu'ils ne se transforment pas en symptômes de maladie. Ils annoncent que la nature rassemble ses forces, réunit ses ressources et fait toutes les dispositions convenables pour accomplir la fonction qu'elle prépare depuis si long-temps. Quant à leur explication, elle n'a rien que de très-naturel : tous se rattachent directement ou indirectement au changement de position de l'utérus. En plongeant dans l'excavation, cet organe presse nécessairement avec plus ou moins de force sur le rectum, la vessie, les plexus nerveux et les vaisseaux ; de là, le ténesme et les épreintes, l'engorgement lymphatique ou sanguin des membres abdominaux et de la valvule, le relâchement des symphyses, la formation des mucosités, etc. En s'abaissant, en s'éloignant de l'épigastre, l'utérus laisse l'estomac et le foie plus libres ; le diaphragme, moins relevé, permet aux poumons de se dilater davantage ; de là, plus de liberté dans la respiration, la circulation, les fonctions digestives, et, par suite, dans l'exercice des facultés intellectuelles et locomotrices.

§. II. Premier temps, ou période de dilatation.

682. Après ces préliminaires l'accouchement commence enfin; des douleurs, des *coliques* courtes, légères, et séparées par de longs intervalles, en marquent l'origine; les parties génitales externes s'humectent, et les mucosités glaireuses se montrent, si déjà elles n'étaient apparues, au nombre des signes précurseurs. Pendant les coliques, la matrice se durcit, s'arrondit, s'enfonce par son sommet dans l'excavation, se rétrécit dans tous ses diamètres, se contracte, en un mot; les lèvres du museau de tanche s'effacent, s'amincissent d'une manière évidente; l'orifice se tend, perd de son épaisseur par la même raison, prend plus positivement la forme d'un cercle, et se rétrécit manifestement; si on y introduit le doigt on reconnaît que la coque de l'œuf cherche à s'y engager, qu'elle est comprimée, poussée en bas, qu'elle perd de sa mollesse, se tend à son tour, devient très-élastique et difficile à déprimer; souvent alors les femmes sont tourmentées par de sinistres présages; elles se désolent, se désespèrent, disent qu'elles vont mourir, perdent tout leur courage, et sont accablées par les idées les plus sombres et une tristesse dont rien ne peut les tirer; elles pleurent, s'agitent ou restent immobiles, et ressentent quelquefois des horripilations par tout le corps. Les animaux eux-mêmes, chose assez remarquable, tombent aussi dans cet abattement au commencement de leur part, refusent de manger et de boire, semblent être tourmentés par la crainte, et n'être occupés que de dangers menaçaus.

683. Les douleurs, qui augmentent graduellement

de force et d'acuité, deviennent en même temps plus longues et plus rapprochées ; des stries rougeâtres ou sanguines ne tardent pas à se mêler aux mucosités, qui coulent bientôt en plus grande quantité ; le col s'entr'ouvre, se dilate peu-à-peu ; le segment inférieur de l'œuf le traverse et vient, sous le nom de *poche des eaux*, faire saillie dans le haut du vagin ; à mesure que les douleurs prennent plus d'intensité, l'irritation générale devient plus vive ; l'intervalle des contractions n'est pas calme ; les femmes restent agacées, maussades, impatientes, difficiles à gouverner, ne peuvent se tenir en place, sont mécontentes de tout le monde, et d'une susceptibilité extrême ; chaque douleur représente en quelque sorte un accès de fièvre ; un frisson, parfois même un tremblement avec claquement des dents la précèdent ; la vitesse, la fréquence, la dureté du pouls, la température du corps augmentent ; la peau se colore davantage et devient moite ; la bouche et la langue se sèchent ; les dents et les lèvres s'encroûtent, deviennent fuligineuses, comme dans une fièvre adynamique ; une vive altération se manifeste ; il survient des nausées, des vomissemens, de la toux ; la tête se perd, et le dérangement intellectuel est souvent porté jusqu'au point de ressembler au délire. Chez les femmes irritables, les angoisses, l'agitation sont quelquefois poussées au plus haut degré, et l'âme la plus endurcie ne pourrait que difficilement se défendre d'un sentiment de compassion et de pitié, à l'aspect de ces malheureuses qui, tout échevelées, la bouche noire, la face rouge, la peau brûlante, les yeux hagards, ne peuvent prétendre à deve-

nir mères qu'au prix de tant de souffrances et de tant
de dangers. Après la contraction, tout rentre dans
l'ordre ; l'agitation cesse ; le pouls reprend son type
naturel ; la bouche s'humecte, la peau revient à sa
couleur et à sa température habituelles ; si l'on touche, les membranes, remontées dans la cavité utérine, paraissent flasques, plissées, et la poche des
eaux n'existe plus ; les bords du col, durs, minces et
comme tranchans pendant la douleur, redeviennent
souples, épais et arrondis immédiatement après. Les
nausées se suspendent, mais le ventre, l'épigastre
surtout, conservent assez souvent une grande sensibilité. Chaque douleur ramène la même série de
phénomènes, et est suivie d'une rémission de plus
en plus franche et de plus en plus courte. Le col,
qui représente ici la résistance à vaincre, cède par
degrés ; sa dilatation se complète enfin de manière à
ne plus former de rétrécissement entre le vagin et la
cavité utérine. Ainsi se termine le premier temps du
travail, la période la plus longue et la plus fatigante
de l'accouchement, mais non pas la plus dangereuse
ni la plus difficile.

§. III. Deuxième temps, ou période d'expulsion.

684. Dans le premier temps, la matrice fait à-peu-
près seule tous les frais du travail ; c'est elle qui dilate le col, qui force le sommet de l'œuf à s'y engager ; elle ne sollicite point, ou ne sollicite que faible-
ment les contractions musculaires, dont le concours
ne lui est pas encore indispensable. Dans le second
temps, les contractions acquièrent d'abord une plus
grande force, durent plus long-temps, sont moins

éloignées les unes des autres, et cependant suivies d'un calme beaucoup plus parfait ; le courage renaît, la tristesse se dissipe ; quelques femmes, accablées par le besoin du repos, s'endorment d'un sommeil assez profond dans le court intervalle qui sépare deux douleurs ; j'ai assisté à l'accouchement d'une dame qui, restée trois jours et trois nuits en proie aux angoisses du travail le plus douloureux, s'endormit encore à plusieurs reprises le quatrième au matin, quoique les contractions fussent portées au plus haut degré d'intensité, et qu'il restât à peine entre elles une ou deux minutes. Un sentiment de pesanteur et d'épreintes, que quelques-uns rapportent à la pression qu'éprouve le col, mais qui dépend bien plus de celle du rectum et de la vessie, oblige bientôt les femmes à seconder leurs douleurs ; à contracter presque malgré elle les muscles abdominaux, à faire les plus violens efforts.

685. La poche des eaux, seule partie de l'œuf qui ne soit pas comprimée à l'extérieur, n'étant aucunement soutenue dans la partie supérieure du vagin, se rompt au milieu d'une des plus fortes douleurs ; le fœtus, poussé par la même contraction, vient aussitôt prendre la place qu'occupait le segment des membranes, ferme le passage au reste du liquide en s'engageant dans le col comme une espèce de bouchon ou de tampon, et la tête, si c'est elle qui se présente, est alors, comme on le dit, au *couronnement*; le vide opéré dans la matrice fait que le travail semble se ralentir pour quelque temps ; mais quand ce vide a disparu, quand l'utérus est revenu de *son étonnement*, qu'on me passe l'expression, les

douleurs reprennent toute leur énergie , se succèdent encore avec plus de rapidité. Chacune d'elles est annoncée par un frémissement général; les plus violentes sont souvent précédées d'une autre beaucoup plus faible qui leur sert de prélude ; d'autres fois, on en observe alternativement une plus forte et une un peu plus faible, d'une manière régulière, sans qu'elles puissent être considérées comme la suite l'une de l'autre. Chaque fois qu'elles arrivent, la femme se crampone à ce qu'elle peut rencontrer de solide, arc-boute ses talons contre les matelas, saisit avec force les côtés ou le chevet de son lit, ou bien les personnes qui l'entourent, pour se procurer un point d'appui; elle renverse la tête en arrière, fait une profonde inspiration, et, tous les leviers de son squelette étant ainsi fixés, contracte avec toute la force dont elle est douée, les muscles du ventre, le diaphragme et synergiquement tous les muscles du corps; le cou, la face se gonflent, se gorgent de sang , deviennent pourpres ou livides; les veines jugulaires acquièrent un volume énorme; les carotides battent avec force; la glande thyroïde s'engorge, les yeux brillent, rougissent et semblent vouloir s'échapper des orbites; tous les symptômes d'une congestion cérébrale se manifestent; la circulation générale est fortement activée ; la sueur ruissèle quelquefois à la surface de la peau, mais seulement à la tête, à la poitrine et au ventre ; car les extrémités pelviennes. recevant moins de sang que de coutume, restent assez fréquemment au-dessous de leur température naturelle; enfin, lorsque la contraction est sur le point de finir, cette vive agitation fait place à de sanglots précipités qui ramènent promptement le calme de toutes les fonctions.

686. Au bout d'un temps, en général très-court, une nouvelle douleur, accompagnée des mêmes angoisses, et suivie des mêmes phénomènes, reparaît. Quand elle commence, on voit couler une petite quantité de fluide amniotique, parce que le fœtus ne ferme pas exactement le col dans leur intervalle; mais, en forçant la partie de l'enfant qui descend la première à s'engager dans l'orifice utéro-vaginal, la contraction utérine arrête bientôt cet écoulement, qui se manifeste de nouveau vers la fin de chaque douleur, parce que le fœtus, cessant d'être poussé, rentre dans la cavité utérine. Pour peu que les contractions aient de force, la tête franchit bientôt le col, passe dans le haut du vagin, qui se dilate par degrés pour la recevoir, descend dans l'excavation, en pressant de plus en plus sur le rectum et le bas fond de la vessie; les épreintes alors redoublent, la strangurie survient, des crampes se font sentir dans les cuisses et les jambes; les matières fécales, si l'intestin en renferme au-dessous du détroit inférieur, sont mécaniquement chassées au dehors; l'amplitude du vagin augmente dans tous les sens, aux dépens du déplissement des rides qu'on observe à sa surface interne hors le temps de l'accouchement. La tête s'approche du détroit inférieur, le coccyx se renverse, l'anus fait une saillie plus ou moins considérable; tout le périnée s'allonge, s'amincit en reportant l'angle inférieur de la vulve en avant, et le plan de cette ouverture finit par se trouver presque parallèle à l'axe du corps, au lieu de représenter, comme auparavant, le plan

du petit détroit d'un bassin sec ; les grandes lèvres , tiraillées , se dédoublent , entraînent même la peau des cuisses ; le mont de Vénus s'affaisse ; mais il est faux, tout-à-fait faux , que les nymphes se déplissent de la même manière ; enfin , une douleur plus forte encore qu'aucune autre , qui arrache des cris de désespoir à la femme , qui est comme composée de deux douleurs d'inégale violence , pour laquelle la nature semble avoir rassemblé tout ce qui lui restait de puissance musculaire , triomphe de toutes les résistances : la contraction la plus énergique qui soit encore survenue amène les bosses pariétales au niveau des tubérosités de l'ischion ; un dernier degré de force de plus va les forcer à sortir , mais elle est sur le point de diminuer ; la nature , qui a presque vaincu tous les obstacles , semble succomber dans son dernier élan ; au moment où elle touche au but de tant d'efforts , on la voit prête à céder encore une fois à la réaction du périnée ; mais une dernière tentative de l'organisme fait naître une nouvelle douleur qui vient au secours de la précédente , avant qu'elle n'ait complètement cessé, comme pour la soutenir , et la tête franchit enfin la vulve. A cause du vide qui vient de s'opérer dans la matrice , si le corps du fœtus ne suit pas immédiatement la tête, une contraction courte et peu forte n'en détermine ordinairement la sortie qu'après un calme de quelques secondes ou de quelques minutes , et chasse en même temps le reste du liquide amniotique.

687. L'accouchement est terminé. L'une des scènes les plus attendrissantes, les plus capables d'émouvoir vivement le cœur de l'homme, paraît aux yeux de l'accoucheur philosophe. A ces cris perçans , à cette agi-

tation si vive, à ces transports de désespoir, à ces efforts excessifs, à ces angoisses inexprimables, à ces douleurs déchirantes, qui paraissaient intolérables, succède instantanément un calme délicieux, plein de charmes, dit M. Desormeaux, et qui n'est interrompu que par le bonheur de se savoir mère. L'enfant nouveau-né crie, et déjà tous les maux que sa mère a si courageusement soufferts sont oubliés; des plaintes de satisfaction remplacent les plaintes de la douleur; des sanglots de bonheur succèdent aux sanglots du désespoir; et ce passage subit, du comble de la crainte, d'une affreuse anxiété, au comble de la joie et des plus tendres désirs, chez les femmes sensibles et bonnes, est un des phénomènes qui commandent le plus impérieusement notre admiration pour un sexe qui la mérite déjà à tant d'autres titres !

688. *Durée du travail.* Je n'ai pas besoin d'avertir que ce tableau général est loin d'être applicable à toutes les femmes, ou seulement à tous les accouchemens de la même femme; c'est principalement chez celles qui sont robustes, vigoureuses, jeunes, qui accouchent pour la première fois, qu'on rencontre la plupart de ces nombreux phénomènes : chez les autres ils offrent des nuances extrêmement variées. Leur développement exige un laps de temps qui présente aussi des différences très-grandes, dans les divers pays et chez les différens sujets.

La durée du travail, au dire des voyageurs, est beaucoup moins longue chez les peuples sauvages que dans les pays civilisés; chez les négresses et les indiennes de l'Amérique, que chez les asiatiques et les européennes; dans les pays chauds que dans les contrées froides ; en Italie , en Espagne et en Portugal, par exemple , qu'en France , en Russie et en Allemagne ; chez les femmes qui ont passé leur vie dans la mollesse et l'oisiveté , que chez celles qui vivent à la campagne ou se livrent à des travaux pénibles pour subvenir à leur existence. En général , le travail dure de quatre à huit ou dix heures en Hollande, en Angleterre et en France ; il en est à-peu-près de même en Suisse et en Allemagne ; en sorte que Haller se trompe évidemment quand il avance que la durée de l'accouchement n'est que d'une heure et demie à deux heures. Le terme moyen de cette fonction paraît donc être d'environ quatre heures , ainsi que le remarque M. Desormeaux.

Les quatre phénomènes les plus constans et les plus essentiels du travail sont, comme on a pu le voir, la contraction utérine ou la *douleur*, la *dilatation* du col, la *formation de la poche des eaux* et l'*écoulement des glaires*.

§. IV. De la Douleur.

689. En obstétrique, le mot *douleur* est synonyme du mot *contraction utérine;* cependant il ne faut pas oublier que ce n'est qu'un langage de convention, employé par les médecins pour se mettre plus à portée du vulgaire, et que ces deux objets sont essentiellement distincts. Il est vrai que la douleur est liée à la contraction de l'utérus; qu'elles naissent, marchent, décroissent et cessent ensemble ; que l'énergie de l'une est le plus souvent en rapport direct avec l'acuité de l'autre; mais il est bien certain aussi qu'on peut rencontrer le contraire ; tellement que nul ac-

couchement ne peut se terminer sans contraction,
tandis qu'on en cite plusieurs qui ont eu lieu sans
douleur. Tout le monde a remarqué, comme M. Flamant, que, chez la plupart des femmes, les contractions existent assez long-temps avant la douleur. Cependant, c'est par la douleur qu'on juge des contractions et de leur force; la première est le signe
des secondes. Toutefois, les douleurs peuvent offrir
des nuances nombreuses dans leur intensité, sans
que, pour cela, la force des contractions soit nécessairement différente. Chez une femme nerveuse, extrêmement irritable, une contraction des plus légères
produit quelquefois les plus vives douleurs; au contraire, une femme lymphatique, insouciante, dont la
sensibilité n'est que très-peu développée, souffre à
peine, bien que la matrice se contracte avec force;
un excès de timidité, de crainte ou la pusillanimité
font jeter les hauts cris à quelques-unes, pour le
moindre resserrement de l'utérus, tandis que le courage et la résignation en portent d'autres à supporter,
sans se plaindre, les plus fortes contractions. Enfin,
on en rencontre un certain nombre qui, dans le but
d'attirer plus vivement l'attention, d'inspirer plus de
compassion et de pitié, crient, se tourmentent d'une
manière extraordinaire, quoiqu'elles souffrent très-
peu en réalité. Il en est qui s'arment d'un courage
artificiel, qui ont résolu d'avance de ne pas se plaindre, de ne pas crier, quelque fortes que soient leurs
douleurs, et qui font, aux dépens de leur vie, des
efforts incroyables pour imposer silence aux souffrances les plus vives, aux cris les plus légitimes; tant
il est vrai que le charlatanisme et l'ostentation trou-

vent à s'exercer jusque dans les infirmités humaines !
Il peut arriver aussi que la présence de personnes in-
connues, de gens qui déplaisent à la femme en travail,
qu'elle craint ou avec lesquels elle est naturellement
peu familière, la retient et l'empêche d'exprimer librement les sensations qu'elle éprouve.

690. Au début, les douleurs sont si faibles et si superficielles qu'on a cru pouvoir leur donner le nom de
mouches, sans doute pour faire allusion à la sensation
légère que produit la piqûre de cet insecte, ou qu'il
détermine en se promenant sur la peau. Alors on les
appelle encore *douleurs préliminaires, petites douleurs;*
marquées par une sorte de frémissement du corps de
l'utérus, elles naissent dans la région ombilicale et s'y
perdent ou s'épanouissent, si l'on peut ainsi parler,
dans tout l'hypogastre et les flancs. Plus tard, lorsque le travail est bien enrayé, les douleurs, plus longues, plus fortes, plus rapprochées et plus franches,
prennent le nom de *préparantes;* jamais épithète ne
fut mieux appliquée; leur rôle est, en effet, de pré-
parer l'expulsion de l'œuf, de présider à la dilatation
du col; des environs de l'ombilic elles se portent
généralement vers l'angle sacro-vertébral ou le centre
du détroit; c'est pendant leur période que les femmes
sont le plus impatientes, agacées, tristes, tourmentées, difficiles à gouverner, et que leurs cris sont le
plus perçans; ce qui tient peut-être à ce que la matrice agissant seule, laisse à la femme le libre exercice
de sa sensibilité générale.

A la fin du premier temps, et surtout dans le second, les douleurs changent sensiblement de caractère, prennent le nom d'*expulsives* ou d'*expultrices*,

et annoncent, en effet, que la nature met tout en œuvre pour l'expulsion du fœtus. Ces douleurs, qu'on désigne encore par le nom de *grandes* douleurs, sont plus fortes, plus longues et plus entières que celles du premier temps, ont en outre pour caractère d'être séparées par des intervalles plus francs, mieux tranchés et plus calmes, de faire naître la strangurie et le ténesme ou le sentiment de pesanteur qui met en jeu l'action des muscles abdominaux, qui force la femme à pousser, à faire des efforts pour venir au secours de la matrice. Malgré leur acuité, elles tourmentent moins l'irritabilité, sont supportées avec plus de résignation et de patience. Les femmes qui semblent fuir avec le plus de soin chaque douleur préparante, vont au-devant des douleurs expulsives, au contraire, les appellent, les sollicitent, causent, sont tranquilles, conservent même de la gaîté dans leur intervalle, et ne songent plus aux dangers qui les attristaient dans le principe. Leurs cris ne ressemblent plus à ceux qu'elles poussaient dans le cours du premier temps, et souvent cette différence est assez prononcée pour que l'accoucheur le moins exercé puisse décider, sans autre examen, si la femme qu'il entend est actuellement dans le premier ou dans le second temps du travail. Les cris du premier temps sont aigus, ne diffèrent pas sensiblement de ceux que détermine toute autre espèce de douleur. Les cris du second temps, au contraire, sont comme étouffés, semblables à ceux que peut jeter un individu quelconque, quand il est chargé d'un pesant fardeau. Les premiers sont libres, ont lieu pendant l'expiration; les seconds sont retenus par l'oblitération de la glotte et ne se font guère entendre que lors de l'inspiration ; les uns sont *des cris de souffrance*, les autres *des cris d'effort.*

691. Lorsque l'accouchement est près de se terminer, les douleurs, parfois d'une violence extrême, assez souvent accompagnées d'une sorte de tremblement convulsif, pendant lesquelles il semble que les os du bassin vont se disjoindre ou se briser, que tous les organes génitaux sont menacés d'une déchirure prochaine, ont été nommées douleurs *conquassantes*, nom barbare et mal sonnant, mais qui exprime énergiquement la chose ; elles n'ont, au surplus, pour caractère spécial que leur haut degré d'intensité, et ne diffèrent pas autrement des douleurs expulsives proprement dites.

692. Comme on l'a déjà vu, la direction des douleurs n'est pas la même à toutes les époques du travail ; le plus souvent elles suivent le grand axe de la matrice, ou le diamètre occipito-coccygien de l'enfant, se terminent, par conséquent, sur un point d'autant plus rapproché du centre de la vulve, que le fœtus est plus près de franchir le détroit inférieur ; d'où il suit que l'obliquité antérieure de l'utérus est une des causes les plus évidentes de ces douleurs désagréables qu'on appelle *douleurs de reins*, et sur lesquelles je reviendrai plus tard.

Causes. La douleur de l'enfantement est déterminée par les contractions utérines ; mais quel en est le mécanisme ? Lors de l'accouchement la matrice est un muscle ; or, dans l'ordre normal, les contractions musculaires ne sont nullement douloureuses. Le cœur, le diaphragme, l'estomac, les intestins, le rectum, la vessie, ne font naître aucune douleur en se contractant ; les plus violentes contractions des muscles du ventre, elles-mêmes, ne sont pas douloureuses pendant le travail ; ce n'est donc pas dans le tissu charnu de l'utérus qu'il faut chercher la cause de la douleur. La femme accoucherait sans douleur, dit Stein, si le segment inférieur de l'utérus, ou les parties voisines, ne résistaient fortement au passage du fœtus, en déterminant des douleurs par leur antagonisme. Selon Levret, Asdrubali, etc., il n'y a pas le moindre doute que c'est dans l'orifice même que les douleurs de l'accouchement ont leur siége, *non vi cade questione alcuna che in esso orificio è il luogo positivo ove si articolano i dolori del parto, etc.*, et non dans le corps et dans le fond de l'utérus, comme le pensent la plupart des accoucheurs. En parlant de la douleur, Denman ne cherche point à en préciser le siége ; il se contente de dire que, dans l'accouchement, on ne peut calculer le degré de force que par la résistance, la résistance que par la douleur, et la douleur que par l'expression. En sorte que son opinion, partagée par le plus grand nombre des accoucheurs anglais, et que Hopkins donne comme la plus rationnelle, est à-peu-près la même que celle de Stein ou de Levret.

Hay, et M. Bilon surtout, se sont efforcés de prouver que la douleur a son siége dans le col bien plus que dans le corps de la matrice ; leur argument principal est que celui-là reçoit ses nerfs du plexus sacré, division du système nerveux cérébral, tandis que celui-ci puise les siens dans le plexus hypogastrique, appartenant au système des ganglions, et qui n'a pas la propriété de communiquer avec le cerveau. » Mme. Boivin, qui parle d'après ce qu'elle a ressenti elle-même, soutient la même thèse , et pense que les contractions du corps et du fond de la matrice ne sont pas plus douloureuses que celles des muscles abdominaux, de la vessie et du rectum.

693. S'il est vrai que le col jouisse d'une plus vive sensibilité , reçoive une plus grande proportion de nerfs, que le reste de l'organe soit tiraillé avec force par les contractions , et que tous les efforts de l'utérus viennent y aboutir , il ne l'est pas moins que pendant les contractions, les plus fortes comme les plus faibles , les douleurs se font également sentir dans toute l'étendue de la matrice. Si la pression du fœtus, si les tractions exercées sur le col étaient la seule cause des douleurs, les femmes ne devraient plus souffrir dès que la dilatation est opérée , et pourtant c'est à dater de ce moment qu'elles souffrent avec le plus de violence ; et lors de la délivrance est-ce dans le col qu'on placera le siége de la douleur?

694. D'autres ont admis que les douleurs de l'accouchement étaient dues à la compression des organes contenus dans le bassin , des plexus nerveux, par exemple. Mais lorsque les nerfs lombaires ou sacrés sont accidentellement comprimés, c'est dans les membres et non dans l'excavation que se manifestent les douleurs. Dans le commencement comme à la fin, les douleurs s'étendent de haut en bas, occupent tout l'hypogastre, et non pas seulement le petit bassin ; tant que la tête reste au-dessus du détroit supérieur, toutes les fois que le fœtus se présente en travers , quand il vient par les pieds , il n'est pas permis de rat-

tacher les douleurs à cette compression. En soutenant avec quelques-uns qu'elles sont produites par la compression des filets nerveux qui s'épanouissent à la surface interne de l'utérus, on n'avance autre chose qu'une de ces nombreuses assertions, hasardées sans preuves, et qu'on rencontre trop souvent dans les ouvrages de médecine.

Ainsi, la cause essentielle des douleurs est tout-à-fait inconnue ; c'est une question de physiologie qui mérite, qui exige même de nouvelles recherches. Ce que l'observation démontre seulement, c'est que tous les points de la matrice peuvent être, ensemble ou séparément, le siége de la douleur pendant le travail ; que, dans certains cas, les tiraillemens exercés sur le col concourent peut-être, plus que tout le reste, à sa production, et que la compression des parties voisines n'y est pas toujours étrangère.

695. Une autre question, longuement débattue, est celle qui se rattache à l'intermittence de la douleur. Si la douleur ne cessait pas après avoir commencé, dit A. Petit, s'il n'y en avait qu'une seule, la femme y succomberait, ne pourrait pas la supporter ; tandis qu'ainsi réduite en fragmens la somme des souffrances est véritablement moindre ; en d'autres termes, les douleurs de l'accouchement sont intermittentes parce qu'elles ne sont pas continues, voilà toute l'explication donnée par A. Petit. Un médecin, que Millot combat avec chaleur, est entré plus avant dans la question, en soutenant que la cause de l'intermittence des douleurs se trouve dans la résistance que l'œuf oppose aux contractions utérines ; d'autres ont cherché depuis à faire comprendre ainsi le fait :

lorsque la matrice se resserre avec force, ont-ils dit, les nerfs, comprimés entre ses diverses couches, ou bien à sa surface interne, par la face externe de l'œuf, ne tardent pas à produire un engourdissement qui arrête nécessairement toute contraction.

Mais, dans ce cas, les douleurs devraient être très-longues et très-rapprochées au lieu d'être si fugaces et si éloignées dans le commencement du travail, puisqu'alors les contractions sont extrêmement faibles; à la fin, au contraire, il faudrait qu'elles fussent courtes et plus rares, puisque la compression est subite et des plus violentes; les douleurs qui accompagnent la délivrance, les tranchées qui surviennent après la couche, et qui conservent également le type intermittent, ne s'expliquent point non plus d'une manière satisfaisante dans cette hypothèse.

696. De Buffon a cru que la cessation de chaque douleur était due au décollement du placenta; c'est-à-dire que, d'après cet homme célèbre, chaque contraction utérine a pour but de décoller une petite portion du délivre, et qu'aussitôt ce décollement opéré, la douleur, comme la contraction, doit cesser pour un instant. Deux remarques suffisent pour faire voir le peu de valeur d'une semblable supposition. Le placenta sort quelquefois avant le fœtus, et les douleurs n'en sont pas pour cela moins intermittentes jusqu'à la fin du travail. D'autres fois, le placenta conserve ses adhérences, même après l'accouchement, ce qui ne change pas non plus la marche intermittente des douleurs.

697. En disant que cette cause *existe dans la cessation de la contraction de la fibre musculaire*, comme

le veut Millot, qui croit avoir fait une grande découverte, on retombe dans la pétition de principe reprochée plus haut à Petit : c'est déplacer la question et non la résoudre.

698. Pendant la contraction, le sang est refoulé dans le torrent général, dit le docteur Dewees ; l'utérus pâlit et la douleur cesse ; il se fait un nouvel afflux, et la contraction reparaît aussitôt, etc. ; mais cette explication, en tout semblable pour le fond à celle que je combattais tout-à-l'heure, est passible des mêmes objections et n'est pas plus admissible.

699. Au total, nous ne connaissons pas plus la cause de l'intermittence des douleurs ou des contractions utérines que celle des contractions du cœur, des intestins et de tous les muscles en général, non plus que celle de toutes les intermittences organiques ou fonctionnelles imaginables. Puisqu'on ne peut pas serrer avec force un corps quelconque dans la main sans être bientôt obligé de le relâcher, pourquoi voudrait-on que dans l'utérus la contraction n'eût pas besoin d'alterner avec le relâchement ? Dans les deux cas, la nature du phénomène est semblable ; sa cause doit être identique, et je ne vois pas pourquoi on la chercherait avec tant d'ardeur pour l'un quand on est, en quelque sorte, convenu de l'abandonner pour l'autre. C'est une question qui restera sans doute encore long-temps insoluble, mais qui appartient bien plus à la physiologie générale qu'à la tokologie en particulier.

§. V. De la Dilatation du Col.

700. La douleur est le premier phénomène qui annonce le travail de l'enfantement ; mais elle n'est pas le plus essentiel ni même le plus constant ; car, ainsi que le font remarquer Levret, Denman, Hopkins, on conçoit qu'à la rigueur quelques femmes puissent accoucher sans douleur, tandis que la chose est matériellement impossible sans la dilatation du col. Entièrement subordonnée à la force des contractions utérines, la marche de cette dilatation a besoin d'être bien connue. Lente et peu sensible au début, elle se fait avec une grande rapidité vers la fin. Il faut plus de temps, en général, pour l'amener aux dimensions d'un *ecu de trois livres,* par exemple, que pour la conduire ensuite *au couronnement,* époque où elle présente une largeur d'environ trois pouces. L'orifice, généralement très-mince, comme tranchant, donne l'idée d'un anneau de corde fine, fortement tendu, quand on le touche dans le commencement, chez les femmes qui accouchent pour la première fois ; dans la dernière moitié du premier temps, il s'épaissit, au contraire, et finit quelquefois par former un bourrelet arrondi, qui semble fuir devant le fœtus, mais qui disparaît insensiblement lorsque la tête franchit le détroit ou s'y engage. Chez les femmes qui ont eu beaucoup d'enfans, on remarque tout l'opposé ; les lèvres du col, molles et très-souples d'abord, conservent encore parfois une épaisseur de quelques lignes, bien que la dilatation soit déjà passablement avancée ; ce n'est que plus tard, lorsque la poche des eaux com-

mence à se former, qu'elles s'amincissent graduellement.

701. Dans les deux cas, cet amincissement est loin de se faire toujours avec la même régularité sur toute la circonférence du cercle. J'ai souvent vu sa moitié postérieure mince comme le bord d'une feuille de papier, tandis que sa demi-circonférence antérieure formait entre la tête et les pubis un bourrelet épais de trois à quatre lignes. Cette inégalité, en quelque sorte naturelle, à-peu-près constante, avec des degrés variés, ne doit pas être oubliée lorsqu'on veut déterminer la durée du travail : en touchant la moitié antérieure du col, sans porter le doigt en arrière on pourrait pronostiquer un terme encore assez long, quand, après avoir exploré la portion opposée, une autre personne vient de prononcer que l'accouchement est sur le point de se faire.

702. La figure du col, pendant la dilatation, n'est pas moins variable que l'épaisseur de ses lèvres. Assez exactement circulaire quand il correspond au centre du bassin; plus souvent ovalaire et de manière que sa portion la plus large est tournée en arrière, à droite ou à gauche, selon que le fond de l'utérus est incliné dans tel ou sens; quelquefois elliptique, surtout quand l'enfant se présente en travers, il offre, dans d'autres cas, des inégalités qui tiennent à ce que ses différens points n'ont ni la même consistance ni la même extensibilité.

705. Tous les auteurs qui ont soutenu que le fœtus est la cause efficiente de l'accouchement, ont nécessairement admis qu'il est aussi la cause de la dilatation du col. C'est encore ainsi que raisonne le peu-

ple et que Vigarous semble penser ; mais depuis qu'il est reconnu que dans l'expulsion de la totalité ou d'une portion de fœtus mort, le col se dilate comme dans ceux où l'enfant naît bien portant, on a complètement rejeté cette opinion, maintenant surannée. Une preuve décisive, dit A. Petit, que ce n'est pas le fœtus qui dilate le col, c'est que si on porte le doigt sur le sommet de l'œuf, lorsqu'il tend à s'engager avec le plus de force, on sent très-distinctement la tête s'éloigner de l'orifice au lieu de le presser activement, repoussée qu'elle est, de bas en haut, par le liquide qui glisse entre elle et les membranes pour remplir la poche des eaux.

Cela ne veut pas dire toutefois que l'enfant ne joue aucun rôle dans la production de ce phénomène, mais seulement qu'il n'en est pas la cause active, qu'il ne peut concourir à l'effectuer que sous l'influence d'une autre force.

704. C'est dans les contractions utérines qu'on en trouve la véritable cause. Il est de l'essence des fibres charnues de se raccourcir et de tendre à se rapprocher de la ligne droite, quand elles se contractent ; la matrice est composée de fibres courbes, dont les plus nombreuses et les plus fortes occupent son fond et son corps, et sont principalement placées en long ; le col est la partie la plus faible de tout l'organe ; l'œuf est un corps incompressible. Or, il est évident qu'avec une semblable disposition la dilatation du col doit commencer avec les contractions de la matrice. Les fibres verticales et les fibres obliques tirent par leurs deux extrémités, qui en forment le point mobile, les fibres horizontales sur lesquelles elles s'attachent ou avec

lesquelles elles s'entrecroisent, vers leurs parties moyennes, où se trouve le véritable point fixe. Les fibres transversales, en se resserrant sur l'œuf, corps ovalaire et régulier, tendent nécessairement à glisser vers son sommet ou vers sa base; mais comme elles sont au moins aussi nombreuses au-dessus qu'au-dessous de la zone transversale moyenne, il en résulte que, dans une contraction générale, les fibres en cercle de la moitié inférieure de l'utérus se trouvent seules pour résister à l'effort de toutes les fibres longitudinales et des fibres circulaires de sa moitié supérieure.

D'autre part, l'œuf ne pouvant être poussé par la concavité des fibres utérines que vers le point le moins résistant de l'organe, s'engage dans l'orifice qui s'entr'ouvre, devient une cause puissante, quoique secondaire, de la dilatation du col, et agit, dans ce cas, à la manière d'un coin; c'est une force inerte qui vient au secours d'une force vitale ou organique. Ainsi, on peut admettre que l'œuf s'abaisse et que le col se relève; autrement, que ces deux parties, conduites par la même puissance, la contraction utérine, glissent l'une sur l'autre, et que la seconde doit se dilater en raison directe de la force qui fait descendre la première.

Au début du travail, lorsque le col ne fait que s'entr'ouvrir, on reconnaît qu'il se rétrécit au lieu de se dilater pendant la douleur, mais de manière qu'immédiatement après il reste plus large néanmoins qu'auparavant. Plus tard, lorsque la poche commence à se former, on observe le contraire; le col se dilate considérablement, au moment de la contraction, et se rétrécit plus ou moins aussitôt qu'elle a cessé. La raison de cette particularité est facile à saisir : dans le commencement, les fibres du col résistent encore avec une grande énergie à l'action des fibres du corps et du fond ; comme la matrice se contracte dans tous ses points en même temps, et non pas dans l'un ou l'autre de ses plans, comme le voulait A. Leroy, ou dans ses diverses parties alternativement, comme d'autres l'ont prétendu, au lieu de se dilater d'abord pour permettre aux membranes de s'engager, l'orifice se resserre, au contraire, comme pour leur fermer le passage ; tandis que, dans une période plus avancée, lorsqu'il est assez ouvert pour que le sommet de l'œuf puisse s'y loger, la poche des eaux se joint à la contraction utérine pour le forcer à se distendre.

705. Aussitôt après l'écoulement des eaux, la tête du fœtus prend la place de la poche amniotique, en remplit les usages, et agit sur le col de la même manière ; presque tous les praticiens croient que cette partie est moins favorable à la dilatation que le segment des membranes, en ce qu'elle n'est pas aussi régulière, qu'elle ne forme pas une tumeur aussi exactement tendue ; mais nous verrons, en examinant la rupture prématurée de l'œuf, qu'à ce sujet l'observation a besoin d'être consultée de nouveau. C'est principalement à partir de ce moment que le cercle utérin se transforme en un bourrelet plus ou moins épais chez les femmes primipares, et que la dilatation semble quelquefois diminuer au point de faire croire que le travail rétrograde au lieu d'avancer.

§. VI. De l'Écoulement des Glaires.

706. On donne le nom de glaires ou de mucosités à des flocons de matière d'un jaune très-clair ou d'un blanc verdâtre, qui s'échappent des organes sexuels pendant l'accouchement; ces glaires ressemblent à du blanc d'œuf légèrement cuit, diffèrent des mucosités nasales, en ce qu'elles sont moins gluantes et forment des paquets, des pelotons moins cohérens, plus albumineux; elles sortent par masses ou par flocons tremblottans comme de la gelée, s'échappent surtout au moment des contractions, se manifestent parfois plusieurs jours avant le début du travail, dont elles constituent l'un des signes avant-coureurs les plus certains (1), deviennent de plus en plus abondantes au fur et mesure que la dilatation avance, et finissent par se teindre de sang chez la plupart des femmes.

707. Rien n'est plus variable que leur quantité; tantôt on en remarque à peine quelques pelotons, et tantôt il s'en échappe des plaques extrêmement larges à chaque douleur; lorsqu'elles sont très-rares ou manquent tout-à-fait, on dit que l'accouchement se fait *à sec*; leur grande abondance porte à croire que l'accouchement se fera vîte. Quand il s'y mêle des stries rouges, on dit que la femme *marque*, et les assistans regardent cette coloration comme un bon signe, comme une preuve que le travail ne tardera pas à se terminer. Sans être tout-à-fait dépourvue de fonde-

___

(1) Chez un grand nombre d'animaux domestiques ou sauvages le part est également précédé d'un écoulement de matières muqueuses quelquefois fort abondantes.

ment, puisque c'est en général vers la fin du premier temps que les femmes marquent, il s'en faut cependant qu'une pareille idée soit toujours exacte ; car il est des cas où la coloration rouge des glaires n'a pas lieu du tout, de même qu'il en est quelques-uns où elle s'opère dès les premières douleurs.

708. Quelques auteurs ont pensé que cette substance demi-liquide s'échappe des membranes par transsudation., et s'épaissit, en sortant de l'œuf, par suite de l'augmentation de température des parties génitales ; comme s'il existait le moindre rapport de nature et même d'aspect entre le liquide amniotique et les mucosités ! D'autres ont cru que les fluides apportés à la surface externe de l'œuf, ne rencontrant que des vaisseaux d'une grande ténuité pour pénétrer à l'intérieur de l'amnios, se décomposent, se tamisent en quelque sorte, que leurs particules les plus fines, les plus subtiles, traversent les membranes pour former les eaux ; tandis que leurs principes les plus grossiers restent en dehors, s'accumulent dans les vaisseaux les plus rapprochés de la surface interne de la matrice, d'où ils sont expulsés lors des contractions pour donner naissance aux glaires ; mais il suffit de mentionner une pareille hypothèse pour en faire voir la futilité. C'est la membrane muqueuse qui fournit les glaires, et je ne comprends pas comment on a pu en aller chercher la source ailleurs. Dans tous les instans de la vie le vagin en est lubrifié ; plusieurs femmes en rendent des flocons assez volumineux aux approches de leur flux périodique ; il n'est pas rare d'en trouver l'utérus rempli chez celles qui meurent sans être enceintes ; dans la leucorrhée et

dans d'autres états maladifs, elles présentent quelquefois les mêmes caractères et coulent en aussi grande quantité qu'au moment de l'accouchement; enfin, s'il est de l'essence des organes tapissés par les membranes muqueuses de sécréter du mucus, est-il donc surprenant qu'il s'en forme pendant le travail dans les parties sexuelles ?

709. Le sang qui s'y mêle ne vient ni de la rupture des vaisseaux utéro-placentaires, car ces vaisseaux n'existent pas, ni des petites déchirures du col, au moins le plus souvent, car il est très-ordinaire de voir les glaires sanguinolentes apparaître lorsque le col n'a point encore été tiraillé : il les colore de la même manière que les crachats dans une irritation de poitrine, que les mucosités des narines dans une irritation de la membrane de Schneider, etc. Que ce sang vienne par exhalation de l'intérieur de la matrice, ou bien de quelques gerçures du col, on conçoit que, s'il se borne habituellement à rougir les mucosités, il peut aussi s'écouler en quantité beaucoup plus considérable et constituer une véritable hémorrhagie.

710. Les glaires ont pour usage d'humecter, de lubrifier les parties que doit traverser l'enfant, d'en augmenter la souplesse et l'extensibilité, et de favoriser le glissement de l'œuf. Quand elles manquent la dilatation du col est plus douloureuse, plus lente, les organes sont plus disposés à s'enflammer; leur surabondance annonce, en général, une grande mollesse des tissus, de la faiblesse et de la disposition à l'inertie; en sorte que ce phénomène mérite réellement une grande attention dans la pratique, et que

l'accoucheur doit en étudier soigneusement la marche et les nuances particulières.

§. VII. De la Poche des Eaux.

711. On donne le nom de poche des eaux à la saillie que forment les membranes dans le haut du vagin pendant le travail. Vrai segment de sphère ou d'ovoïde, que A. Petit comparait à une *timbale*, cette poche varie cependant pour la forme, car elle est généralement moulée sur l'ouverture qu'elle tend à traverser. Arrondie, globuleuse et régulière quand le col correspond au centre du bassin et se dilate d'une manière égale, ordinairement elliptique lorsque l'enfant se présente en travers, plus large en arrière, à gauche ou à droite, dans les cas où la matrice est fortement déviée en sens opposé, elle se présente quelquefois sous l'aspect d'un cône plus ou moins allongé, d'une portion d'intestin, ou, comme on dit, en forme de *boyau* ou de *boudin*, particulièrement lorsque le fœtus vient par les pieds, ou bien encore quand le col est très-dur, en même temps que les membranes offrent une grande extensibilité; on l'a vue, enfin, se renfler au-dessous de l'orifice et devenir pyriforme.

712. Au moment de la douleur, la poche des eaux est dure, tendue, élastique; après la contraction, elle se plisse, se resserre ou disparaît. Constituée, comme le reste de l'œuf, par la membrane *anhiste*, le chorion et l'amnios, sa formation, selon les uns, dépend de l'allongement des membranes; mais A. Petit a suffisamment réfuté cette opinion, en démontrant que les tuniques fœtales sont à peine extensibles; se-

lon d'autres, et ce dernier auteur en particulier, chaque contraction fait transsuder une petite quantité d'eau à l'extérieur, un vide s'opère peu-à-peu dans l'amnios, et l'œuf, pressé de toutes parts avec force, s'engage graduellement à travers le col, dans le haut du vagin ; mais, si cette transsudation existait, la surface de la poche devrait se couvrir de gouttelettes ou d'une espèce de rosée, devenir humide enfin, pendant les douleurs, tandis qu'elle n'est jamais plus sèche qu'au moment des plus fortes contractions ; d'ailleurs, on a déjà vu que le liquide amniotique n'a aucune analogie avec la composition des glaires, où Petit le faisait si gratuitement entrer.

713. La poche des eaux, comme la dilatation du col, est produite par les contractions utérines, et d'après un mécanisme également facile à comprendre : en réagissant sur la périphérie de l'œuf, comme sur la gorge d'une poulie, les fibres de la matrice le forcent à descendre, pendant que, d'un autre côté, le col, en se dilatant, est obligé de se rapprocher du fond et de laisser à nu un segment plus ou moins considérable des membranes ; enfin, le sommet de l'ovoïde fœtal, enduit de mucosités, force l'orifice à s'entr'ouvrir, comme le doigt, préalablement enveloppé de la pelure renversée d'une pêche, force les doigts d'une autre main à s'écarter, quand on cherche à le faire pénétrer entr'eux. On aurait tort néanmoins de nier absolument l'extensibilité des tuniques du fœtus ; tout prouve, au contraire, qu'elles peuvent s'étendre quelquefois à un assez haut degré, et que c'est par suite de cet allongement que la poche affecte, dans certains cas, la forme d'un cône ou

d'une poire ; je veux seulement dire qu'en général
cette propriété est très-peu marquée. S'il est bien vrai
que la timbale amniotique est presque toujours courbée sur une corde moins longue que celle du reste
de l'œuf, il l'est aussi que cette particularité, qui semble démontrer que les membranes ont cédé dans ce
point, dépend d'une autre cause : tous ceux qui ont
eu l'occasion d'ouvrir, avec quelque précaution, la
matrice de femmes enceintes, ont pu se convaincre
que le poids seul de l'œuf la force à s'aplatir d'une
manière très-prononcée, dès qu'elle n'est plus exactement soutenue par les organes environnans : or, il
est évident qu'avec cet état de relâchement une portion des membranes peut très-bien s'engager dans le
col, sous un assez petit volume, sans subir d'allongement réel.

714. Après avoir totalement, ou en grande partie,
dilaté le col, la poche des eaux, devenue fort large,
mal soutenue d'ailleurs dans le haut du vagin, cède à
l'impulsion du liquide et se rompt ; le fluide qu'elle
contenait s'échappe, et la tête de l'enfant, poussée
par le même effort, vient aussitôt fermer le passage
au reste de la liqueur amniotique. Mais cette rupture
est loin de se faire toujours dans le même lieu, ni
constamment au même degré de la dilatation, ou justement à la même époque du travail, chez les différentes femmes. Les membranes peuvent être trop
denses, trop épaisses et trop résistantes, ou trop
minces et trop fragiles, le col lui-même, quelquefois
très-dur, rigide et difficile à distendre, est au contraire, dans d'autres cas, d'une mollesse extrême.
Dans l'état le plus naturel et le plus régulier, la poche

se déchire vers la fin du premier temps, ou au commencement du second ; mais elle peut s'ouvrir dès le commencement, ou ne se percer qu'à la fin du travail. Il arrive aussi que les membranes se rompent un ou plusieurs jours avant l'apparition des premières douleurs, ou qu'elles ne se déchirent pas du tout, et que l'œuf entier se trouve forcé de franchir ainsi les détroits du bassin.

C'est ordinairement au centre que la perforation s'effectue, et, dans ce cas, la poche se vide à l'instant ; si c'est auprès de l'orifice, ou au-dessus, elle ne s'affaisse qu'incomplètement, ou, du moins, reparaît à chaque douleur, et le liquide ne s'écoule qu'en petite quantité. Lorsque la tumeur ne s'ouvre qu'après être arrivée très-près de la vulve, et que la déchirure ne s'opère pas dans le centre, la tête entraîne avec elle un segment des membranes, le fœtus sort enveloppé d'une sorte de calotte, et naît *coiffé*.

715. Autrefois on prédisait à l'enfant né de cette manière, qu'il serait heureux ou malheureux, selon la couleur du casque membraneux qu'il avait entraîné ; « que s'il avalait sa *coiffe*, préalablement mise en poudre, ou la portait perpétuellement avec lui, soigneusement renfermée dans une boîte, il serait fortuné et partout accompagné de bonheur ; que s'il la perdait, il serait malheureux en tout, peut-être épileptique, continuellement tourmenté par des fantômes et toutes sortes d'esprits infernaux ; d'où il suit, dit Diemerbroeck, que les sages-femmes s'emparent de cette portion de membrane, comme d'une pièce qui leur est due, afin d'inspirer la terreur aux parens et d'en tirer plus d'argent, en la leur vendant fort cher. » Com-

bien de bonnes femmes, dans les campagnes, sont encore imbues de ces absurdes préjugés ! Si la coiffe s'étendait jusques sur la bouche et le nez, elle pourrait, rigoureusement parlant, empêcher la respiration de s'établir, et peut-être faire périr le fœtus, comme quelques auteurs l'ont pensé ; mais, pour justifier leurs craintes à ce sujet, il faudrait que l'accouchée elle-même eût perdu connaissance et qu'il n'y eût personne autour d'elle : c'est donc un de ces malheurs possibles, dont on ne possède heureusement pas d'exemple.

FIN DU TOME PREMIER.

TABLE DES MATIÈRES

DU

TOME PREMIER.

CHAPITRE PREMIER.

Imprimerie de GUEFFIER, rue Mazarine, n°. 25.